Das Kräuterwissen der Bauerndoktoren in den Alpen

Arnold Achmüller

Wickel, Salben und Tinkturen

RÆTIA

4. Auflage

Lektorat und Korrektur: Ex Libris Genossenschaft, Bozen
Grafik und Umschlaggestaltung: Philipp Putzer, www.farbfabrik.it

ISBN 978-88-7283-534-0

Unseren Gesamtkatalog finden Sie unter www.raetia.com
Bei Fragen und Anregungen wenden Sie sich bitte an info@raetia.com

Zum Gebrauch dieses Buches:

Die in diesem Buch vorgestellten Heilpflanzen wurden nach ihrem wichtigsten Anwendungsgebiet in der Volksheilkunde kategorisiert. Jedoch können die meisten Pflanzen gegen mehrere Krankheiten und körperliche Beschwerden eingesetzt werden. Die beigefügten Rezepte dienen als Beispiele für eine praktische Anwendung. Als solche wurden sie den einzelnen Kräutern zugeordnet. Drei Register im Anhang führen Krankheitssymptome, Rezepturen und Heilpflanzen und erleichtern die Suche.

I bin der Hans vom greanen Wald,
i grab die Wurzeln jung und alt.
I hau sie aus, i bau sie aus
und mach a guate Salbn daraus.

Reiftanzspiel aus St. Georgen in der Steiermark

Volksmedizin – Die Medizin des Volkes

> Lass es dich nicht gereuen,
> auch beim gemeinen Manne nachzufragen,
> ob ein Ding zum Heilmittel geeignet sei.
>
> Hippokrates, 4. Jahrhundert v. Chr.

DIE BEWOHNER DES Alpenraumes haben trotz unterschiedlicher Sprachen und häufig wechselnder Landschaften hinsichtlich ihrer Lebensumstände sehr viele Gemeinsamkeiten. In diesem wenig städtisch geprägten Raum sind die Wege oft lang und beschwerlich. Anders als in flachen Gebieten war man in früheren Zeiten notgedrungen auf sich selbst angewiesen und dadurch eigenständiger.

Diese mitunter sehr beschwerlichen Lebensumstände sind für die Erforschung alter Weisheiten heutzutage ein Segen. Denn vieles wurde in Ermangelung an Alternativen bewahrt, was anderorts bereits viel früher aufgegeben wurde. Deshalb ist es nicht verwunderlich, dass es vor allem entlegene Täler sind, in denen das Kräuterwissen bis ins 20. Jahrhundert bewahrt wurde.

Die Kräuterkunde ist dabei nur Teil eines ganzen medizinischen Heilverständnisses, das im Groben im gesamten Alpenraum auf denselben Grundvorstellungen beruhte und im Kern bereits seit der Antike existierte. Grundlage für die Behandlung war die Säftelehre. Hier wurde ein Gleichgewicht der vier menschlichen Säfte Blut, gelbe Galle, schwarze Galle und Schleim als Grundvoraussetzung eines gesunden Lebens gesehen. 2.000 Jahre lang war die Säftelehre die zentrale Vorstellung in der Heilkunde Europas. Die Volksheilkunde des Alpenraumes war somit Teil einer traditionell europäischen Medizin. Man nennt diese Laienheilkunde heute Volks-

medizin, Traditionelle Heilkunde oder Volksheilkunde und grenzt sie somit von der etablierten wissenschaftlichen Medizin, der sogenannten Schulmedizin oder auch Allopathie, ab.
In der Antike gab es noch keine Trennung zwischen Schulmedizin und Volksmedizin. Ärzte sammelten Erprobtes und Bewährtes in ihren Schriften und schafften es so, dieses Wissen zu bewahren. Im Mittelalter kam es dann zum Bruch zwischen gelehrtem und populärem Heilwissen. Das hat auch mit der christlichen Erklärung von Krankheit und Leid zu tun. Im Mittelalter herrschte nämlich die Sichtweise vor, dass Kranke durch Buße Gesundheit erlangen und Krankheit im Allgemeinen eine Strafe Gottes sei. Zusätzlich beriefen sich die Ärzte in Mitteleuropa auf Werke der berühmten antiken Gelehrten, die fast alle aus dem Mittelmeerraum stammten und dementsprechend vorwiegend mediterrane Pflanzen in ihren Werken als Heilmittel beschrieben hatten. Die einfache Bevölkerung in den Alpen und nördlich davon benutzte aber heimische Heilpflanzen, die diesen Werken oft unbekannt waren. Dieser scheinbar unbedeutende Sachverhalt scheint bis heute nicht vollständig beseitigt, werden doch auch heute heimische alpine Heilpflanzen, wie beispielsweise der Wurmfarn, mit jahrhundertelanger volksmedizinischer Tradition nicht oder nur spärlich erforscht.
Die europäische Medizin war bis ins späte Mittelalter sehr dezentral. Außer der christlichen Kirche gab es keine überregionale Kraft, die Regeln und Gebote in Bezug auf Heilung aussprechen konnte. Das änderte sich ab dem 16. Jahrhundert maßgeblich. Universitäten lenkten nun immer zentraler das Wissen um die Heilkunde, und die weltliche Autorität versuchte zunehmend – auch durch Scharlatane und Betrüger dazu veranlasst – die Heilkunst zu regulieren und nur staatlich geprüften Personen zu erlauben. Durch eine in zunehmendem Maß verbesserte medizinische Versorgung und neu entdeckte Heilmittel wurden bis dahin gebräuchliche Heilmittel aus der Schulmedizin verdrängt und nur noch in der Volksheilkunde verwendet. Des Weiteren entfernte sich die gelehrte Medizin zunehmend von der Säftelehre und konzentrierte sich stattdessen immer mehr auf die Behandlung einzelner kranker oder schmerzender Organe und Körperteile. Die Krankheit an sich wurde auf einen bestimmten Körperbereich eingegrenzt und auf anatomische Veränderungen reduziert. Die Schulmedizin verabschiedete sich so von einer ganzheitlichen Behandlung, in welcher der harmonische Zustand der vier vermeintlichen Körpersäfte des Menschen angestrebt wurde. Somit setzte sich in der Medizin zunehmend ein sogenanntes mechanistisches Weltbild durch. In diesem aufkommenden Maschinenzeitalter sah man auch den menschlichen Körper zunehmend als eine Ansammlung von maschinellen Funktionen und Bauteilen, in der der kranke Teil einfach kuriert werden muss, damit sich der Mensch wieder gesund fühlt. Diese Vorstellung wurde im Laufe des 20. Jahrhunderts durch verbesserte chirurgische Techniken und den Siegeszug der Antibiotika sogar noch verstärkt. Die Volksmedizin war aber sogar noch in dieser Zeit in der Säftelehre fest verankert – so musste es zu einer Trennung zwischen Volks- und Schulmedizin kommen.

Die Volksmedizin bekam eine stark untergeordnete Rolle, die mal belächelt, mal als zu gefährlich, jedenfalls als vernachlässigbare Anhäufung von Aberglauben und bestenfalls unwirksamen Heilmitteln abgetan wurde. Aus diesem Grund befasste sich die moderne Schulmedizin im Allgemeinen kaum mit dem medizinischen Wissen des Volkes. Dennoch gab es immer wieder Fürsprecher der Volksmedizin wie Ärzte, die erkannten, dass das volksmedizinische Wissen zunehmend verschwindet und in dieser Tradition mehr als unnütze Ratschläge stecken.
Einer der Ersten war der Rostocker Arzt Georg Friedrich Most, der 1843 die „Encyklopädie der gesammten Volksmedicin" verfasste. Auch der Botaniker Heinrich Marzell forderte bereits 1925, dass man Volksmedizin ernst nehmen und nicht pauschal für unglaubwürdig halten solle. Dies unterstrich auch der in Graz tätige Hygieniker Josef Richard Möse, der 1958 auf die Bedeutung der Volksmedizin in der Antibiotikaforschung hinwies.
Besonderes Unverständnis bereitet bis heute vielen, dass sich die Volksmedizin neben pflanzlicher, tierischer und mineralischer Produkte auch zahlreicher „magischer" Mittel, sogenannter Heilmittel aus der Volksmagie bedient. So unterteilte bereits der Medizinhistoriker Robert Jütte die Volksheilkunde in eine biologische, eine religiöse und eine magische Heilkunde.
Dass sich magische und religiöse Handlungen und Rituale in der Volksmedizin wiederfinden, hat gleich mehrere Gründe. So gehen viele dieser heutzutage als Aberglauben belächelten Anwendungen auf den Versuch zurück, Krankheit und Gesundheit zu erklären. Nennen wir beispielsweise Bakterien und Viren, die Auslöser diverser Infektionskrankheiten: Vor 200 Jahren noch waren dies Dämonen, die von einem Infizierten zum nächsten übersprangen. Diese Dämonen, die auch für andere Krankheiten und vor allem Schmerzen verantwortlich gemacht wurden, galt es zu bändigen und zu verjagen. Man personifizierte sozusagen die Krankheit. Nach dieser Vorstellung ist es nur mehr als verständlich, dass man die Krankheit beispielsweise durch Sprüche vertreiben wollte. In Liezen in der Steiermark versuchte man beispielsweise noch im 19. Jahrhundert mit folgendem Spruch Fieber zu senken, indem es an einen Nussbaum übergeben werden sollte:

> Nussbaum! Ich komm zu dir,
> nimm die 77erlei Fieber von mir,
> ich will dabei bleiben.
>
> Grabner, 1985

Zum anderen galt Heilung stets als etwas Geheimnisvolles, nicht Verständliches. Rituale scheinen diesem unverständlichen Vorgang gerechter zu werden als eine einfache Verabreichung eines Heilmittels. Auch heute besteht vielfach die Erwartungshaltung, etwas Fremdes, Exotisches müsse stärker wirksam sein als etwas Bekanntes. Während etwa die Traditionelle Chinesische Medizin in ihrem Ursprungsland eher von der ärmeren Bevölkerungsschicht angewandt wird, ist es in Europa genau umgekehrt – das Einfache, Naheliegende überzeugt einfach nicht. In dem aus dem 11. Jahrhundert stammenden Lehrgedicht aus Salerno heißt es gleichsam:

> Heilmittel, die man teuer kauft, die nützen,
> kriegt man sie gratis, bleibt die Krankheit sitzen.

In den Ergebnissen der noch in den Kinderschuhen steckenden Placeboforschung könnte die Lösung dieses jahrtausendealten Glaubens stecken. Placebos nennen wir heute Scheinmedikamente oder auch Handlungsweisen, die aus der Erwartungshaltung des Patienten bereits zu einem positiven Effekt führen. Es gibt auch Nocebos, bei denen eine negative Erwartungshaltung zu einer negativen Auswirkung führt. Placebo- beziehungsweise Nocebowirkungen können Scheinmedikamente, aber auch Gespräche, Rituale oder einfach nur die Farbe des verabreichten Heilmittels auslösen.

So zeigt sich heute eindeutig, dass rituelle Gesten für sich allein bereits Heilungserfolge hervorrufen können. Schmerzen können gelindert, Schwindelattacken eingedämmt und Infektionen schneller überwunden werden. Natürlich sind erfolgreiche Heilmethoden im Volk weitertradiert, verändert und auch auf andere Beschwerden übertragen worden. So ist es zu dieser Fülle an Ratschlägen aus der magischen Heilkunde gekommen, die in der heutigen aufgeklärten Welt häufig belächelt werden.

Heute verkennen wir dagegen vielfach die Tatsache, dass es sowohl Placebo- als auch Nocebowirkungen gibt, und behandeln unseren Körper, als sei er eine Maschine, der man nur ein passendes Arzneimittel einflößen muss, um die Funktionen wiederherzustellen. Dass bereits im Gespräch und in der Aufmerksamkeit, die man dem Patienten zukommen lässt, vielfach ein Teil der Heilung steckt, kommt in der durch Zeitdruck geprägten westlichen Schulmedizin oft zu kurz. Die wenigsten Therapien werden auch hinsichtlich einer psychologischen beziehungsweise ganzheitlichen Komponente durchgeführt und der menschliche Körper wird fast nur in alternativen Heilrichtungen als Ganzes betrachtet. Bei Erkrankungen, wie stressbedingtem Burn-out oder Allergien, die vielfach systemischen Ursprungs sind und sich also nicht wirklich räumlich begrenzen lassen, stoßen wir mit einer rein mechanistischen Betrachtung des menschlichen Körpers an Grenzen. Neu entstehende Disziplinen wie die Psychoneuroimmunologie, in der das Zusammenspiel von Psyche und Immunsystem im Zentrum steht, sind zwar vielversprechend, stecken jedoch noch in den Kinderschuhen.

Der medizinische Fortschritt wird somit nicht vollends ausgenützt und rein auf seine „technische" Komponente reduziert. Verbunden mit einem schlechten Lebensstil, mit falscher Ernährung und wenig Bewegung kommt es dadurch trotz gesteigerter Lebenserwartung im Durchschnitt nur zu einer geringen Zunahme von Jahren, in denen Menschen gesund und vital sind.

Was im Hinblick auf Gesundheit nicht außer Acht gelassen werden sollte, ist die Abhängigkeit, die man schafft, wenn man fundamentalste Kenntnisse über einfach verfügbare Hausmittel verliert. Man gibt einen wesentlichen Teil seiner Selbstständigkeit auf. Wenn man nicht weiß, wie man sich bei kleineren gesundheitlichen Problemen, die jeden Menschen von Zeit zu Zeit erfassen, verhalten und darauf reagieren sollte, wird man, beeinflusst von Werbemaßnahmen, zum Konsumenten von Lehrmeinungen und Produkten degradiert. Ein Sprichwort im 19. Jahrhundert lautete demgemäß:

> Der ist wohl am besten dran,
> der sich selber helfen kann.

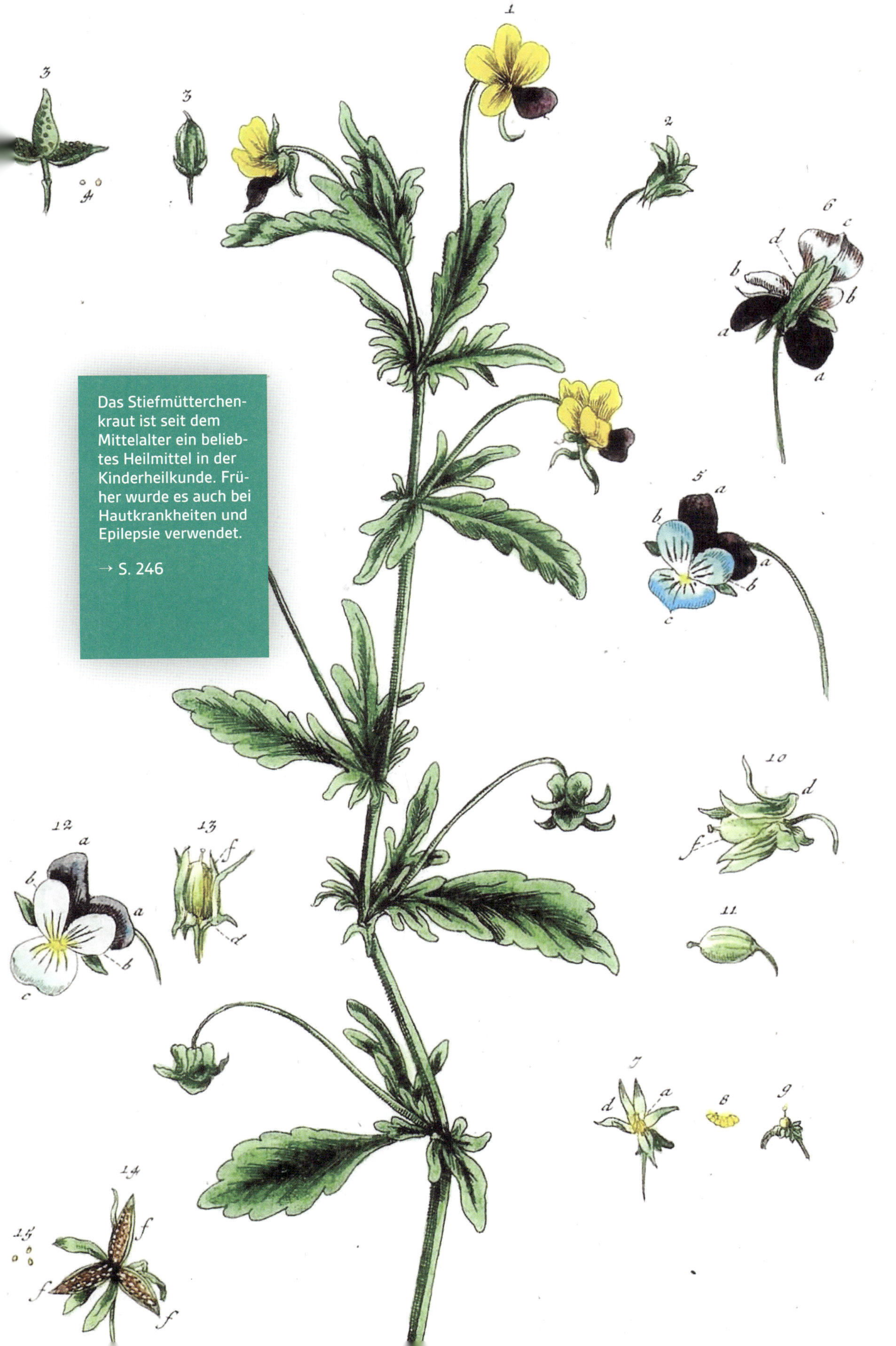

Das Stiefmütterchenkraut ist seit dem Mittelalter ein beliebtes Heilmittel in der Kinderheilkunde. Früher wurde es auch bei Hautkrankheiten und Epilepsie verwendet.

→ S. 246

Bäuerliche Heiltradition

BIS INS 19. JAHRHUNDERT fanden die Geburt, die Behandlung der Kranken sowie die Altersversorgung und das Sterben im eigenen Haus statt. Die Behandlung und Pflege im Krankenhaus etablierten sich erst im letzten Jahrhundert. Da es im Alpenraum lange an universitär gelehrten Ärzten, Wundärzten und Hebammen sowie an handwerklich ausgebildeten Badern fehlte, gab es hier einen starken Sektor an Laienmedizinern. Dies waren neben der eigenen Familie in erster Linie sogenannte Bauerndoktoren, aber auch Viehdoktoren, Zahnreißer, Wanderheiler und Geistliche, die die Leidenden bzw. Kranken pflegten und behandelten.

Grundlage für ihre Tätigkeit war von der Antike bis ins vorige Jahrhundert die Humoralpathologie, die sogenannte Säftelehre. Die im antiken Griechenland entstandene und durch den römischen Arzt Galen im 2. Jahrhundert n. Chr. systematisch geordnete Säftelehre wurde bis ins späte Mittelalter als gängige Gesundheitslehre propagiert. Sie besagt, dass der Körper nur dann im Einklang – gesund – sei, wenn die vier menschlichen Säfte Blut, Schleim, gelbe und schwarze Galle im Gleichgewicht (Eukrasie) zueinander stehen. Ungleichheit (Dyskrasie), d. h. ein Überhang von einem oder mehreren dieser Säfte, ist demnach der Ausgangspunkt für Krankheit. Den vier Säften wurden auch die vier Eigenschaften warm, trocken, feucht und kalt zugeordnet. Menschen hatten je nach Charaktereigenschaft von Geburt an einen Hang zu einem bestimmten Ungleichgewicht. Ein bestehendes Ungleichgewicht wurde mit Heilmitteln, Diät oder diversen Ausleitungsverfahren wie Schwitzkuren, Aderlass, Schröpfen, Brechmitteln oder Einläufen behandelt. Dabei musste die gewählte Therapie dem jeweiligen Ungleichgewicht entgegenstehen. So musste beispielsweise zu viel Kälte mit Wärme behandelt werden, zu viel Feuchtigkeit musste getrocknet werden. Die Säftelehre war eine Medizinlehre, in der der Mensch ganzheitlich gesehen wurde, in der also nicht nur Symptome behandelt wurden.

So wurden beispielsweise beim Lackmüller in Verdings Ausschläge und Asthma mit harntreibenden Mitteln behandelt, weil man als Ursache für die Erkrankung schlechte Säfte vermutete.

In der Volksheilkunde hielt sich die Säftelehre teils bis ins 20. Jahrhundert. Die Ragginer, eine Familie von Bauernärzten aus Lüsen bei Brixen in Südtirol, wandten bis 1890 die Säftelehre sowohl zur Diagnosefindung als auch zur Therapie an. Auch sie versuchten meist durch Ausleitungsverfahren wie Aderlass, Abführmittel und Brechmittel eine Verbesserung des Verhältnisses der Körpersäfte zu erreichen. Man findet bis heute zahlreiche Reste der Säftelehre in der Volksheilkunde wieder. Ohrenringe gelten noch immer als Heilmittel gegen rheumatische Erkrankungen sowie Augen- und Ohrenerkrankungen. Durch die künstliche Öffnung des Ohrringes sollten schlechte Säfte abfließen können – eine These, die bereits im alten Ägypten nachweisbar ist. Auch in der Basentherapie und in der Behauptung, Leber und Darm gehören „entgiftet" und der Körper „entschlackt", stecken bis heute Reste der Säftelehre.

In vielen Bauernstuben sind auch heutzutage noch zahlreiche alte medizinische Bücher und Rezeptsammlungen erhalten, die den Menschen bei Krankheiten eine Hilfestellung boten. Meist wurden diese Bücher allerdings nicht von den Bauern selbst verfasst, sondern waren gekauft und von einer Generation zur nächsten weitergegeben worden. Teilweise wurden sie durch eigene Kenntnisse ergänzt. Die ursprüngliche Herkunft dieser Bücher ist heute jedenfalls meist sehr schwer festzustellen. Meist dürften diese aber aus dem 18./19. Jahrhundert stammen. Auch Nachdrucke berühmter Kräuterbücher, die es im Laufe der Zeit aus den Klosterbibliotheken in die Bauernstuben schafften, ergänzten das Kräuterwissen vieler Heilkundiger. So wurde im Jahr 1595 Christoph Gostner aus Sexten wegen Kurpfuscherei angeklagt und gab an, neben dem „Albertus Magnus Kräuterbuch" auch „Der Frauen Rosengarten" und das medizinische Nachschlagewerk „Theophrastus Paracelsus – Wund und Arzneibuch" zu besitzen.

Eine Besonderheit in vielen dieser Bücher ist das große Feld an magischen Ratschlägen. Die enthaltenen magischen Regeln, die an genau festgeschriebenen Tagen diverse Tätigkeiten empfahlen und absonderlichste Rituale beschreiben, verweisen auf eine Zeit, in der die Aufklärung noch in den Kinderschuhen steckte. Wichtig ist in diesem Zusammenhang das 1849 verfasste Rezeptbüchlein „Das sechste und siebente Buch Mosis", aber auch das häufig fälschlicherweise Albertus Magnus zugeschriebene Werk „Bewährte und approbierte sympathetische und natürliche ägyptische Geheimnisse für Menschen und Vieh". Dass es sich hier nicht um heimische Volksheilkunde, sondern um das Resultat eines neuzeitlichen Aberglaubens handelt, liegt auf der Hand. Scheinen doch viele der Anwendungen nicht antiken Vorstellungen geschuldet, sondern wild zusammengewürfelt, frei nach dem Ansatz „je ausgefallener und exotischer, desto stärker wirksam". Es war allgemeiner Volksglauben, dass diese Rezeptbücher magische Handlungen und Zauberei ermöglichten. Da bis ins späte 19. Jahrhundert nur ein Bruchteil der Bevölkerung schreiben und lesen konnte,

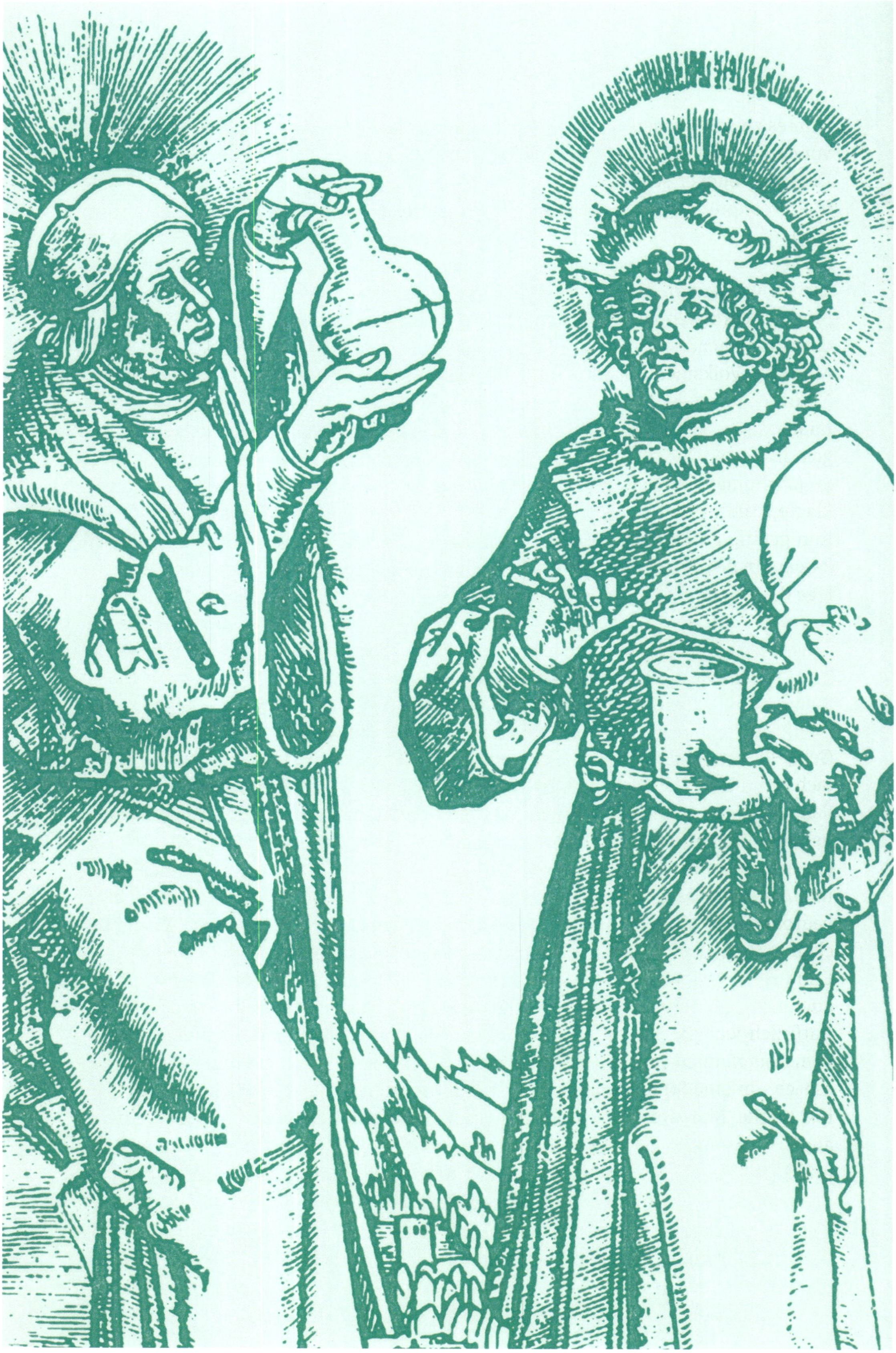

kam es zu zahlreichen Legenden und Sagen. Dies steigerte natürlich die Ehrfurcht vor diesen Büchern und führte zu einem verstärkten Aberglauben.

Derartige Bücher schaffen es heutzutage immer wieder in die Medien, wobei oftmals vollkommen aus dem Kontext gerissen nur ein Bruchteil dessen vermittelt wird, wofür sie ursprünglich geschrieben wurden. Das Obermoar Rezeptbuch aus St. Jakob im Ahrntal in Südtirol ist ein derartiges Beispiel. Um gestohlene Wertsachen wiederzufinden, sollte man zum Beispiel ein Totenkreuz vom Grab eines jung Verstorbenen an den Ort des Diebstahls bringen und die Sachen würden wieder auftauchen.

Man darf Volksmedizin aber nicht nur auf die Anwendung von Magie reduzieren. Natürlich erregten magische Rezepte seit jeher eine größere Aufmerksamkeit und fanden infolgedessen Verbreitung. Tatsächlich waren die Mehrzahl der Behandlungen aber rationale Mittel aus der Kräuterkunde – selbst im sehr abergläubischen 17. Jahrhundert. So ist aus den Prozessakten des 1610 wegen Kurpfuscherei angeklagten Südtiroler Bauerndoktors Wolfgang Mitterhofer ersichtlich, dass bei 13 von ihm getätigten Behandlungen nur in fünf Fällen magische Amulette zum Einsatz kamen. In den anderen acht Fällen waren Ratschläge aus der Kräuterkunde Grundlage der Therapien.

Die Kunst der Diagnostik

Generell war die Diagnostik in der Volksheilkunde bis ins 20. Jahrhundert eher einfach gehalten. Man kannte schlichtweg nicht sehr viele unterschiedliche Beschwerden. Auch die Hingabe, mit der man sich der Therapie der verschiedenen Krankheiten widmete, war sehr unterschiedlich. So wurden vor allem Krankheiten, die die Arbeitskraft der Menschen minderten, von den Volksheilern behandelt. Denn in einer vorindustriellen Zeit war eine ausfallende Arbeitskraft mitunter existenzbedrohend für die gesamte Familie. Wunden, Gelenkserkrankungen, Fieber, ansteckende Krankheiten, Magen- und Hautprobleme galten als die problematischsten Erkrankungen. Dagegen wurden Nervenerkrankungen kaum beachtet und wohl oft auch nicht als behandelbare Krankheit angesehen.

Natürlich war die Diagnosefindung aufgrund fehlender Nachweismethoden auch vom Aberglauben vergangener Jahrhunderte geprägt. Oft galt es nur abzuklären, ob es sich um eine Strafe Gottes handelte oder ob die Krankheit von Dämonen ausgelöst wurde. Margarethe Ruff (2003) zufolge erklärte etwa Peter Schoder, ein Heiler aus Vandans in Vorarlberg, Krankheiten wären die Strafe Gottes für unsere Sünden und kämen von bösen Lüften, die die bösen Geister vergiftet hätten.

Die Heiligen Kosmas und Damian mit Harnschauglas und Salbenbüchse, aus dem „Feldtbuch der Wundtartzney" von Hans von Gersdoff (1540)

Harnschau

Die Harnschau (Uroskopie) war eine von der Säftelehre abgeleitete Denkschule. Von der Antike bis weit in die Neuzeit galt die Harnschau neben der Pulsdiagnostik und allgemeiner Befindlichkeit als wichtigste Diagnosemöglichkeit. Vor allem im Mittelalter galt sie als das wichtigste diagnostische Hilfsmittel. Man vermutete, dass das durch die Säftelehre propagierte Ungleichgewicht, das letztlich zur Krankheit führt, im Harn ersichtlich wird. Der Patient musste zu diesem Zweck den Morgenurin in einem runden, durchsichtigen Harnglas sammeln und dem Heiler bringen. Dieser stellte aufgrund der Farbe, Konsistenz und möglicher Niederschläge die Diagnose.

Die oberste Schicht entsprach dem Kopfbereich, die zweite dem Brustbereich, die nächste der Bauchgegend und die unterste Schicht dem Unterleibs- und Geschlechtsbereich. Dabei galt es 20 verschiedene Farbtöne und fünf verschiedene Konzentrationsgrade zu unterscheiden. Hilfestellungen boten sogenannte Urinspiegel, mit deren Hilfe man auch festzustellen versuchte, wo im Körper das Ungleichgewicht war. Manchen „Beschauern" sagte man sogar nach, dass sie aus dem Urin Alter und Geschlecht des Patienten ablesen konnten. So existieren gleich mehrere Legenden, in denen der Arzt bzw. Volksheiler den Urin eines vermeintlich älteren Patienten als den Urin einer schwangeren jungen Frau enttarnte. Denn durch den untergejubelten Urin eines falschen Patienten sollte das Können des Heilers widerlegt und dieser bloßgestellt werden.

Als im 18. Jahrhundert zunehmend chemische Verfahren in der medizinischen Diagnostik entwickelt wurden, war dies in der Schulmedizin das Ende der Harnschau. In der Volksmedizin traf man die Harnschau aber bis ins 20. Jahrhundert an. Die Ragginer wandten im 19. Jahrhundert neben der klassischen Harnschau auch bereits einfache chemische Verfahren an. So beschreiben Asche/Schulze (1996) die folgende Aufzeichnung durch Sebastian Ragginer: „Wie man ein Nierenleiden erkennt. Man nimmt ein wenig Urin in ein enges Fläschchen, hält es über eine Flamme, bis der Urin kocht, gibt dann etliche Tropfen Essigsäure dran, bildet sich dann eine weiße Wolke, so ist Eiweiß drin, also Nierenleiden."

Körpervermessung

Ein zusätzliches diagnostisches Verfahren war lange Zeit das Messen des Verhältnisses von Körpergröße zu Körperbreite. Dabei stellt man sich vor, dass ein Mensch, der krank ist, auch äußerlich das „rechte Maß" verloren hat. Nach Plinius dem Älteren (23-79 n. Chr.) sei dies für einen gesunden Menschen „die Länge des Menschen vom Scheitel bis zum Fuß gleich der Breite, gemessen mit ausgebreiteten Armen über der Brust von Hand zu Hand". Auch das Bild des sogenannten vitruvianischen Menschen von Leonardo da Vinci, das um 1490 entstand, beschreibt im Grunde dieses bereits in der Antike vorherrschende Bild der idealen Verhältnisse. Je größer

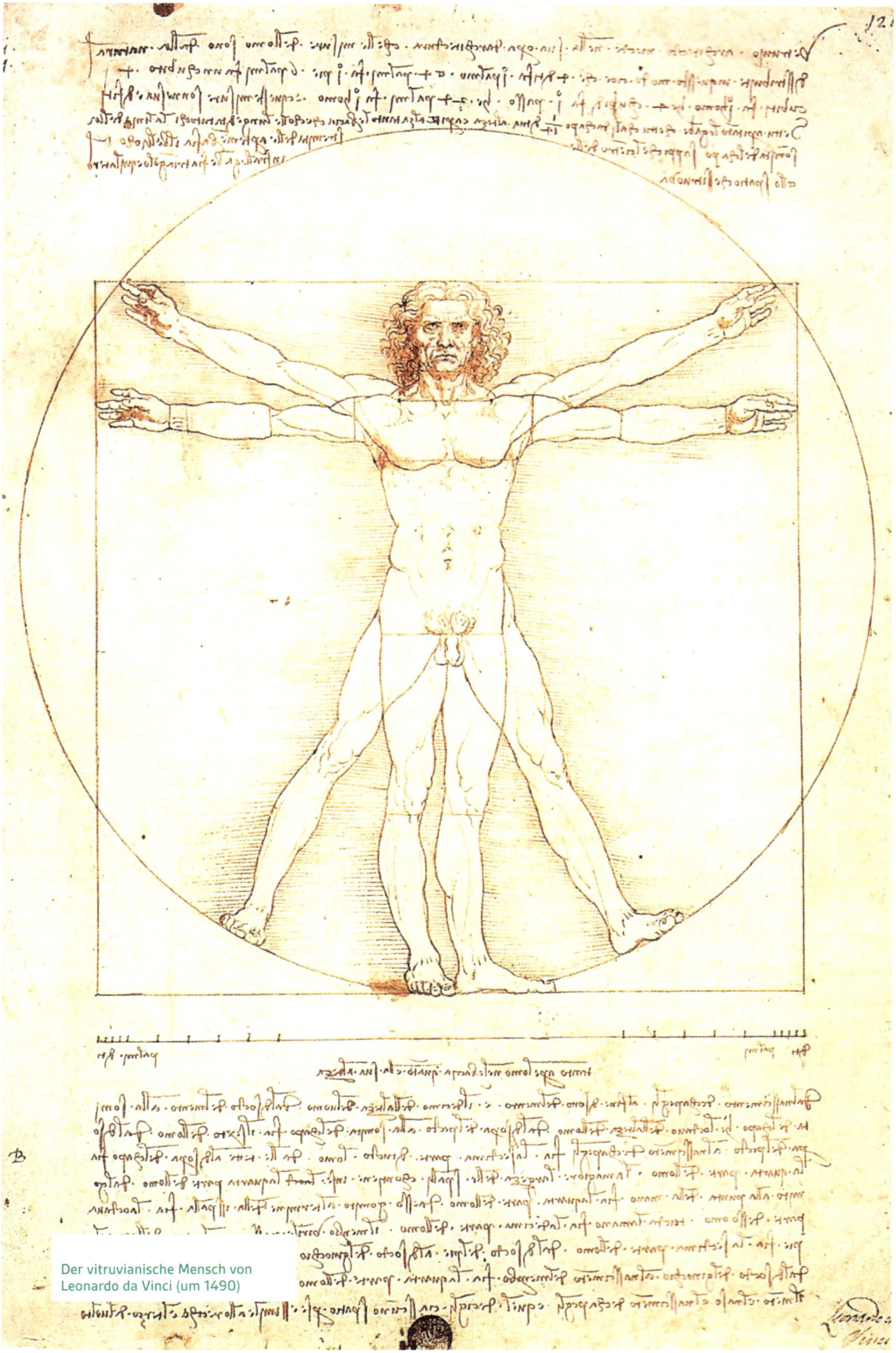

Der vitruvianische Mensch von Leonardo da Vinci (um 1490)

der Unterschied zwischen den beiden Maßen, desto kränker der Patient bzw. desto weiter fortgeschritten war die Krankheit. Auch Hildegard von Bingen (1098–1179) beschrieb im 12. Jahrhundert diese Art der Diagnostik. Beispielsweise untersuchte man hiermit bei Patienten mit Tuberkulose (Schwindsucht), die durch starke Abmagerung und Verfall gekennzeichnet waren, wie weit die Krankheit bereits fortgeschritten war. Laut Margarethe Ruff (2003) verweist das frühmittelalterliche „Oratio bona ad deum" des Klosters Muri-Gries bei Bozen, man möge sogar vor der Messe den Körper der Menschen ausmessen.
Diese Sichtweise war noch lange im gesamten Alpenraum bei Bauernärzten anzutreffen. Der Spanner Peter aus Haslach im Mühlviertel in Oberösterreich soll noch im 20. Jahrhundert Krankheiten diagnostiziert haben, indem er mit seinen Fingern den Körper ausmaß. Und in Redewendungen, wie „das rechte Maß", „maßlos sein" und „Maß und Ziel verloren", findet man Reste dieser Praxis bis heute.

Pulsdiagnostik

Eine weitere bereits in der Antike bekannte Methode war die Pulsdiagnostik. Hier versuchte man aufgrund der Art des Pulses auf ein eventuelles Ungleichgewicht bzw. eine Erkrankung im Körper zu schließen. Anders als bei der Harnschau, bei welcher der Zustand der Körpersäfte untersucht wurde, galt es, mittels der Pulsdiagnostik ein mögliches Ungleichgewicht des Energieflusses zu entdecken.
Beginnend mit der Beschreibung des Blutkreislaufs durch William Harvey 1628, verabschiedete sich die Schulmedizin in den darauffolgenden Jahrhunderten nicht nur von der Säftelehre, sondern zunehmend auch von der Pulsdiagnostik. Doch in der Volksheilkunde überlebte auch diese Art der Diagnostik einige Jahrhunderte länger. So bediente sich laut Bernd Mader (2005) der in Kleinpreding in der Steiermark tätige Bauernarzt Müllerhansl noch im 18. Jahrhundert neben der Harnschau der Pulsdiagnostik.

Die Magie in der Heilkunde

> Und die Kranken, denen sie die Hände auflegen,
> werden gesund werden.
>
> Markusevangelium

Viele volksmedizinische Handlungen entspringen dem festen Glauben an Magie und übersinnlichen Kräften. Bei der Frage, weshalb Menschen Krankheiten erleiden, hatte man oft einfach keine bessere Erklärung als Dämonen oder schwarze Magie. Der Glauben daran war lange Zeit alltagstauglich und fester Bestandteil der

Volksfrömmigkeit. Viele Redewendungen und Handlungen bezeugen dies bis heute. Krankheiten wurden regelrecht personifiziert, das heißt, man sah im körperlichen Leiden einen bösen Geist, den es wieder zu entfernen galt. Bis heute sind Redewendungen wie etwa „die Krankheit zehrt an mir", „hat mich gepackt", „wirft mich nieder", „bringt mich um" und „Fieber muss man austreiben" in unserer Sprache vorhanden. Dabei dachte man, die Krankheiten könnten durch einen Schuss („Hexenschuss"), einen bösen Blick, ein Nahrungsmittel oder durch Anhauchen in den Körper gelangen. Beim Gähnen hält man sich bis heute die Hand vor den Mund. Dies hat nichts mit gutem Benehmen zu tun, sondern man glaubte früher, dass sonst die bösen Geister in den Körper gelangen.

Einen besonders beängstigenden Dämon sah man im sogenannten Wurm. Dieser, so der Volksglauben, löse vor allem pulsierende und stechende Schmerzen hervor. Der Wurm diente zur Erklärung mehrerer Krankheitsbilder. So löste der Fingerwurm die Nagelbettentzündung aus, der Herzwurm ist als Gastritis zu deuten und der Zahnwurm war für Zahnschmerzen verantwortlich. Die auch heute noch gebräuchliche Redewendung „da ist der Wurm drinnen" bezieht sich auf diese Vorstellung. Auch der Begriff „Ohrwurm" ist bis heute noch erhalten geblieben, allerdings nicht mehr in Zusammenhang mit pochenden Schmerzen, sondern vielmehr als harmlose Erscheinung.

Warum war aber der Mensch von früher empfänglicher für magische Vorstellungen als heute? Der Grund liegt darin, dass sich der Mensch noch als Teil der Natur sah und damit war er für Wechselwirkungen innerhalb der Natur viel empfänglicher als heute. So schrieb bereits der Philosoph Empedokles im 5. Jahrhundert v. Chr. „Gleiches wird von Gleichem erkannt". Der Grundsatz der Magie ist die Vorstellung, dass alles miteinander verbunden sei. Maßgebliche Grundsätze jedes magischen Heilversuches sind deshalb laut Margarethe Ruff (2003) das Prinzip der Ähnlichkeit, jenes des Gegensatzes und der Berührung. Dabei stammen diese Vorstellungen aus einer sehr lang vergangenen Zeit. Bereits in der Antike wurden zahlreiche Schriften hierzu verfasst und gedeutet. Aus der Ähnlichkeit und dem Gegensatz, so Plinius, nimmt auch die Heilkunst ihren Ursprung. Viele der im Folgenden beschriebenen Rituale sind heute verschwunden. Der Grundgedanken der Ähnlichkeit – Gleiches wird mit Gleichem behandelt – lebt aber in der Homöopathie, die im 19. Jahrhundert durch Samuel Hahnemann begründet worden war, weiter.

Sprüche und Wortzauber

Das Heilen mit Worten im Sinne von Zaubersprüchen oder Gebeten findet sich rund um den Globus in vielen, wenn nicht sogar den meisten Kulturen und ist fester Bestandteil vieler Heilungsriten. Neben dem Handauflegen zählt es zu einem der ältesten Heilrituale überhaupt. Bereits in Homers Odyssee (8. Jahrhundert v. Chr.) wird davon berichtet. So besangen die Söhne des Autolykos die Wunde des Odysseus, als dieser sich bei der Jagd verletzt hatte.

ABRACADABRA
ABRACADABR
ABRACADAB
ABRACADA
ABRACAD
ABRACA
ABRAC
ABRA
ABR
AB
A

Beim mehrmaligen Beschwören der Formel „Abracadabra" sollte durch das Weglassen von je einem Buchstaben die Krankheit verschwinden

Der viel zitierte und bekannte Zauberspruch „Abracadabra“, wie er bereits bei Serenus Sammonicus (ca. 200 n. Chr.) erwähnt wird, diente ursprünglich dazu, Krankheiten zu heilen. Während man mehrmals diese Formel beschwor, sollte durch das Weglassen von je einem Buchstaben auch die Krankheit bzw. das körperliche Leiden auf gleiche Weise verschwinden. Die Krankheit sollte es sozusagen den Worten gleichtun. Ein anderer noch heute bekannter magischer Spruch ist „Hokuspokus“. Das Wort geht ursprünglich auf die bei der katholischen Messfeier gesprochenen Worte „Hoc est corpus Christi“ (Das ist der Leib Christi) zurück. Da die katholischen Messen vor dem Zweiten Vatikanischen Konzil in Latein abgehalten wurden und die Besucher vieles nicht verstanden, wurde aus „Hoc est corpus“ „Hocus Pocus“.
Worte spielen bis heute in der Volksheilkunde eine große Rolle. Im Alpenraum sind es vor allem die Abbeter und Wender, die ähnlich schamanischen Ritualen meist nur mit Worten und Berührungen heilen. Die Sprüche wandelten sich im Laufe der Jahrhunderte und sind entsprechend der christlichen Prägung des Alpenraumes religiös aufgeladen. Meist wird am Schluss der Behandlung sogar ein Vaterunser gesprochen. Anfangs wurden diese Sprüche von der Kirche toleriert, ja sogar selbige in Gebetsform an die Gläubigen verteilt. Während der Zeit der Inquisition und der darauffolgenden Hexenverfolgung im 15. Jahrhundert wurden sie allerdings zunehmend als Aberglauben und Zauberei angesehen. In den Hexenprozessen Tirols des 16. und 17. Jahrhunderts wurde schließlich sogar explizit nach Heilsegen gefragt und diese den Beschuldigten zur Last gelegt. Ein solcher Spruch eines steirischen Abbeters aus dem Ennstal lautet:

> Auf meine Kraft muaßt du vertraun, därfst auf eig'ne Hülf nit bauen,
> sonst könnt ich mein Ziel verfehln, darfst nur mi zum Helfer wähln.
> Blitz, Gott, Dunner, oli Heiligen, mög'n sich bei mein Werk beteiligen.
> Kriz, Kreiz, nebenfahl, jetzt sei dir geholfen und allewal.
>
> Reiterer, 1896

In Altaussee in Oberösterreich heilte im 20. Jahrhundert ein Herr Schrammel sogar Brüche mittels Abbeten. Nach seinen Aussagen konnte dies aber nur bei abnehmendem Mond an Freitagen mit Erfolg durchgeführt werden. Karfreitag sollte dafür besonders geeignet sein.
Gebete wurden auch bei Blutungen gesprochen. Der im Südtiroler Passeiertal tätige Bauerndoktor Michele-Luis soll sich durch das Besprechen seiner Wunde bei einem Jagdunfall sogar selbst vor dem Verbluten bewahrt haben.
Die hierfür nötigen Blutsegen sind zahlreich und waren im gesamten Alpenraum zu finden. Auch wenn die Sprüche sehr unterschiedlich sind, deuten sie aber meist auf einen Analogiegedanken (Gleiches heilt Gleiches) hin.

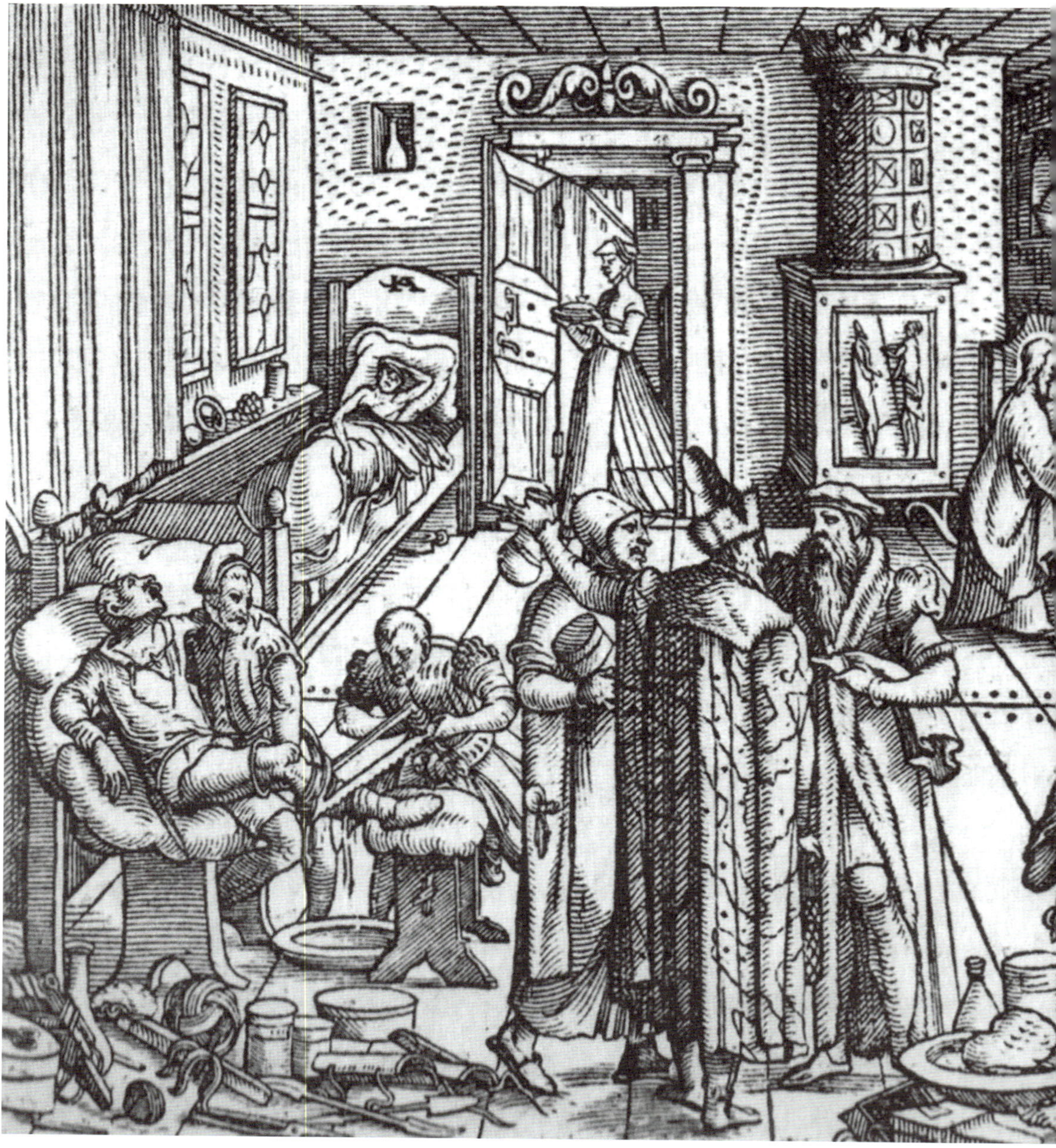

Darstellung
eines mittelalterlichen
Krankenhauses

Beinamputation aus dem
„Feldtbuch der Wundartzney"
von Hans von Gersdorff (1540)

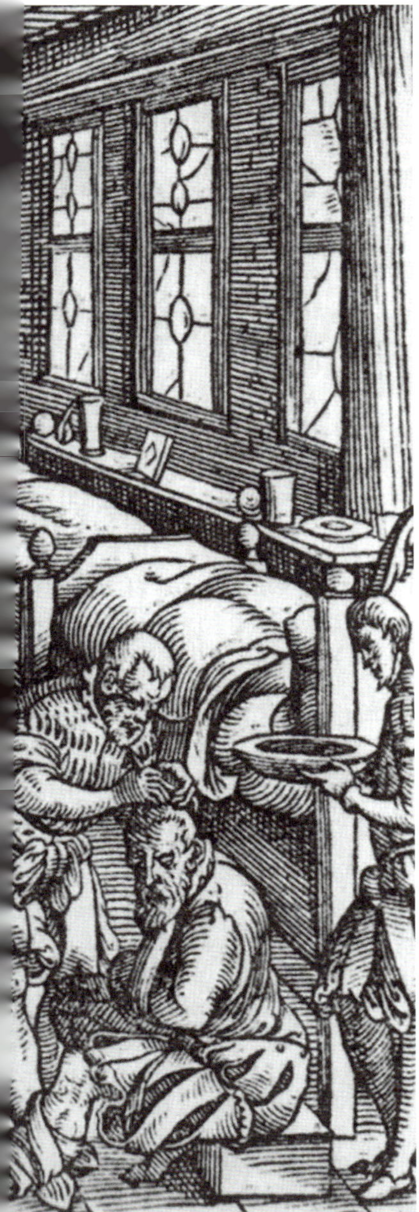

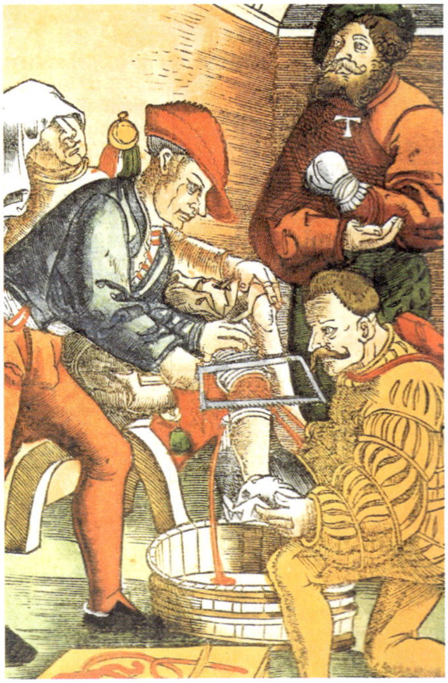

In einem geringeren Ausmaß wurden neben Blutungen auch Hauterkrankungen wie Warzen und Hühneraugen, aber auch Augenerkrankungen und Schmerzen besprochen. Ein Spruch aus dem Obermoar Rezeptbuch gegen das Erblinden lautet wie folgt:

> Erkläret euch ihr Augen, durch den christlichen Glauben,
> erkläret euch ihr Augen am allermeisten durch den heiligen Geist,
> erkläret euch ihr Augen durch den heiligsten Mann,
> der die Marter und den Tod am Stamme des heiligen Kreize nahm,
> das ist unser lieber Herr Jesus Christ, der aller Welt ein Helfer ist, Amen.

Mit Sprüchen wurde aber auch versucht, Feuer zu löschen und Diebesgut wiederzubeschaffen. Laut Aussagen noch tätiger Heiler sei erwähnt, dass jeder Spruch allerdings nur von drei Personen gekannt werden durfte, ansonsten verliert er seine Wirkung.

Verbohren und Verbannen

Eine häufig in der Volksmedizin anzutreffende Methode, um diverse körperliche Leiden zu kurieren, ist jene des Verbohrens beziehungsweise des Verbannens. Hier wird die Krankheit symbolisch entweder auf eine Pflanze, ein Tier oder auch auf einen Gegenstand umgelenkt (*Transplantatio morborum*). Die Krankheit, die hier als böser Dämon gesehen wird, soll auf diese Weise den Patienten verlassen und so geheilt werden. Diese Glaubensvorstellung ist sehr alt: Im Markusevangelium wird etwa ein Kranker von Jesus geheilt. Dabei „verließen die unreinen Geister den Menschen und fuhren in die Schweine und die Herde stürzte sich von dem Abhang hinab in den See“ (Mk 5,13).
Besonders der Holunder steht im Zentrum vieler sogenannter typischer Verbannungsrituale. Früher hängte man beispielsweise ein Hemd des fieberkranken Patienten an einen Holunderstrauch, um das Fieber auf diesen zu übertragen. Im steirischen Kainachtal wurde früher der Name des Patienten auf einen Zettel geschrieben, dieser Zettel anschließend in ein frisch gebohrtes Loch eines Holunderbaumes gesteckt und die Öffnung mit einem grünen, frischen Holzstift wieder verschlossen. Der Grund liegt in der großen Wertschätzung, die der Holunder in der Bevölkerung genoss. Er wurde kultisch verehrt, medizinisch vielfältig verwendet und ihm wurden mächtige Kräfte zugeschrieben. Diese Art der Verehrung ist bis heute in ganz Mittel- und Nordeuropa anzutreffen. In Dänemark wurde bis ins vorige Jahrhundert Milch auf die Wurzeln des Holunders gegossen, wenn dieser verletzt wurde. Dabei wurden folgende Worte gesprochen: „Mutter des Holunders, erlaube mir, deinen Wald anzuschneiden.“ Und bis heute heißt es in vielen Gebieten des Alpenraumes wie etwa in Kärnten: „Vor dem Holunder den Hut herunter.“

Eine weitere Möglichkeit, um den vermeintlichen Dämon loszuwerden, war das Vernageln. Hier wurde ein Nagel bzw. Holzpflock symbolisch an die erkrankte Stelle herangeführt und so mit dieser verbunden. Anschließend wurde dieser Nagel in einen Balken geschlagen und die Krankheit sollte auf diese Weise ebenfalls verschwinden. Dieses Ritual gab es nachweislich bereits im alten Rom. Hier wurde bei Seuchengefahr unter Abhaltung einer Zeremonie ein Nagel in einen Balken des Jupitertempels geschlagen.
Auch das Durchziehen durch natürliche oder geschaffene Öffnungen sei an dieser Stelle zu nennen. Hier wird beispielsweise ein Neugeborenes, das an Missbildungen leidet, durch eine Gabelöffnung eines Eichenbaumes gehoben und so symbolisch wiedergeboren und geheilt. Hans Vintler aus Südtirol beschrieb diesen Brauch im 15. Jahrhundert folgendermaßen: „So seynd etlich der Ammen, die selben nement die jungen kind. So sy erst geporn sind, und stoßen durch ein hole [Loch]." Und auch Christian Caminada (1961) berichtet aus der rätoromanischen Schweiz, dass früher Menschen bei Krankheiten und vermeintlichen Verhexungen durch die Öffnung des sagenumwobenen Ahorns bei Trun schlüpften, um sich dieser zu entledigen.
Besonders oft werden bis in die heutige Zeit Warzen symbolisch entfernt. Bei einem der häufigsten Rituale werden Knöpfe in einen Faden gebunden. In Südtirol und im Montafon bindet man entsprechend der Anzahl von Warzen Knöpfe in einen Faden und dieser wird anschließend beispielsweise unter der Dachtraufe vergraben. In Vorarlberg und Tirol wird hierzu zusätzlich bei zunehmendem Mond in die Mondsichel geblickt, die Warze oder auch der Kropf berührt und Folgendes dreimal gesprochen: „Was ich sehe, soll sich vermehren, was ich streiche, soll sich verzehren im Namen Gottes, des Vaters und des Sohnes und des Heiligen Geistes. Amen." Selbiges Ritual wurde vor 1.500 Jahren bereits vom römischen Gelehrten Marcellus von Bordeaux beschrieben.

Gürtel und Amulette

Das Umlegen eines Bandes oder auch eines Gürtels ist ebenfalls eine sehr alte magische Heiltradition. Man findet sie in sehr vielen Kulturen rund um den Globus. Es handelt sich dabei wohl um einen äußerst alten Glauben, nach dem durch das Umbinden des betreffenden Körperteils ein möglicher Krankheitsdämon eingedämmt werden sollte. Zusätzlich sollte durch das Umbinden und Wieder-Lösen des Bandes oder Gürtels ganz in der Tradition des Analogiegedankens – die Handlung ruft Paralleles hervor – auch das körperliche Leiden gelöst werden. Folgt man dieser Vorstellung, ist die Anwendung während der Geburt besonders nachvollziehbar. Hier wird der Gürtel des Mannes der gebärenden Frau umgelegt und wieder gelöst, um eine schwere Geburt zu beschleunigen. Die Verwendung bei Schwangeren wird auch in Bezug auf den Gürtel des Vitalis, der in der Stiftskirche zu St. Peter in Salzburg als Reliquie aufbewahrt

wahrt wird, erwähnt. Die Äbtissin und Heilerin Hildegard von Bingen empfahl Schwangeren bei einer schweren Geburt ebenfalls das Umlegen eines Gürtels. Unter dem Begriff „Umgürten" ist an dieser Stelle auch das Anlegen einer Krone bzw. eines Eisenringes zu Heilzwecken zu verstehen. Dabei wird meist am Ende einer religiösen Zeremonie in der Kirche ein Eisenring bzw. eine Krone aufgesetzt. Dadurch sollen diverse Krankheiten kuriert werden, darunter beispielsweise Kopfschmerzen. Nach Elfriede Grabner (1985) wurde dieser Heilbrauch etwa in der Kirche St. Leonhard in Aich bei Gmünd durchgeführt. Bereits in der Antike hatten mehrere Schriftsteller, wie etwa Serenus Sammonicus und Aurelius Cornelius Celsus, berichtet, dass man durch das Umbinden des Kopfes Nasenbluten und Kopfschmerzen bessern kann.
Kränze und Gürtel werden gerne auch mit Heilpflanzen geflochten. Beifuß ist dabei besonders beliebt und wird immer wieder gegen Müdigkeit der Beine empfohlen, wenn man ihn um die Beine bindet. Zur Sommersonnenwende wurden Kränze aus Beifuß geflochten und ins Feuer geworfen. Dadurch sollte man das ganze Jahr über gesund bleiben.

Amulette sind eine spezielle Art von Talisman. Mit ihnen versuchte man Krankheiten und Dämonen prophylaktisch fernzuhalten und Liebe sowie Glück anzuziehen. Im Alpenraum wurden sie meist in Form von zugebundenen Leinensäckchen um den Hals oder in der Nähe des Herzens in der Manteltasche getragen. Der Inhalt war je nach Krankheitsbild oder gewünschter Schutzwirkung sehr unterschiedlich. Er reichte von Schlangenköpfen oder beschriebenen Zetteln über Friedhofserde bis hin zu aromatisch riechenden Stoffen wie beispielsweise einer Baldrianwurzel.
Besonders beliebte Amulette waren im Mittelalter Alraunwurzeln und Eichenmisteln. So war laut den Aufzeichnungen des Stadtgerichtes Brixen im Nachlass der Katherine Larentz im Jahr 1542 eine Alraunwurzel, in dem der Brigitta Seidlin befand sich 1539 eine Eichenmistel an einer Schnur. Ein derartiges Amulett sollte vor Zauberei und Gespenstern schützen und Liebeskünste ermöglichen.

Räuchern

Bis ins 20. Jahrhundert glaubte man, dass viele Krankheiten durch schlechte, modrige Lüfte verursacht werden. Diese Vorstellung hatte eine lange Tradition. Schon Hippokrates (460–370 v. Chr.) versuchte, eine Pestepidemie in Athen mit rauchenden Notfeuern einzudämmen. Im Alpenraum räucherte man bis ins 20. Jahrhundert hinein vor allem bei ansteckenden Krankheiten und Seuchen Haus und Stall mit aromatischen Wurzeln und Kräutern. Johann Ragginer räucherte bei ansteckenden Tierkrankheiten den Stall mit Baldrian, Beifuß, Dost, Johanniskraut, Weinraute und Wermut. Geräuchert wurde auch bei Schadinsekten und Krankheiten unbekannten Ursprungs. Im Obermoar Rezeptbuch steht dementsprechend geschrieben, man möge, um giftige Tiere und Ungeziefer aus dem Stall zu vertreiben, diesen mit

Baldrianwurzel räuchern. Dass dies von kritischen Zeitgenossen aber auch argwöhnisch betrachtet wurde, zeigt folgender Spruch, der an der Stalltüre des Gasserhofs in Saubach bei Barbian in Südtirol steht:

> Versorg dein Vieh und schon es auch,
> das ist der beste Hexenrauch.

Der Einfluss des Kosmos

Die Zeit spielt in der Volksheilkunde und im Speziellen in der Kräuterheilkunde eine überaus wichtige Rolle. Das beginnt bereits beim Sammeln der Heilpflanzen. Hier wird traditionellerweise auf die Tageszeit und auf den richtigen Jahreszeitpunkt geachtet. So wie dies der Spruch aus Kärnten in drastischen Worten verdeutlicht, werden Heilpflanzen eher am Morgen oder vormittags bis zur Mittagszeit gesammelt. Giftpflanzen und Pflanzen, denen man magische Wirkungen zuschreibt, wie beispielweise dem Farnsamen, werden dagegen eher nachts gesammelt.

> Wann mi klaubst am Vormittag, hilf i dir, was i mag;
> klaubst mi am Nachmittag, hilf i dir ins Grab.
>
> Volksspruch aus dem Kärntner Nockgebiet

Zahlreiche Untersuchungen bestätigen, dass der Zeitpunkt die Qualität der gesammelten Heilpflanzen maßgeblich beeinflusst. Pflanzen enthalten natürlich je nach Jahreszeit und Ort unterschiedliche Wirkstoffkonzentrationen. Beispielsweise konnte in einer Arbeit von Richard Josef Möse bei Spitzwegerich eine höhere Wirkstoffkonzentration für den Frühsommer nachgewiesen werden. In den restlichen Monaten und vor allem im Herbst war diese schwächer ausgeprägt.

Während die Sonne eher beim Sammeln der Heilkräuter eine Rolle spielte, war der Mond in der Therapie der Krankheiten sehr bedeutsam. Manche Krankheiten, besonders jene, bei denen man etwas verringern bzw. zum Verschwinden bringen wollte, mussten bei abnehmendem Mond behandelt werden. Zu diesen typischen Leiden zählen beispielsweise Warzen, Kropf, Nierensteine und Geschwülste.

Ein Rezept des Zillertaler Bauerndoktors Kiendler gegen Nierensteine lautete dementsprechend: „Einen guten Brandwein, darin 4 bis 5 Knoblauchzehen einen Tag und eine Nacht, ehe der Mond neu wird, gut verschlossen. 1 Stunde bis 1,5 Stunden vor Neumond iss den Knoblauch und trink den Brandwein, iss darauf 10 oder 12 Wacholderbeeren, das mache alle Neumonde, faste darauf 4 Stunden." Die Behandlung von Krankheiten, die wie Tuberkulose (Schwindsucht) zu Abmagerung und Auszehrung führen, sollte dagegen nur bei zunehmendem Mond den gewünschten Erfolg bringen. Auch Entbindungen sollen bei zunehmendem Mond unproblematischer verlaufen. Dabei weiß man, dass bereits in der Antike Mond und Sternenbilder maßgeblich für weltliche Begebenheiten verantwortlich gemacht worden waren. Auch der berühmte Arzt Paracelsus (1493–1541) schenkte dem Mond große Beachtung. Er nannte die Anziehungskraft des Mondes sogar als eine Grundlage für Krankheiten. Nach Paracelsus gibt es sogenannte *lunatici*. Das sind Menschen, die äußerst stark vom Mond beeinflusst werden und all ihre Krankheiten im Grunde durch den Einfluss des Mondes bekommen.

Diät und Prävention

In einer Zeit, als es noch keine sozialen Auffangnetze gab und ein guter Gesundheitszustand Grundlage für die täglich zu verrichtenden Pflichten war, ging man vorsichtiger mit sich um. Dementsprechend hatte auch in der Volksheilkunde der Alpen die Vorbeugung von Krankheiten beziehungsweise der Erhalt der Gesundheit einen sehr hohen Stellenwert. Dabei versuchte man, entsprechend der Säftelehre, durch eine Ausgewogenheit in der Lebensführung ein Ungleichgewicht zu verhindern. Dass dies auch in unserem Heilverständnis für ein gesundes Leben unabdingbar ist, steht außer Zweifel.

> Wenn dir die Ärzte erspart bleiben sollen, dann mögen
> dir diese drei als Ärzte dienen:
> ein heiteres Gemüt, Ruhe und eine mäßige Diät.
>
> Lehrgedicht der Schule von Salerno aus dem 11. Jahrhundert

Früher fügte man Ratschläge zu Reimen, die in einer Zeit von weitverbreitetem Analphabetismus als Lehrmittel dienten. Reime kann man sich gut merken und weitergeben und so erreichten diese auch Bevölkerungsschichten, in denen niemand lesen konnte. Bis heute gibt es zahlreiche Sprüche, die sich vor allem mit dem richtigen Essverhalten, den Ruhephasen und der richtigen Kleidung beschäftigen: Vor dem Essen merk die Regel, wasch die Hände, putz die Nägel. / Halte Maß in Speis und Trank, so wirst du alt und selten krank. / Wer trinkt ohne Durst und isst ohne Hunger, stirbt als Junger. / Nach dem Essen sollst du ruh'n oder tausend Schritte tun. / Iss warm und trink kalt, so wirst du 100 Jahre alt. / Rotwein ist für alte Knaben eine von den besten Gaben. / Den Kopf halt kalt, die Füße warm, das macht den besten Doktor arm. / Licht und Luft in deinem Haus treiben die Krankheit zur Tür hinaus. / Früh nieder und früh auf, macht lang den kurzen Lebenslauf.

Insbesondere die Diät war fester Bestandteil vieler Krankenbehandlungen, diente aber auch der Vorsorge. So wird etwa in einer medizinischen Schrift der Ragginer zur Therapie der Wassersucht, also Ödemen, der Verzicht auf Milch, Branntwein, Obst und Mehlspeisen angeraten. Bei Magenbeschwerden sollten Wein, Essig, feste Speisen und Milch gemieden werden. Zur Prävention gehörte auch der Theriak. Der Theriak war ein Kräuterwein, der im antiken Griechenland entstanden war. Man glaubte, durch den Theriak Vergiftungen im Essen – besonders Herrscher hatten Angst davor – zu entgehen. Im Mittelalter wurde daraus ein lebensverlängernder Trank, der öffentlich überwacht von Apothekern gebraut wurde. Die Zusammensetzung des Theriaks hat sich im Laufe der Jahrhunderte stark verändert und deshalb gibt es hierfür zahlreiche Rezepte. Der Theriak des Leibarztes Kaiser Neros soll aus 70 verschiedenen Bestandteilen gemischt worden sein. Bis ins 19. Jahrhundert wurde Theriak auch von den Tiroler Ölträgern im ganzen Alpenraum verkauft und war in der Volksheilkunde hochgeschätzt. 1534 riet etwa der Schwazer Arzt Johannes Milchtaler bei verdorbenem Magen und Gliederschmerzen einen Theriak um 3 Uhr morgens. Man gebrauchte diesen Trank derart oft, dass beispielweise im 18. Jahrhundert der in Hall tätige Arzt Dr. Hippolyt Guarinoni den zu häufigen Gebrauch, vor allem bei Kindern, kritisierte.

Heilendes Wasser

Wasser, Diäten und Kräuterkuren
sind uralte Freunde der Naturen.

Volksspruch um 1900

Das Baden gehört zu den ältesten Heiltraditionen. Besonders dem fließenden Wasser wurde seit jeher die Fähigkeit zugesprochen, Krankheiten hinwegzuschwemmen. Schon der griechische Arzt Hippokrates hat über das Wasser geschrieben, es könne über den Kopf gegossen den Schlaf fördern sowie Augen- und Ohrenschmerzen heilen. Auch in der Volksheilkunde des Alpenraumes behielt Wasser diese Bedeutung. Johann Ragginer empfahl noch 2.000 Jahre später bei Tollwut das Eintauchen des ganzen Körpers in fließendes Wasser. Und auch bei Ohrenschmerzen, Zahnschmerzen sowie Augenerkrankungen sollten die jeweiligen Körperteile gewaschen werden.

Im Mittelalter waren neben Spitälern auch öffentliche und private Badanstalten für die Behandlung von Kranken zuständig. Neben der Körperhygiene wurden diese, vor allem wenn es sich um sogenannte Heilwässer handelte, bei spezifischen Krankheiten aufgesucht. So gab es Quellen für Magenleiden, rheumatische Erkrankungen, Unfruchtbarkeit, Hauterkrankungen und Tuberkulose.

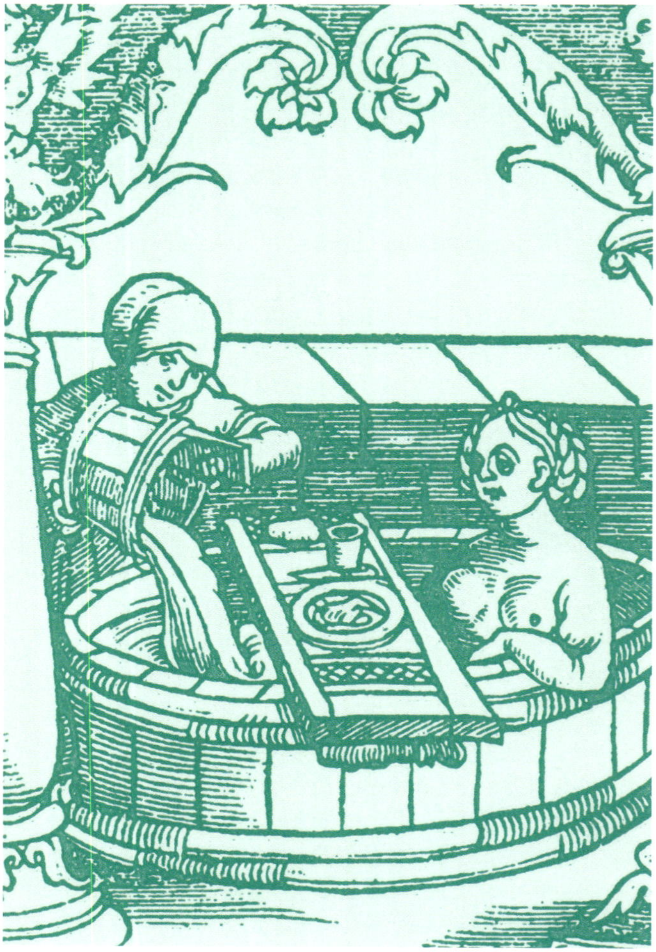

Heilbad, Holzschnitt aus dem
„Kleinen Destillierbuch“ von
Hieronymus Brunschwig (1500)

Bauernbäder und heilsame Quellen haben im Alpenraum eine sehr lange Tradition. Das Brennerbad wurde bereits im Jahr 1400 erstmals erwähnt. Eines der ältesten noch bestehenden Bauernbäder ist das Karlbad in Kärnten. Seit dem 17. Jahrhundert existiert das Badehaus im Kärntner Nockgebiet. Man sucht es mittlerweile seit circa 400 Jahren bei rheumatischen Erkrankungen auf.
Einer der Ersten, der sich speziell mit den Bädern und Heilquellen im Alpenraum befasste, war Paracelsus. Er hielt sehr viel auf das Wasser und sah in diesem ein überaus starkes Heilmittel. Von ihm lautete der Spruch:

> Die Heilquellen seydt die
> natürlichen Composita Gottes,
> sie seynd vollkommener an Kraft und Tugend
> als alles andere.

Im 19. Jahrhundert begann für die Bäder im Alpenraum ein Umbruch. Zum einen war die Wassertherapie bzw. die sogenannte Hydrotherapie ein sehr starker Schwerpunkt in der medizinischen Forschung. Bis heute leben viele dieser Erfahrungen in den Empfehlungen von Sebastian Kneipp (1821–1897) und dem schlesischen Bauern Vincenz Prießnitz (1799–1851) fort. Doch andererseits begann in dieser Zeit der Untergang der Bäderkultur im Alpenraum. Der Nutzen von mineralischem Wasser wurde nämlich zusehends von der Wissenschaft angezweifelt. Daran konnten auch die Wassertherapien von Sebastian Kneipp nichts ändern. Im 20. Jahrhundert schloss ein Bad nach dem anderen, darunter auch ehemals berühmte Bäder wie das Bad in Altprags in Südtirol, das bereits im Mittelalter als eines der wichtigsten Bäder Tirols gegolten hatte.

Hexen, Kurpfuscher und Betrüger

Bauernärzte, Hebammen und Kräuterfrauen spielten in der Gesellschaft immer schon eine zwiespältige Rolle. Zum einen waren sie wegen ihres Wissens und ihrer Hilfe in Notsituationen hoch angesehen. Zum anderen sah man in ihren Fähigkeiten auch immer magische Handlungen und fürchtete sie deshalb. Eine Heilung durch Sprüche und Berührungen als schwarze Magie und Schadenzauber aufzufassen, war durchaus üblich. Immer wieder kamen diese Menschen in den Ruf der Hexerei, weil ein Großteil der Bevölkerung sich Heilerfolge nicht rational erklären konnte. Viele Bauernärzte besaßen auch Bücher, welche die einfache Bevölkerung nicht verstand und deshalb oft als Zauberbücher ansah. Schnell ahnte man, dass hier etwas nicht mit rechten Dingen zugehen konnte. In Zeiten der Hexenverfolgung kamen deshalb gerade Heiler schnell in den Verdacht der Hexerei. In Hexenprozessen wurden Beschuldigte auch hinsichtlich volksmedizinischer Praktiken angeklagt. So ist aus dem Tiroler Raum bekannt, dass Beschuldigte direkt nach Heilsprüchen befragt worden waren. Auch aus Oberösterreich sind hierzu zahlreiche Beispiele bekannt. So wurde etwa Wolf Langemann aus Kirchdorf in Oberösterreich unter anderem angeklagt, weil er ein bekannter Heiler war, und 1648 zum Tode verurteilt. Die Aufzeichnungen seiner Hausdurchsuchung nennen neben magischen Fundstücken eine Eichenmistel, Farnsamen, Teufelsabbiss, Eberwurz und eine weiße Haselrute (Keplinger, 1988). Er sollte damit laut Anklageschrift in der Lage gewesen sein, Schätze zu finden, Geister zu bannen, Wetter zu vertreiben, Blut zu stillen sowie Krampfanfälle, Fieber und Besessenheit zu heilen.

Maria Wuchinetz aus Gambsgassenberg in der Untersteiermark wurde 1673 der Zauberei bezichtigt und starb an den Folgen der Folter. Man hatte bei ihr in einer Truhe größere Mengen zusammengebundener getrockneter Wurzeln und alte Salben gefunden und so den Verdacht, den man gegenüber dieser Frau hegte, bestätigt geglaubt. Die Tochter des berühmten Südtiroler Bauerndoktors Sebastian Ragginer, der ebenfalls als der Kaneider Hexenmeister in die Sagenwelt einging, wurde sogar noch im 20. Jahrhundert als Ragginer Hexe beschimpft.

Anders als in Zeiten der Hexenverfolgung war es in den letzten zwei Jahrhunderten eher die Angst vor Scharlatanen und die Konkurrenz des sich auch im ländlichen Raum immer stärker etablierenden Ärztestandes, der Bauernärzte und Volksheiler vor Gericht brachte.

Grund für die Anklagen bei Gericht war der Tatbestand der Kurpfuscherei. Bereits unter Maria Theresia wurde im Herrschaftsgebiet der Habsburger 1770 hierzu die Grundlage hergestellt und infolgedessen die Ausübung der Heilkunst nur mehr Ärzten gestattet. Vor 1770 wurden Laienmediziner nur dann gerichtlich belangt, wenn Patienten zu Schaden kamen. Im „Franziszeischen Strafgesetzbuch“ von 1803 wurde erstmals der Tatbestand der Kurpfuscherei erwähnt und der unbefugte Handel damit unter Strafe gestellt.

Bauernärzte kamen demnach besonders ab 1803 immer wieder in Konflikt mit dem Strafgesetzbuch. Die Ankläger waren meist die Bader und Chirurgen, später auch Ärzte, die im Einzugsgebiet des betreffenden Bauerndoktors tätig waren. Die Motive waren dabei neben tatsächlichen Fehlbehandlungen auch finanzielle Einbußen der offiziellen Ärzte. Im gemeinen Volk wurden Anzeigen jedenfalls meist abgelehnt und die öffentliche Meinung war laut Elke Hammer-Luza meist zugunsten des Bauernarztes. So wurde der Höllerhansl aus der Steiermark von der vor dem Gerichtsgebäude wartenden Menge sogar auf Händen getragen, als er den Gerichtssaal verließ. Auch im westlichen Alpenraum war dies nicht anders. In der Schweiz wurde der 1802 vom Sanitätskollegium verurteilte Johannes Grubenmann, auf Druck vom Gemeindevorsteher in Niederteufen, wegen seiner guten Dienste kurz nach seiner Verurteilung rehabilitiert. Diese Diskrepanz zwischen Gesetzgebung und Volksmeinung war bis ins 20. Jahrhundert auch in den Gerichtsurteilen ersichtlich. Die Urteile fielen dementsprechend, sofern es überhaupt zu Verurteilungen kam, meist milde aus.

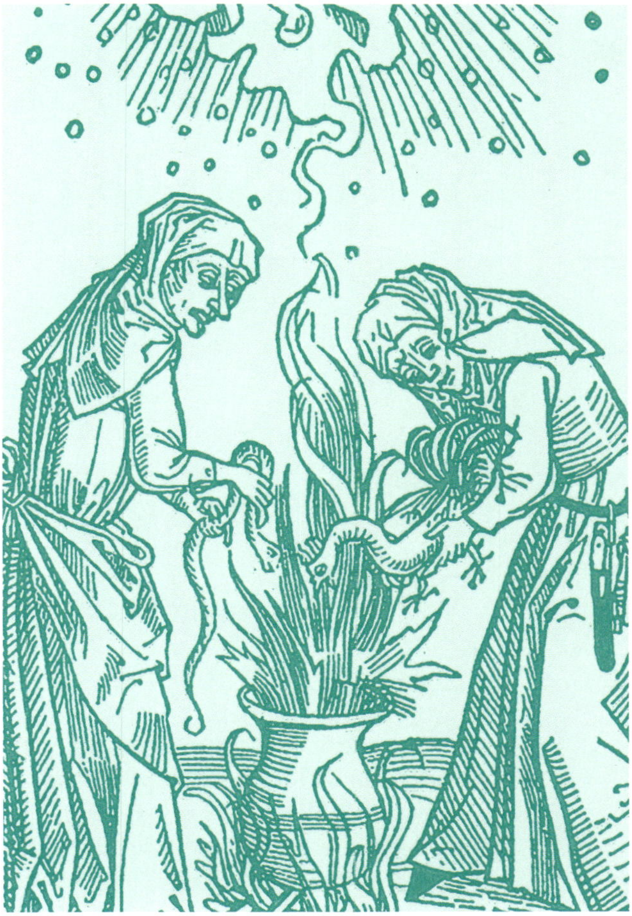

Hexen, Holzschnitt aus dem „Tractatus von den bösen weiben die man nennet die hexen" von Ulrich Molitor (1508)

Das Ansehen der Bauernärzte erlebte trotzdem in der gelehrten Wissenschaft und der Schulmedizin eine starke Demontage. In der Literatur des 19. und 20. Jahrhunderts wird etwa nicht zwischen echten Bauernärzten und tatsächlichen Betrügern, die meist durchs Land zogen und auf Jahrmärkten ihr Wissen anboten, hinsichtlich Kurpfuscherei unterschieden. Gerade Bücher wie „Curpfuscher in Alt-Wien" die um 1900 entstanden, vermitteln dem Leser ein Bild des als Kurpfuscher, Quacksalber und Afterarzt („After" = „abseits" im Sinne von verbotenerweise) verunglimpften Bauernarztes. Es ist kein Zufall, dass diese Demontage gerade in den ersten Jahrzehnten des 20. Jahrhunderts ihren Höhepunkt erlangte. Die Jahrhundertwende war nämlich von einem sich schnell wandelnden medizinischen Verständnis geprägt. Erste wirksame Arzneimittel waren verfügbar und neue diagnostische und chirurgische Methoden kamen auf. Man versuchte sich vom alten, als verstaubt wahrgenommenen Wissen zu trennen. Dies änderte sich erst Mitte des 20. Jahrhunderts, als man erkannte, dass die Volksmedizin und ihre berühmten Heiler weniger Konkurrenz als Bereicherung für das medizinische Establishment darstellen.

Die Volksheiler

DA DIE MEDIZINISCHE Versorgung abseits der großen Städte sehr lange unzureichend war, waren die Bewohner der Alpentäler auf sogenannte Laienmediziner angewiesen. Diese waren Personen aus der näheren Umgebung, die zwar meist keine offizielle medizinische Ausbildung genossen hatten, sich aber trotzdem mit den Jahren medizinische Kenntnisse aneigneten, die denen ihrer Mitbürger überlegen waren. Diese Volksheiler waren meist Bauern, Hebammen oder Geistliche, weniger häufig übten sie Handwerksberufe wie Müller oder Schmied aus.

Diese Laienmediziner hatten keine universitäre Ausbildung, sondern erwarben ihre Kenntnisse meist im familiären Bereich von Vater, Mutter oder von den Großeltern, manche lernten auch bei einem älteren Bauernarzt oder als Wundarzt beim Militär. Einige wenige, wie der Graf Michl aus Kärnten, eigneten sich ihr Wissen über Bücher an. Andere, wie der Kiendler, waren ursprünglich Viehdoktoren, wurden aber mit den Jahren immer öfter bei menschlichen Beschwerden aufgesucht. Nach außen wurde das Heilwissen jedenfalls meist streng geheim gehalten.

Das Einzugsgebiet der Patienten beschränkte sich meist auf jene Dörfer, die zu Fuß erreichbar waren, wobei sich dies mit zunehmender Mobilität ab der zweiten Hälfte des 19. Jahrhunderts stark änderte. Die Patienten kamen in den überwiegenden Fällen zum Heiler nach Hause. Im 19. Jahrhundert waren dies etwa 20 Kilometer Wegstrecke, welche die Mehrheit der Bevölkerung an einem Tag hin und zurück schaffen musste. Aus dieser Zeit gibt es auch Zahlen zu den tätigen Bauernärzten, die verdeutlichen, dass wohl der Großteil der Alpenbewohner zumindest theoretisch Zugang zu einem dieser Heiler hatte. Laut der „Medizinsch-statistischen Topographie des Herzogtums Steiermark", verfasst von Matthias Macher, gab es 1860 in der Steiermark 56 Männer und 21 Frauen, die sich als Bauernärzte betätigten; so käme ein Bauerndoktor auf 10.000 Einwohner. Laut Johann Jakob Staffler (1783–1868) kam

in Tirol 1839 ein Bauernarzt auf 22.000 Einwohner, wobei hier wohl nur jene gezählt wurden, die diese Tätigkeit als Haupteinnahmequelle ausübten.
Ein Besuch bei einem Bauernarzt war im 19. Jahrhundert im Vergleich zu einer Behandlung bei einem promovierten Arzt deutlich billiger. Ein Arztbesuch kostete beispielsweise 1820 in Brixen 2,2 Gulden. Für einen Knecht war dies ein Vielfaches seines Tageslohnes (etwa zwölf Kreuzer). Ein Kilogramm Weizen kostete im Vergleichszeitraum etwa zwei Kreuzer, also ein Hundertstel einer ärztlichen Behandlung. Viele Bauernärzte wurden sogar meist nur mit Naturalien bezahlt. So bezeugen beispielsweise die Aufzeichnungen vom Südtiroler Bauerndoktor Johann Ragginer aus dem 19. Jahrhundert, dass er häufig mit Mais, Tabak, Buchweizen und Hafer bezahlt wurde. Vielfach, so besagt der Volksglauben bis heute, macht Geld eine Behandlung sogar unwirksam. Viele nahmen nur eine Spende, andere wenige waren auf die Einnahmen angewiesen, um ihre eigene Familie zu versorgen. Einzelne wie Amalia Hohenester in Mariabrunn bei Dachau oder der Grünhäusler in Hall kamen durch ihre Tätigkeit auch zu einem ansehnlichen Besitz.
So unterschiedlich die Charaktere der Bauernärzte in den verschiedenen Gegenden des Alpenraumes auch waren, können doch gleich mehrere Eigenschaften festgestellt werden, die vielen dieser Heiler zu eigen waren:
Ein großer Wissensdurst→ Viele berühmte Bauerndoktoren waren sehr gebildet, bereits in der Schulzeit Musterschüler, schrieben selbst Rezepte auf und sammelten medizinische Bücher. **Nächstenliebe→** Bauernärzte halfen ihren Mitbürgern in Notsituationen und taten dies oft sogar unentgeltlich. Es bestand das Gebot, keinen Hilfesuchenden abzuweisen. Dazu gehörte natürlich eine große Menschenliebe. Die wenigsten heilten aus wirtschaftlichen Gründen, etwa um ihre Familien zu versorgen, sondern taten dies neben ihrer regulären Arbeit als Bauer, Müller oder Schmied. Der Lackmüller verlangte oft sogar nur ein Gebet für seine Familie. Der Kiendler soll bedürftige Patienten darüber hinaus sogar kostenlos verköstigt haben. Das Gebot der Nächstenliebe war sicher auch ein Grund, weshalb sich viele Geistliche der Heilkunde widmeten. **Einfach verfügbare Heilmittel und leicht verständliche Ratschläge→** Die Volksheiler kamen aus dem gleichen gesellschaftlichen Milieu wie der Großteil ihrer Patienten. Dies machte insofern einen großen Unterschied zur etablierten Medizin, als dass die Diagnosen und die auferlegten Ratschläge in einer leicht verständlichen Sprache mitgeteilt wurden. Die Patienten konnten sich, auch weil Krankheiten oft sehr oberflächlich zu großen Krankheitsbildern zusammengefasst worden waren, leicht etwas darunter vorstellen. Zusätzlich waren die verordneten Heilmittel meist bekannte Pflanzen, wodurch insgesamt die Einhaltung von Empfehlungen beim Patienten, die sogenannte Compliance, maßgeblich gefördert wurde. **Geheimhaltung→** Die meisten Bauerndoktoren gaben ihre Rezepte nicht preis. Heute sind es meist von Nachfahren gefundene und veröffentlichte Rezeptbüchlein oder Gerichtsakten, in denen Zeugen detailliert ihre Behandlungen zu Protokoll gaben, die uns einen Einblick in das Wissen dieser Menschen geben. Manche Bauerndoktoren, wie der Graf Michl, hielten ihr Wissen sogar in einer

Geheimschrift fest. Für die Geheimhaltung gibt es mehrere Gründe. Zum einen wollte man das eigene Wissen natürlich schützen, hatte man es sich doch meist über Jahre angeeignet. Zum anderen besteht sogar teilweise bis heute der Glaube, dass der Heiler die Fähigkeit, andere zu heilen, verliert, wenn er sein Wissen weitergibt. Bei den Spruchheilern heißt es hierzu sogar, dass nur drei Personen gleichzeitig einen Spruch kennen dürfen. **Starke Frömmigkeit→** Viele Bauernärzte waren im Vergleich zu ihren Mitbürgern außergewöhnlich gläubig. Der Höllerhansl aus der Steiermark errichtete auf seinem Anwesen sogar einen Nachbau von Lourdes und vom Ölberg. Dementsprechend galt bei vielen das Gebet als wichtiger Bestandteil der Heilung. Aber auch von den Patienten wurde ein fester Glaube und Vertrauen in Gott und in die eigenen Fähigkeiten erwartet. **Ausstrahlung→** Berühmten Heilern sagt man sehr oft eine besondere Ausstrahlung nach. Dass dies bei einer Behandlung von Vorteil ist, steht außer Frage, denn je größer der Einfluss auf die Erwartungshaltung ist, desto höher ist auch die Wahrscheinlichkeit einer erfolgreichen Therapie. Manche Bauernärzte wirkten bereits durch ihr Äußeres sehr eindrucksvoll. Der Kiendler trug beispielsweise immer eine Tiroler Tracht, hatte einen langen Bart und eine stolze, furchteinflößende Statur. Der Graf Michl hatte einen etwas deformierten Kopf und ein von einer Pockenerkrankung gezeichnetes Gesicht.

Das Tätigkeitsfeld der Bauernärzte war sehr unterschiedlich. Einige – so wie die Ragginer – boten neben dem Ziehen von Zähnen, kleineren Eingriffen, der Versorgung von Wunden und Brüchen auch die Diagnose innerer Krankheiten an. Andere dagegen waren sehr spezialisiert. So gab es Bauernärzte, die nur äußere Leiden wie Wunden und Brüche behandelten. Diese nannte man **Beinbruchheiler**, im Salzburger Flachgau auch „Boandlrichter“ und in der Steiermark auch einfach nur „Beinarzt“. Oft hatten sie ihre Kenntnisse beim Militär erlernt. Manche Sage berichtet davon, wie Beinbruchheiler Brüche heilten, ohne sie auch nur anzufassen:

Der Ahnerbub

An der sonnigen Berglehne oberhalb von Rodeneck liegt der Ahnerhof. Dort hatten die Bauersleut vor Zeiten einen 18-jährigen Sohn, der die unmöglichsten Dinge fertigbrachte. Besonders die Kunst des Boanheilers beherrschte er vollkommen. Und die stärkste Wunde hörte sofort zu bluten auf, sobald er sie ansah. Es war eigentlich gar nicht notwendig, dass er den Verwundeten sah, es genügte ihm sogar, nur dessen Namen zu erfahren, und der Blutstrahl versiegte auf der Stelle. Einst kam ein Bub aus Gifen zum Ahner gerannt. Er berichtete, ein Knecht hätte sich bei der Holzarbeit einen offenen und komplizierten Beinbruch zugezogen. Sobald der Ahnerbub den Namen des Verunglückten erfahren hatte, zog er einen Schemel her und begann, den Fuß des Schemels einzubinden. Im selben Augenblick hörte die Wunde des Gifner Knechts auf zu bluten und sein Bein war schön geschient und gebunden. (Fink, 1957)

Eine weitere Gruppe an Heilern, die sich in ihrer Tätigkeit spezialisiert hatten, waren die **Blutstiller**. Diese sind im gesamten Alpenraum bis heute anzutreffen. Besonders häufig werden diese in der Steiermark, in Tirol, Oberösterreich und Vorarlberg erwähnt. Die Blutstiller arbeiten vor allem mit Besprechungen, wobei man sich erzählt, dass ein Blutstiller nicht einmal in der Nähe der blutenden Wunde zu sein braucht. Wird er um Heilung gebeten, versiegt der Blutfluss, obwohl er weit entfernt ist. Sogar das Krankenhaus in Scheibbs soll einen Herrn Dobrowa aus Göstling bei Scheibbs angerufen haben, wenn Blutungen anders nicht zu stillen waren. Und auch von der Innsbrucker Klinik gibt es Erzählungen, wonach noch in den 1950er-Jahren ein Blutstiller im Zillertal angerufen wurde.

Der Blutstiller

Vor Zeiten hatte ein alter Margger in Latzfons in Südtirol von Zimmerleuten am Brenner die Kunst des Blutstillens erlernt. In gefährlichen Fällen übte er diese auch in seinem Heimatdorfe aus.
Ein Knecht vom Obergostner in Pardell zog sich eines Tages eine große Schnittwunde zu, die stark blutete. Alle Versuche, das Blut zu stillen, misslangen. Man sandte nun jemanden zum alten Margger. Derselbe verlangte nichts anderes als den Namen des Verletzten. Darauf entließ er den Boten unter der Beteuerung, die Wunde des Knechtes habe bereits zu bluten aufgehört. Seine Worte stimmten haargenau. (Fink, 1957)

Eine spezielle Art von Bauerndoktor waren auch die sogenannten **Anheber**, auch Anbraucher und Wender genannt. Sie gebrauchten nicht unbedingt Heilmittel, sondern heilten mit Besprechungen, Kreuzzeichen, Gebeten und Berührungen. Sie behandelten meist Hautkrankheiten, Fieber und Schmerzen. Anschließend gab es nicht selten den Ratschlag zum Umhängen eines Amulettes. Ein besonders berühmter Anheber war Johann Geisler, der Strassar-Wirt in Mayrhofen im Zillertal. Es wird berichtet, dass wegen der großen Anzahl an Patienten sogar Platzkarten ausgegeben werden mussten. Im oberösterreichischen Mühlviertel war das auch in Sagen verewigte Goasweib eine Wenderin. Die vornehmlich in Vorarlberg anzutreffenden Heiler, die mit Magnetismus und Hypnose heilen, sind ebenfalls hier einzuordnen.

Berühmte Heiler aus den Alpen

Südtirol

Südtirol gehört zu jenen Regionen des Alpenraumes, in denen besonders viel gesammelt und bewahrt wurde. Gerade während des Faschismus und in den Nachkriegsjahren sammelten Volkskundler – wohl aus Angst, das kulturelle Erbe vollends zu verlieren – volksmedizinische Ratschläge und Therapiemöglichkeiten. Und weil Südtirol lange Zeit medizinisch unterversorgt war, hielt sich bis ins 20. Jahrhundert ein besonders starker Laiensektor.

Johann Waldboth – Der Lackmüller in Feldthurns

Johann Waldboth, der Lackmüller, wurde am 4. Oktober 1900 in Verdings bei Feldthurns geboren. Er war Bauer und Müller und war im mittleren Eisacktal ein angesehener und viel befragter Heiler für Mensch und Vieh. Gemäß der Tradition vieler Bauernärzte behandelte er die Menschen meist kostenlos und schloss die Behandlung mit den Worten „Betest halt für mich ein Vaterunser" ab. Die Rezepte zeugen von einem sehr ursprünglichen Wissen, das fast gänzlich ohne magische Handlungen auskommt. Das kann natürlich damit zusammenhängen, dass er in einer Zeit lebte, in der abergläubische Handlungen bereits sehr stark dem rationalen Heilverständnis gewichen waren. Die Pflanzen, die er nennt, sind zum allergrößten Teil heimische Heilpflanzen und die Ratschläge wirken, als stammten sie nicht aus Büchern, sondern zum allergrößten Teil aus der heimischen Volksheilkunde.
Es sind von ihm mehrere Hefte mit Ratschlägen und Rezepten vorhanden, die wahrscheinlich unter Mitwirkung von Josef Kerschbaumer, einem Hilfslehrer in Latzfons, und Barbara Gamper, einer Katakombenlehrerin in Feldthurns, entstanden. Die Ratschläge sind in einem vom Bildungsausschuss Verdings 2011 herausgegebenen Buch mit dem Titel „Für Viech und Leit – Bäuerliche Volksmedizin aus dem Eisacktal beim Lackmüllerhof in Verdings" zu bestaunen. Der Lackmüller starb am 6. Februar 1956.

Ursula Steinkasserer – Die Paßler Ursche aus dem Antholzertal

Für viele im Südtiroler Pustertal ist Ursula Steinkasserer, die Paßler Ursche aus dem Antholzertal, bis heute ein Begriff. Sie stammte ursprünglich aus dem Osttiroler Defreggental. Die Paßler Ursche wirkte vor allem in der ersten Hälfte des 20. Jahrhunderts im Oberpustertal und war eine der zahlreichen Frauen unter den Bauernärzten, die viel zu selten beschrieben wurden. Sie machte sich vor allem

bei der Behandlung von Wunden einen Namen. Man suchte sie aber auch bei inneren Leiden und bei Tiererkrankungen auf.
Sie war in der traditionellen Kräuterkunde sehr bewandert. Sie benutzte beispielsweise Ehrenpreis bei Geschwüren und Fichtenkohlenpulver zum Blutstillen. Roggenmehl wurde in Form von sogenannten Pechpflastern bei Verrenkungen aufgetragen. Augentrostwasser wurde für das Auge und Gauchheiltee bei Rindergeburten empfohlen.

Die Ragginer aus Lüsen

In Lüsen in Südtirol waren es gleich drei Generationen an Bauernärzten, die von 1780 bis 1899 die heimische Bevölkerung medizinisch versorgten. Es waren dies Joseph Ragginer, Johann Ragginer und Sebastian Ragginer. Sie lebten am Kleinkaneider Hof in Lüsen bei Brixen und fertigten drei Schriften an, die uns bis heute einen tiefen Einblick in die Volksmedizin des südlichen Alpenraumes geben. Asche/Schulze (1996) verarbeiteten diese in ihrem Buch „Die Ragginer. 200 Jahre Volksmedizin in Südtirol". Der Nachlass mit vielen medizinischen Geräten dieser Bauerndoktoren findet sich heute im Volkskundemuseum in Dietenheim bei Bruneck in Südtirol.
Joseph Ragginer (1782–?) war der erste nachweislich tätige Bauerndoktor am Kleinkaneider Hof in Lüsen. Er war der Sohn von Joseph Ragginer sen., der 1780 in den Kaneiderhof in Lüsen eingeheiratet hatte. Joseph ging 1812 als Bader und Feldscher in der Armee Napoleons nach Russland. Hier erlernte er wohl seine medizinischen Kenntnisse, denn eine medizinische Ausbildung an einer Universität ist nicht nachweisbar. Da es in dieser kleinen Gemeinde keine Hebamme und keinen Arzt gab, beschäftigte er sich nach seiner Rückkehr zusehends mit der medizinischen Versorgung der Bewohner. Die erste Handschrift „Pastor Bonus" mit vielerlei Rezepten entstand in dieser Zeit. Er betätigte sich vor allem als Chirurg und als Tierarzt. Grundlage seiner Behandlung war die Säftelehre (Humoralpathologie). Somit versuchte er neben der Verabreichung von Heilmitteln aus mineralischen, tierischen und pflanzlichen Bestandteilen mittels Aderlass, Diät sowie Brech- und Abführmitteln ein Gleichgewicht der Säfte herzustellen. Das genaue Todesdatum von Joseph Ragginer ist heute nicht mehr feststellbar.
Sein jüngerer Bruder Johann Ragginer (1799–1873) führte jedenfalls diese Tätigkeit fort, als er im Jahr 1820 den Hof übernahm. Er führte genau Buch über die von ihm eingesetzten Medikamente und Behandlungen und lässt so einen tiefen Einblick in die Volksmedizin seiner Zeit zu. In seinen tagebuchähnlichen Aufzeichnungen finden sich nämlich zahlreiche Rezepte für Mensch und Tier. Dabei reichte das Spektrum der angebotenen Hilfestellungen von der Versorgung von Wunden über innere Erkrankungen bis hin zu Zahnextraktionen. Er behandelte wie sein Bruder gemäß der Säftelehre. Da seine Einnahmen mit der ärztlichen Tätigkeit stark anstiegen, kam die Familie zu einem beträchtlichen Vermögen. Als Johann Ragginer 1873 starb, übernahm sein Sohn Sebastian (1830–1899) den Hof und führte

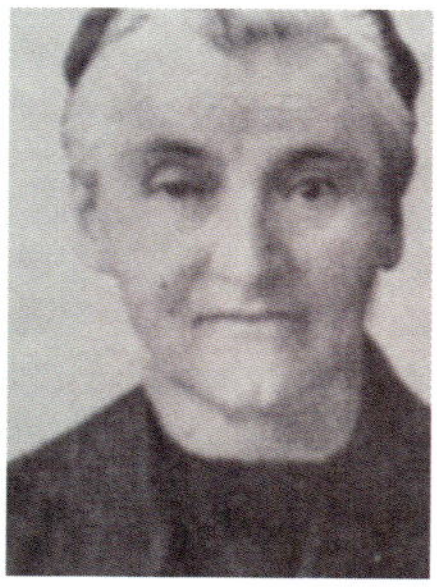

Ursula Steinkasserer,
die Paßler Ursche

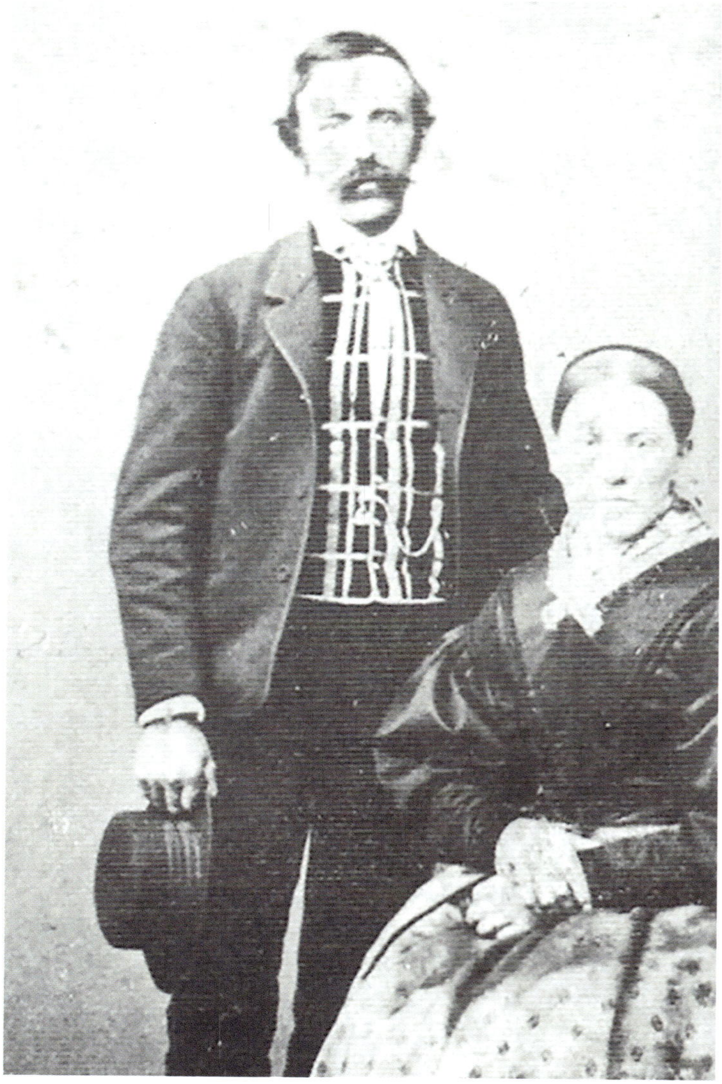

Johann Ragginer
und seine Ehefrau

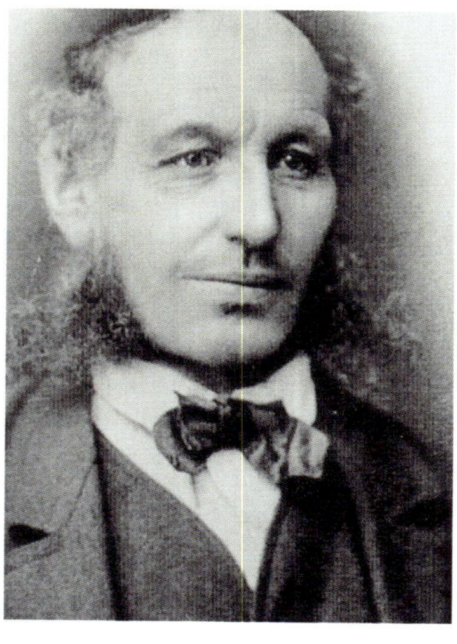

Sebastian Ragginer

auch die medizinischen Tätigkeiten weiter, wobei er chirurgisch sehr bewandert war. Seine Frau Anna Bodner war Hebamme und so ergänzten sie sich auch im Hinblick auf die ärztliche Tätigkeit in Lüsen. Sebastian Ragginer betätigte sich auch als Wanderhändler und bot auf diversen Jahrmärkten in ganz Südtirol seine selbst hergestellten Salben, Heilwasser und Heilöle dar. Er ordinierte unter anderem in nahe gelegenen Gaststuben, wie jener im Hotel Stremitzer in Brixen. Er kam so von St. Michael in Eppan bis nach Innsbruck und von Meran bis Toblach jeweils an wichtigen Jahrmarkttagen. Er schickte Heilmittel auch per Post, wie der Briefverkehr mit einem Herrn Peter Pallhuber aus Antholz belegt. Seine Diagnosen stellte er unter anderem anhand der Harnschau. Im Laufe der Jahre baute er den Hof aus und bot auch Wasserkuren an, die in dieser Zeit sehr gefragt waren. Da Sebastian Ragginer auch medizinische Bücher sammelte – viele, die die heimische Bevölkerung nicht verstand –, kam er in den Ruf eines Hexenmeisters. Eine Sage besagt sogar, dass Sebastian Ragginer erst ruhig sterben konnte, als er wusste, dass seine Bücher vernichtet waren. Es entstanden zahlreiche Sagen und Geschichten, die dies bis heute belegen. Der Ruf blieb auch noch an seiner Tochter Maria haften. Vor allem von Kindern wurde sie als „Gineider Hexe“ verunglimpft. Nach einer gescheiterten Ehe lebte sie bis ins hohe Alter zurückgezogen auf dem Hof. Mit ihr endete die Tradition dieser Bauernarztfamilie.

> Von den vielen, die gekommen, hat er wenig Lohn genommen,
> für die Heilung, die er gab;
> Demgemäß und dem zu Grunde, rechnet wohl der Herr zur Stunde,
> auch mit ihm in Gnaden ab.
>
> Sterbebild von Sebastian Ragginer, 1899

Weitere berühmte Bauerndoktoren in Südtirol:

Im 16. Jahrhundert→ Christoph Gostner in Sexten; Wolfgang Mitterhofer aus Aufhofen bei Bruneck. **Im 19. Jahrhundert**→ Alois Mantinger aus Villnöß; der Michele-Luis aus Passeier; Thoman Johann aus Schleis im Vinschgau; der Bircher auf dem Ritten; Johann Winkler aus Lüsen; Josef Oberhauser aus Lüsen; Josef Hinteregger aus Lüsen; Freinandemez alias der Fitscher aus Laguscel im Campilltal (Vorname nicht bekannt). **Im 20. Jahrhundert**→ der Hintner in Gsies; die Natzer Hebamme; Alois Hirber alias der Kreiterer Lois aus Gigglberg; 's Roana Mandl in Steinhaus; Johann Unterpertinger aus Terenten; Franz Karl Lutz aus St. Valentin auf der Haide.

Nordtirol

Die Tiroler Bauernärzte galten im Allgemeinen als eher raue Zeitgenossen, ihre Therapien waren meist grob. Von manchen Autoren wird dies auf den Umstand zurückgeführt, dass die heimische Bevölkerung indirekt nach solchen Behandlungen verlangte. Nur wenn es bei der Therapie „drunter und drüber" ging, so etliche Kritiker, war er ein guter „Doktor".
Im gesamten Alpenraum waren sogenannte Tiroler Ölträger, die meist aus dem Zillertal oder Osttirol stammten, unterwegs. Um 1800 sollen sich allein aus dem Zillertal 500 Personen regelmäßig auf den Weg gemacht haben. Sie verkauften vor allem Steinöl, aber auch andere Öle wie Skorpionöl aus Südtirol und Wacholderöl sowie diverse Brech- und Abführmittel, Salben und Pflaster.

Alois Neuner – Der Kiendler aus dem Zillertal

Alois Neuner lebte in Schwendau bei Hippach im Zillertal. Der Kiendler, wie man ihn auch nannte, war eine sehr eindrucksvolle Erscheinung und ein sehr traditionsbewusster Tiroler Bauer. Er trug meist Tracht, einen langen Bart und galt als begeisterter Patriot. Er wurde 1861 im Tiroler Oberland geboren und zog in jungen Jahren zum Graberwirt, einem ebenfalls bekannten Bauerndoktor in Hippach. Dabei spezialisierte sich Neuner auf die Tierheilkunde und machte sich bald auch in der Behandlung menschlicher Beschwerden einen Namen. Im Laufe seines Lebens erlangte er weit über das Zillertal hinaus Bekanntheit und galt als einer der berühmtesten Bauerndoktoren seiner Zeit. Er war vor allem ein sehr derber Zeitgenosse und seine Behandlungsmethoden waren sehr grob – seine Methoden oft sogar als sogenannte Rosskur gefürchtet. So schlug er etwa einem Patienten, der an Rückenschmerzen litt, kräftig auf den Rücken, um die Schmerzen zu kurieren. Die Menschen suchten ihn aber trotzdem zahlreich auf und vertrauten ihm ihre Leidensgeschichten an.
Einer seiner ersten Patienten war laut Berta Margreiter (2006) eine Bäuerin, die an „Schweinerotlauf" erkrankt war. Der Kiendler riet ihr, ganz nach volksmedizinischer Tradition und dem Analogiegedanken, ungesalzenes Schweinefett als Umschlag und einen Tee, den er sonst Schweinen für diese Art der Erkrankung verabreichte. Als die Bäuerin sich von der Erkrankung erholt hatte, sprach sich das natürlich herum und sorgte für die nächsten Patienten. Besonders gut verstand er sich im Einrenken von Gelenken und in der Behandlung von Knochenbrüchen. Er diagnostizierte aber auch erfolgreich innere Leiden mithilfe der Harnschau. Dies steigerte sich derart, dass im Zug ins Zillertal vormittags meist nur Hilfesuchende zum Kiendlerbauern fuhren. So nannte man diesen – ähnlich dem „Flascherlzug", der in der Steiermark nach Stainz zum Höllerhansl führte – den „Kiendlerzug".
Menschen, die arm waren bzw. nicht viel besaßen, wurden vom Kiendler gratis behandelt, meist sogar mit Essen versorgt. Seine oft drastischen Behandlungen endeten mit den Abschiedsworten: „Entweder folgen oder varröckn!" (Entweder folgen oder verrecken). Als er einen Jungen, der nicht mehr sprechen konnte, im Wald an

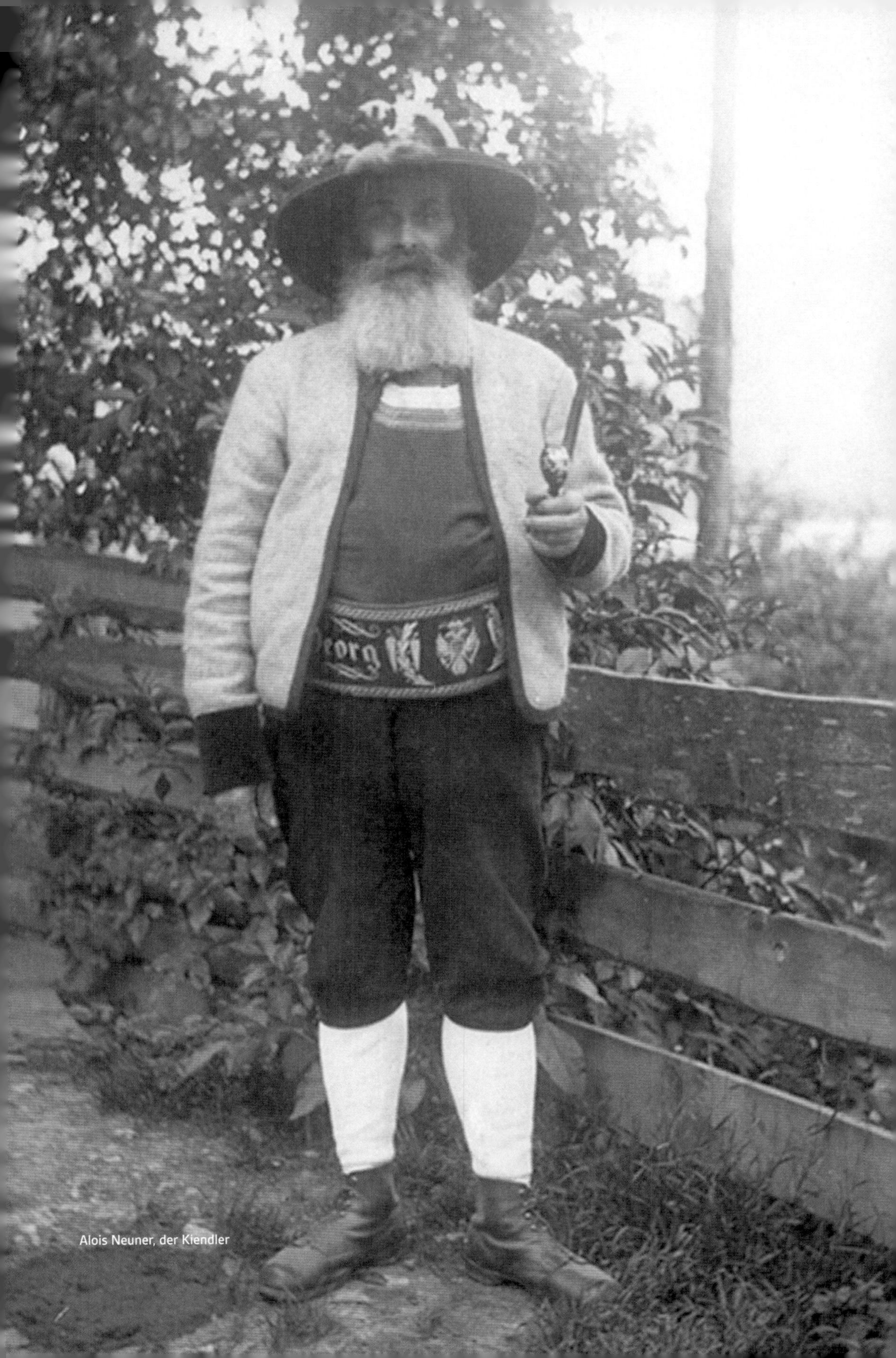

Alois Neuner, der Kiendler

einen Baum band, an der Kehle packte und ihm vortäuschte, er bringe ihn jetzt mit einer Axt um, da er ja sowieso nicht sprechen könne, wurde er trotz erfolgreicher Therapie – der Bub begann nämlich tatsächlich zu schreien und bat um Gnade – vom Fügener Arzt angezeigt. Nachdem der Gerichtsarzt bestätigen konnte, dass der Bub durch den Schock geheilt worden war, wurde der Kiendler freigesprochen.

Vom Kiendler gibt es auch zahlreiche Anekdoten, die nicht unmittelbar mit seinen medizinischen Leistungen zu tun haben. Eine davon soll nicht unerwähnt bleiben: Als der Kiendler die Frau eines deutschen Generals, der es gesundheitlich sehr schlecht ging, in Bad Ischl aufsuchte und erfolgreich kurierte, sprach sich dies in der Aristokratie herum. Infolgedessen wurde auch der deutsche Kaiser wegen der ihm nachgesagten bodenständigen und unbändigen Art auf ihn aufmerksam. So traf sich der deutsche Kaiser in einem Park unerkannt mit dem Kiendler und als er fragte, ob er nicht wisse, wer er sei, antwortete der Kiendler, er könne nicht jeden „Dahergelaufenen" kennen. Als man dies dem deutschen Kaiser übersetzte, brach dieser in Gelächter aus und gab sich zu erkennen. Darauf antwortete ihm der Kiendler, schlagfertig wie er war: „Und i bin der Kaiser von China" – ein Ausspruch, den man bis heute als Redewendung in Tirol immer wieder vernimmt und der auf diese ursprünglich weitverbreitete Anekdote zurückzuführen ist.

Der Kiendler starb am 18. Juli 1934. Das Wissen und das Können führten sein Sohn Gottfried und sein Enkel fort, sodass auch im 20. Jahrhundert das Zillertal und das Tiroler Unterland von seinem volksmedizinischen Wissen profitierten.

Der Kiendler nahm ursprünglich den Platz eines viel früher tätigen und überaus geschätzten Bauerndoktors im Zillertal ein, der „Brugger von Zell" genannt wurde. Dieser lebte in der Nähe der Zillerbrücke in Zell und war weitum für seine medizinischen Kenntnisse geschätzt, aber auch gefürchtet. Man sagte ihm nämlich nach, er könne gut mit dem Teufel und nur mit dessen Hilfe seien seine Hilfeleistungen zu erklären. Bis heute erzählen Sagen und Legenden vom Brugger von Zell als Zaubermeister.

Martin Steinlechner – Der Grünhäusler aus Hall

Martin Steinlechner wurde 1825 im Grünhäusl in Fiecht bei Schwaz geboren, daher der Name Grünhäusler. Er heiratete nach Hall und etablierte sich dort anfangs als Viehdoktor, wobei er sehr schnell auch bei menschlichen Beschwerden aufgesucht und um Rat gefragt wurde. Ähnlich dem Kiendler war er sehr bodenständig und patriotisch und praktizierte seine Behandlungen eher grob und derb. Trotzdem wurde er in seiner Zeit einer der gefeierten Bauerndoktoren und zu seinen Patienten zählten Bauern, Bürger und Adelige.

Tagtäglich hatte er in seiner „Ordination", in der er auch gleichsam seine verordneten Arzneien verkaufte, 40 bis 60 Patienten, die teilweise von weit angereist waren, zu versorgen. Er erlangte sogar einen derartigen Bekanntheitsgrad, dass er seine Arzneien von Böhmen bis nach Ungarn und Italien verschickte.

Der „Grüne", wie er auch genannt wurde, nahm von Wohlhabenden sehr wohl Geld entgegen und kam so zusammen mit seinen verkauften Arzneien zu einem ansehnlichen Besitz. Dies führte natürlich zu Argwohn und Neid und so ist es nur mehr als verständlich, dass er sich gleich mehrmals gerichtlich rechtfertigen musste. Rechtskräftig verurteilt wurde der Grünhäusler allerdings nie. Martin Steinlechner verstarb hochgeschätzt 1881 in Hall.

Josef Abenthung – Der Marxer aus Götzens

Josef Abenthung, der Marxer, wurde 1802/03 geboren. Er wurde vor allem bei Beinbrüchen aufgesucht und auch er galt bei den Behandlungen als grob. Oft soll er die Knochen, wenn sie trotz seiner Hilfe falsch zusammengewachsen waren, einfach wieder gebrochen haben. Dies minderte aber seine Bekanntheit und Wertschätzung nicht. Ihm sollen sogar von promovierten Ärzten Patienten geschickt worden sein. Von ihm stammt ein in Tirol bekanntes Rezept für ein sogenanntes Dörrpflaster. Dieses bestand aus gelbem Baumharz, Eiweiß und Heilerde, das auf ein Leintuch aufgetragen wurde. Er starb am 10. Jänner 1877.

Weitere berühmte Bauerndoktoren in Nordtirol:

Im 19. Jahrhundert→ Johann Stöckl alias der Brindlingar im Zillertal; Josef Hotter alias der Klausnar aus dem Zillertal; Johann Geisler aus dem Zillertal; der Schmied von Oberperfuß; der Brandenberger aus Thal bei Rattenberg; der Gerhartler von Telfs; der Martele von Steinach am Brenner; der Volderauer von Hall; Leonhard Schipflinger alias der Hexen-Leandl von Itter; die Klosterschmiedkathl. **Im 20. Jahrhundert**→ Hans Neuner in Kirchbichl (Enkel vom Kiendler); Aloiß Maaß, Pfarrer in Fließ; Josef Ennemoser.

Salzburg

Salzburg war in den ländlichen Gebieten bezüglich der medizinischen Versorgung mit Tirol vergleichbar. Die Menschen waren bis ins 20. Jahrhundert auf sich allein gestellt und wurden vor allem durch Ölträger und Wanderhändler mit Arzneimitteln versorgt. Zahlreiche Menschen aus Salzburg, hier haupsächlich in der Gegend um Zell am See, gingen auch selbst mit Arzneimitteln auf Wanderschaft. Im 19. Jahrhundert wurde in der Steiermark vor den Wanderhändlern aus Salzburg gewarnt, da diese sehr häufig Menschen medizinisch behandelten.

Barbara Struberin – Die Brunnbeschauerin aus Werfen

Barbara Struberin wurde 1733 in Werfen am Kradlgut geboren. Sie wirkte am Gut Maierhofen und war weitum für ihre guten medizinischen Kenntnisse bekannt. 1812 wurde sie am Landgericht wegen Kurpfuscherei angeklagt. Die Prozessakten wurden von Gabriele Danninger in ihrem 1998 erschienen Buch aufgearbeitet. Auch

Barbara Struberin behandelte fast umsonst (vier bis fünf Kronen; ein Stück Brot kostete sechs Kreuzer). Von ihr ist ebenfalls überliefert, dass sie von Patienten, die nicht einmal diese Kosten aufbringen konnten, einfach verlangte, für sie zu beten. Sie diagnostizierte anhand der Harnschau. Man schickte einen Bekannten mit dem Urin zur Brunnbeschauerin und erhielt eine Diagnose und Therapie, ohne dass sie den Erkrankten sehen musste. Sie behandelte innere und äußere Leiden. Durch die Gerichtsunterlagen wissen wir von Senfblättern, Mutterblättern, Bockshornklee, Spitzwegerichkraut, Kampfer und Blutwurzel als Arzneimittel, Kampferschnaps mit Minzen bei Kopfschmerzen. Sie wurde zwar verurteilt und sollte in den Kerker, aber aufgrund ihres hohen Lebensalters und ihres hohen Ansehens sah man davon ab.

Weitere berühmte Bauerndoktoren im Bundesland Salzburg:

Die Wasenmeisterin Susanna Feichtinger in Lengau; die Hebamme Nothburga Reiberin; die Hebamme Maria Lederin; Maria Ostermayer in Ebenau; die Hebamme Maria Scharlerin aus Klausen in Mittersill; die Ployermutter in Kleinarl.

Vorarlberg

In Vorarlberg waren und sind bis heute vor allem Doktoren, die Hypnose und Magnetismus einsetzen, auch als Gebet-, Spruch- und Geistheiler bekannt, weitverbreitet. Die Behandlung läuft typischerweise so ab: Meist steht der Behandelnde hinter dem sitzenden Patienten und hält anfangs die Hände über dem Kopf des Patienten. Dann streicht der Behandelnde seine Hände mehrmals vom Kopf bis zu den Füßen des Patienten, ohne diesen dabei zu berühren. Am Fuß angelangt, schüttelt er die Hände jedes Mal symbolisch aus. Die Krankheit wird gemäß dem Analogiegedanken weggeschüttelt. Der Heiler soll dabei in der Lage sein, Krankheiten aufzuspüren, so als fühle er eine Unregelmäßigkeit beim Vorbeistreifen. Abgeschlossen wird die Behandlung meist mit einem Gebet.

Hermann Dörn – Das Schliser Männle aus Schlins

Hermann Dörn (1897–1981) wirkte in der zweiten Hälfte des 20. Jahrhunderts in Vorarlberg. Er wurde in Schlins geboren. Gelernt hat er bei einer berühmten Heilerin aus Nenzing in Vorarlberg, dem Selba Wible, die 1938 starb. Laut Kiene (1992) verstand er sich anfangs sehr gut im Stillen von Blutungen und in der Linderung von Schmerzen, wurde aber im Laufe der Zeit immer öfter auch bei anderen Leiden aufgesucht. Seine Behandlungen richteten sich sehr nach dem Mondstand und neben Handritualen sprach er auch Gebete gegen Schmerzen und Blutsegen zum Stillen von Blutungen. Da seine Patienten nach dem Zweiten Weltkrieg immer zahlreicher wurden, verlegte er den Behandlungsraum in den Gasthof Hirschen. In der Folge kamen an manchen Tagen mehr als 250 Patienten in die Gaststube. Diese stammten

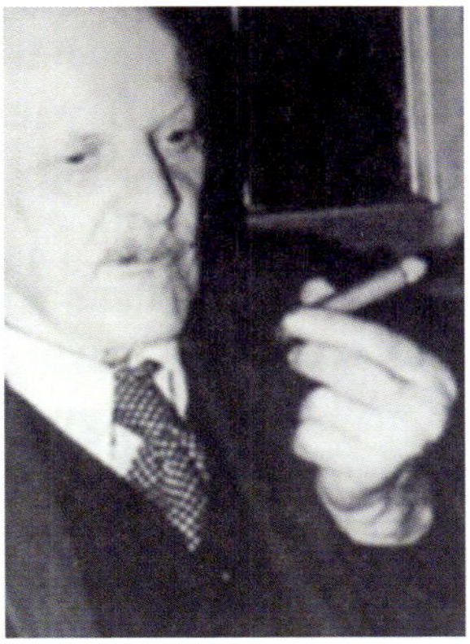

Hermann Dörn,
das Schliser Männle

aus Vorarlberg, Tirol, Liechtenstein und aus der Ostschweiz. Auch bei diesem Heiler gehörte das Gebet zur Behandlung, ja er gab den Menschen sogar Gebetszettel mit der Anzahl der zu verrichtenden Gebete mit.

Kärnten

Kärnten, das zeigen Quellen aus der Volksmedizin, ist eine der Regionen des Alpenraumes, in der bis heute volksheilkundliche Schätze zu finden sind. Es ist nicht nur das Verbreitungsgebiet des berühmten Speiks, sondern hier lebte auch einer der interessantesten Bauerndoktoren des 19. Jahrhunderts.

Michael Pertl – Graf Michl aus Vorderkoflach

Michael Pertl (1844–1904), alias Graf Michl, wirkte in Vorderkoflach bei Reichenau. Durch Oswin Moro, der zwei Publikationen über Michael Pertl verfasste, wurde dieser Bauernarzt nach seinem Tod auch außerhalb der Gurktaler Alpen bekannt. Michael war der jüngere Sohn und dadurch von der Erbschaft ausgeschlossen, weshalb er zeitlebens Knecht auf dem Bauernhof seines Bruders beim „Unteren Graf" war. Seine Geburt, bei der eher unbedacht die Geburtszange angewendet wurde, führte zu einem etwas deformierten Kopf. Zusätzlich hatte er im Kindesalter eine Pockenerkrankung, die Narben im Gesicht hinterließ. So war er bereits als Kind vom Leben gezeichnet. Zusätzlich sagte man sich, dass Michael Pertl mit einer sogenannten Glückshaube, der Fruchtblase am Kopf, auf die Welt kam. Dies war im Volksglauben ein Zeichen für einen frühen Tod oder ein außergewöhnliches Leben. Oft wurde solchen Personen auch magische Fähigkeit zugesprochen; dies sollte sich beim Graf Michl bewahrheiten.
Michael Pertl besuchte die Schule und konnte folglich lesen und schreiben. Da bereits seiner Mutter magische Fähigkeiten nachgesagt worden waren, dürfte er viel über Hausmittel und Rituale aus der Volksmagie von ihr gelernt haben. In späteren Jahren verfasste er auch zwei Bücher, in denen er seine Rezepte sammelte.

Neben einem ausgeprägten volksheilkundlichen Wissen sagte man ihm auch nach, Heilmittel gegen Zauberei zu kennen. Man suchte ihn auf, um Diebe zu bannen und Behexungen bei Mensch und Vieh zu lösen. Von Herrn Pertl ist diesbezüglich die Behandlung des sogenannten Pilvas bis heute erhalten geblieben. Pilvas dürfte nach modernem Verständnis eine Gesichtsneuralgie sein. In der Volksmagie personifizierte man die Krankheit und stellte sich einen Geist vor, der durch Rituale und Gebete aus dem Körper gebannt werden musste. Das folgende Ritual ist ein Paradebeispiel einer magischen Handlung:
Nach den Anweisungen vom Graf Michl musste der Patient an einem kleinen Fenster Platz nehmen, während er etwas Geweihtes um den Hals legte und zwei Kerzen kreuzweise unter sein Kinn hielt. Das Fenster wurde geöffnet, sodass die Krankheit symbolisch entfliehen konnte und nach drei Kreuzzeichen über der Neuralgie fing der Graf Michl an, folgendes Gebet zu sprechen:

Sohn Pilvas, Sohn Pilvas, Sohn Pilvas!
Mit Gott, dem Vater, ersuch ich euch!
Mit Gott, dem Sohn, erfind ich euch!
Mit dem Hl. Geist, der euch erleuchtet hat, vertreib ich euch!
Ich treibe euch aus mit dem allmächtigen Gotte!
Ich treibe euch aus mit der starken Macht Gottes!
Dass ihr von hier geht und nimmermehr herkommet,
dass ihr hinschießet, wo ihr seid hergeschossen,
Über Stock und über Stein, über Spitz und über Stauden!
Dass ihr Köhler werdet! Dass ihr Wasser werdet!
Dass ihr zu Wein werdet!
Das sag ich euch wiederum:
Hinaus aus dem Kranken sein Fleisch und Gebein,
aus seinem Hirn und Gestirn!
Ich verbann euch in einen wilden Wald,
dass ihr nicht wiederkommet so bald!
Das helfe dir Gott, der Vater, Gott, der Sohn,
und Gott, der hl. Geist! Amen.

Dann machte Herr Pertl nochmals drei Kreuzzeichen über der erkrankten Stelle. Der Patient musste anschließend geweihtes Salz verzehren. Letztlich wurde sogenanntes Pilvastup, das aus verschiedenen Hölzern, Mistelzweigen, gedörrten Natternköpfen und anderen geheimen Zutaten bestand, in einer Eisenpfanne mittels einer Kerzenflamme geräuchert und der Rauch an die schmerzende Stelle gefächert. Dann sollte der Patient geheilt sein.
Der Graf Michl schrieb einige Rezepte in einer einfachen Geheimsprache in seine Bücher. Die für den Laien nicht verständliche Sprache verstärkte allerdings bei sei-

nen Zeitgenossen, wie wir dies auch bei anderen Bauerndoktoren wiederholt beobachten können, den Verdacht auf einen Zauberer beziehungsweise einen Hexer. In seinen letzten Lebensjahren weihte er die damals elfjährige Katharina („Kathl“) Obermann (1884–1971), die an den Hof gekommen war, in sein Wissen ein. Ihr vererbte er auch angeblich seine Bücher.

Die Schindler Muatter im Lavanttal

Die Schindler Muatter lebte und wirkte Anfang des 20. Jahrhunderts im Lavanttal. In ihren frühen Jahren arbeitete sie mit ihrem Ehemann, der sich ebenfalls als Bauerndoktor betätigte, zusammen. Sie besuchte die Hebammenschule und machte sich damit im Lavanttal zu einer vielgefragten Heilerin, denn im ländlichen Raum wurden Hebammen häufig auch bei inneren Erkrankungen und Verletzungen aufgesucht. Die Schindler Muatter diagnostizierte ganz in der Tradition der Volksheilkunde mithilfe des Morgenurins. Die Urinflasche wurde hierfür 15 bis 20 Minuten an einem warmen Ort stehen gelassen und dann gegen das Tageslicht gehalten und begutachtet. Sie heilte mithilfe der einheimischen Volksmedizin, verabreichte etwa Baldrian und Wermuttropfen. Die Heilkräuter wurden auf der Koralpe gesammelt und in getrocknetem Zustand vermahlen. Auch die Schindler Muatter wurde meist in Naturalien bezahlt und behandelte aus Notwendigkeit und Nächstenliebe.

Steiermark

Die Steiermark gehört neben Nord- und Südtirol zu jenen Regionen, in denen dank zahlreicher Autoren wie Bernd Mader, Johann Schleich und Elfriede Grabner in den letzten 100 Jahren besonders viel gesammelt wurde und dadurch viel erhalten geblieben ist. Der Höllerhansl aus Stainz gilt bis heute über die Steiermark hinaus als Stereotyp eines Bauerndoktors.

Johann Reinbacher – Der Höllerhansl aus Stainz

Johann Reinbacher alias der Höllerhansl war einer der berühmtesten Bauernärzte der Steiermark, der Anfang des 20. Jahrhunderts auch international für Aufsehen sorgte. Er lebte und wirkte im weststeirischen Stainz. Geboren wurde er am 8. Dezember 1866 in Dörfl bei Bad Gams. Er übersiedelte dann nach Rachling bei Stainz, da seine Eltern das dortige Anwesen Höller erworben hatten. Seine medizinischen Kenntnisse erwarb er sich von seinem Vater, der ihn in der Materie der Volksheilkunde unterrichtete. Berühmt wurde er durch zwei Prozesse, die sehr emotional geführt wurden und in einer generellen Diskussion endeten, ob er ein Kurpfuscher/Betrüger oder ein Wunderheiler sei. In der Folge wurde er regelrecht von Patienten gestürmt und in den 20er-Jahren soll er sogar bis zu 500 Patienten pro Tag behandelt haben. Zwischen 1925 bis 1930 wurden auf den von Graz nach Stainz verkehrenden Zügen sogar nummerierte Karten ausgegeben, um dem Besucheransturm Herr

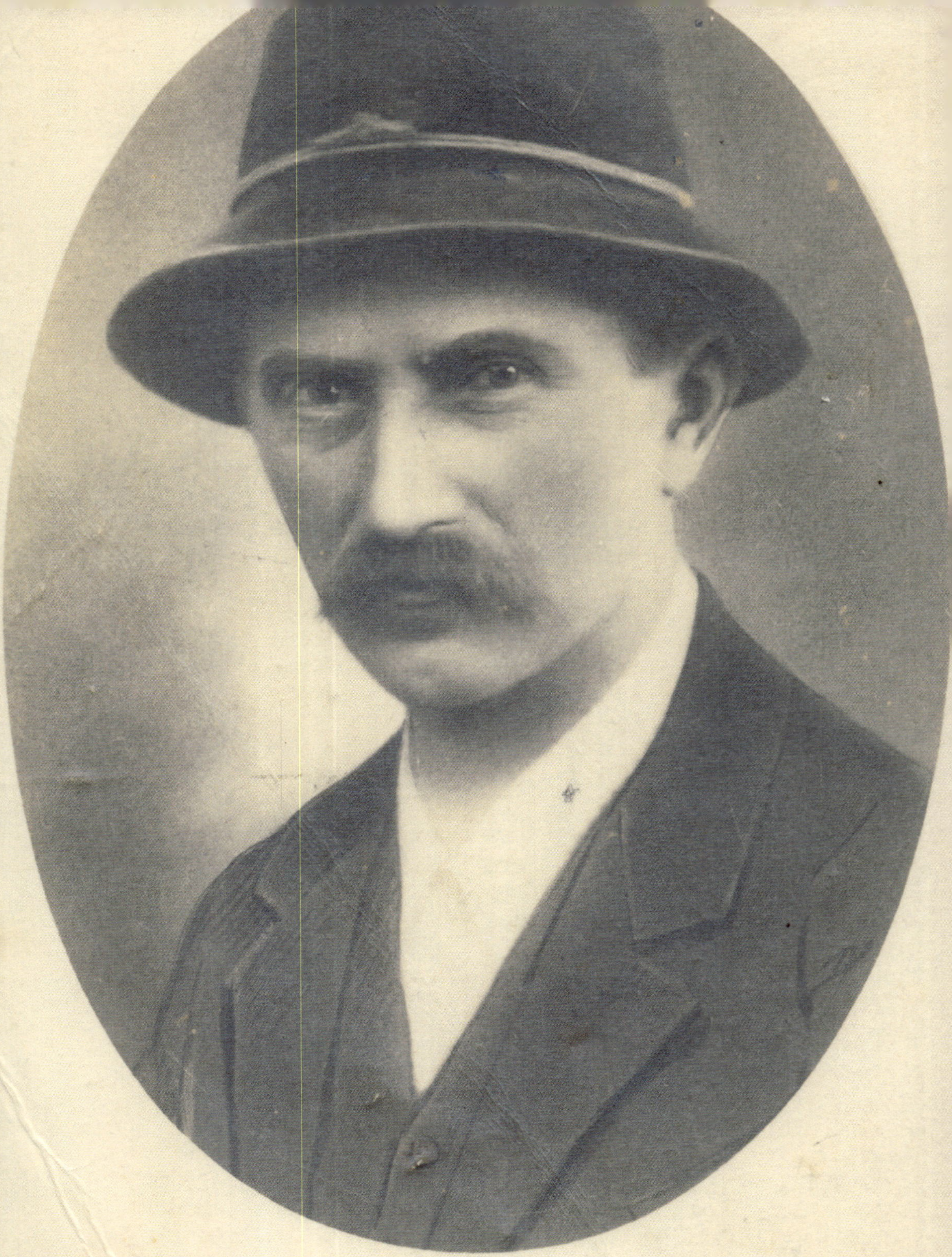

Naturheiler „Höller Hansl"

Kunstdruckanstalt. K. Glantschnigg Graz No. 8787

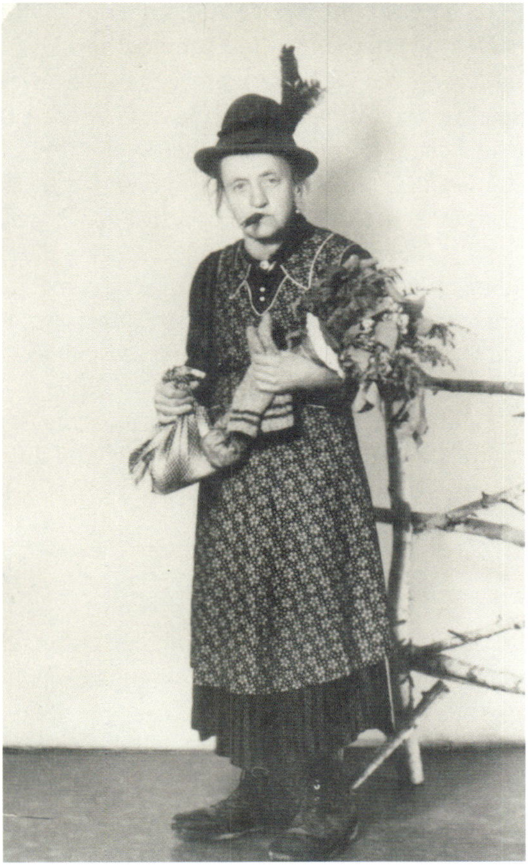

Johann Reinbacher,
der Höllerhansl

Elisabeth Strametz,
die Kräuterliesl

zu werden und diesen zu reglementieren. Auch beim Höllerhansl treffen wir auf ein altes Kräuterbuch, das ihm von seinem Vater Josef Reinbacher vererbt worden war. Dieses Buch vermittelte ihm ein reiches volksmedizinisches Wissen, dessen er sich bediente. So erwarb er in seiner näheren Umgebung einen ansehnlichen Bekanntheitsgrad.

Zur Diagnose verwendete er die Harnschau, zur Therapie die Kräuterheilkunde und das Beten. Der Zug von Graz nach Stainz wurde von den Einheimischen auch „Flascherlzug" genannt, da so viele mit ihren Urinflaschen nach Stainz fuhren. Beim Höllerhansl eingetroffen, wurden diese Flaschen von ihm kräftig geschüttelt und anhand des Schaums konnte auf die Erkrankung geschlossen werden. Dabei stützte er sich auf die Säftelehre des Mittelalters und konnte je nach Farbe und Konzentration eine Diagnose stellen. Jeden Tag zwischen sechs Uhr früh und sieben am Abend empfing er seine Patienten am Eingang seines Mostkellers und analysierte die mitgebrachten Fläschchen. Dabei stellte er sehr einfach gehaltene Diagnosen, nämlich ob es sich bei den Beschwerden um schlechtes Blut, Lungenerkrankungen, sauren Schleim im Magen oder auch Windverstopfung handelte. Seine Heilmittel bezog er auch von der Bergliesl oder Kräuterliesl. Es war dies Elisabeth Strametz (1879–1959), die in der Umgebung von Stainz um den Rosenkogel eine weitbekannte Kräutersammlerin und Botengängerin war.

1921 wurde Johann Reinbacher in Graz wegen Kurpfuscherei verurteilt, von der draußen wartenden Menge allerdings jubelnd begrüßt und auf den Schultern getragen. Das Urteil, eine Geldstrafe, war sehr bescheiden gewählt. Johann Reinbacher starb 1935.

Christoph Blasius vom Grabmayrgut

Christoph Blasius wirkte zwischen 1783 und 1809 am Grabmayrhof bei Lainsach. Ihm wurde ein besonders gutes anatomisches Wissen nachgesagt und man suchte ihn sowohl bei inneren als auch äußeren Leiden auf. Er galt als äußerst erfolgreicher Bauernarzt, dem man mehr als 50 erfolgreiche Behandlungen nachweisen konnte. Anders als andere Bauerndoktoren soll er auch Wahnsinnige und Nervenkranke behandelt und geheilt haben. 1809 versuchten sogar mehrere Gemeindevertreter am Kreisamt Bruck, die medizinische Tätigkeit des Bauerndoktors in einen legalen Rahmen zu heben. Dies wurde dem Bauerndoktor verwehrt, aber stattdessen wurde ihm eine Ausbildung zum geprüften Arzt ermöglicht.

Mathias Schicklgruber – Schickl aus Großlobming

Mathias Schicklgruber wirkte in Großlobming. 1813 schreibt Felix Knaffl in seiner Beschreibung der obersteirischen Volkskunde, dass es sich um einen der bekanntesten Bauernärzte seiner Zeit handelte. Dieser kurierte Beinbrüche, Lähmungen, Quetschungen und sogar Tuberkulose. Beinbrüche kurierte er mit einer Sanikelsalbe und Blutungen stillte er, indem er zerstoßene Blutwurz auf die Wunde streute.

Weitere berühmte Bauerndoktoren in der Steiermark:

Der Luttenberger, ein „Boanheiler"; die Weberin in Graz; die Eholzerin in Frauenberg bei Admont; die Grabnerin bei Eibiswald; der Steinhauer Toni in Deutschlandsberg; der Kaisertoni in der Köflacher Gegend; der Steiner bei Murau; Magdalena Brainsberger aus Fürstenfeld; der Franziskanermönch Fortunatus Spöck; Joseph Praunshofer alias Doktor Sepperl in Göss; der „Boanhoaler" Ignaz Prates alias der Glendweber aus dem Laßnitztal; August Haidn aus Judendorf; der Kor-Toni aus Naas; die Aschenhoamerin aus Heilbrunn; Juliane Wiederhofer, die Bachwicklin in Aschau; Johann Schulter alias der Müllerhansl aus Kleinpreding.

Oberösterreich

Oberösterreichs wohl interessantester Bauerndoktor ist der Spanner Peter, der eine diagnostische Methode verwendete, wie sie sonst im Alpenraum im 19. Jahrhundert nicht mehr üblich war. Dies war das Ausmessen des Körpers, um den Erkrankungszustand abzuschätzen.

Peter Teufelsbruder – Der Spanner Peter aus Haid

Der Spanner Peter war weit über die Grenzen Oberösterreichs als Wender bekannt. Er war Gastwirt in Haid. Seine Patienten nahmen auch weite Wegstrecken in Kauf, um zu ihm zu kommen. Er diagnostizierte mittels dem „Spannen" der Finger, also mittels des Ausmessens von Körperteilen. Dabei maß er mit dem gespannten Finger der rechten Hand über den gesamten linken Arm, vom Hals bis zu den Fingerspitzen. Je nachdem ob sich beide Fingerspitzen trafen, wurde anschließend die Diagnose gestellt. Dann machte er mit der rechten Hand über der linken Handfläche magische Handbewegungen und Kreuzzeichen, dies sollte die Krankheit wenden, also wieder zum Besseren verschieben. Anschließend musste der Patient eine genau vom Spanner definierte Anzahl von Vaterunsern sprechen. Zu seinen Patienten zählten auch Personen höherer Stände und dies führte zu einem ansehnlichen Vermögen. Peter Teufelsbruder starb 1886.
Sein Nachfolger war Josef Eder, der sogenannte Hammer-Schneider. Er stammte nämlich aus Hammer bei Helfenberg. Sein Schneiderhandwerk gab er auf und konzentrierte sich vollends auf das Wenden und Spannen. Er starb 1916.

Der Spindler aus Julbach

Der Spindler war der Viehdoktor und Schindermeister von Julbach. Alt und Jung pilgerten zu diesem Heiler und er erlangte immense Bekanntheit im Mühlviertel. Er galt zudem als berühmtester Hexenmeister des oberen Mühlviertels. Er gebrauchte Aufgüsse, Salben und Pflaster und führte auch kleinere Eingriffe durch. Er behandelte Menschen und Tiere und man sagte ihm nach, er kenne bereits die Beschwerden der Kranken, bevor diese sich ihm anvertraut hatten. Wie üblich für einen Hexenmeister soll er die Kräuter und Wurzeln in der Sommersonnwendnacht gesammelt haben.

Maria Elisabeth Edtingerin aus Steyr

Maria Elisabeth Edtingerin war Wirtin in Steyr. Ihr wird ein um 1712 erstelltes Arzneibüchlein zugeschrieben. In diesem finden sich zahlreiche volksheilkundliche Rezepte. Auffällig ist laut Keplinger (1988) vor allem der hohe Anteil an Rezepten aus der Frauenheilkunde. So beschrieb sie unter anderem Quendel und Mutterkraut als Heilpflanzen, um die Fruchtbarkeit zu erhöhen.

Wolf Langemann aus Kirchdorf

Langemann wurde 1648 in Pernstein der Zauberei angeklagt und zum Tode verurteilt. Ursprünglich stammte er aus Niederbayern und heiratete in Kirchdorf ein. Er lernte die Heilkunst und verschiedene Segen bei einem Herrn Sebastian, einem Schulmeister aus der Steiermark. In der Folge gab er seinen Beruf als Weißgerber auf und widmete sich nur mehr der Heilkunde. Als man ihn verhaftete, fand man bei der Hausdurchsuchung neben anderen Gegenständen, die man der Zauberei zuordnete, eine Eichenmistel, Totenmoos, eine weiße Haselrute, eine Eberwurz, Teufelsabbiss und Farnsamen, die er um je 1 Reichstaler verkauft haben soll. Den Farnsamen soll er einmal in der Johannisnacht gesammelt haben.

Weitere berühmte Bauerndoktoren in Oberösterreich:

Die Magdalena Salomonin, Tischlerin am Wartberg; Maria Franziska Michaela von Thürheim; der Richter Hausjörgel in Aigen; der Beinrichter Oberhauser von Goisern; Herr Zeileis in Gallsbach.

Niederösterreich und Wien

Wien und Umgebung waren bereits im 19. Jahrhundert sehr gut mit Ärzten versorgt, trotzdem gab es hier auch Laienmediziner. So prangerte etwa Leopold Senfelder 1899 in seinem Buch „Curpfuscher in Alt-Wien“ an, dass sich zahlreiche sogenannte Tiroler Kräuterweiber als Heilerinnen betätigten. Gleichzeitig wurden heilende Personen in der Umgebung von Wien bereits sehr früh verfolgt. Hier bestand natürlich schon im Mittelalter eine Konkurrenz zu anderen Heilberufen, wofür als Beispiel die 1468 angeklagte Katharina Gruntner aus Kronau bei Tulln dient.

Katharina Gruntner aus Kronau

Katharina Gruntner stammte und wirkte in Kronau bei Tulln. Als Heilerin hatte sie zahlreiche Patienten und war weitum bekannt. 1468 wurde sie von der Wiener Fakultät der Kurpfuscherei angeklagt und mit dem Kirchenbann belegt. Dies war in der damaligen Zeit die höchste Strafe, weil man dadurch aus der Gemeinschaft ausgeschlossen wurde. Dementsprechend pilgerte sie nach Rom, konnte aber auch hier keine Aufhebung des Urteils erwirken. Als Bedingung für die Aufhebung des Kirchenbannes wurde vielmehr festgelegt, dass sie unter Demütigung ihrer selbst eine Erklärung in den Kirchen Wien, Klosterneuburg, Tulln, St. Pölten und Melk verlesen lassen musste, und sie wurde an den Schandpfahl gestellt. Sie stellt somit eine klassische Volksheilerin dar, die durch Verunglimpfung ihr Gewerbe aufgeben musste. Hätte sie ein Jahrhundert später praktiziert, wäre sie wohl als Hexe auf dem Scheiterhaufen verbrannt worden.

Der Dobrowa aus Göstling bei Scheibbs

Im 20. Jahrhundert wirkte in Göstling bei Scheibbs ein Herr Dobrowa. Er war Inhaber des gleichnamigen Gasthauses und Fleischer, war weitum aber auch als Heiler bekannt. Erzählungen nach zu urteilen dürfte er ein typischer Wender oder Anheber gewesen sein. Er heilte und diagnostizierte nämlich, ähnlich der Magnetiseure, mit dem Auflegen der Hände, ohne dabei den Körper zu berühren. Er galt auch als Blutstiller. Man erzählt sich sogar die Geschichte, dass Mitte des vorigen Jahrhunderts bei starken Blutungen, die nicht zu stoppen waren, das Krankenhaus Scheibbs beim Herrn Dobrowa anrief, um ihn um Hilfe zu bitten. Für seine Behandlungen nahm er keine feste Bezahlung, sondern, ganz der Tradition entsprechend, nur eine freiwillige Spende.

Weitere berühmte Bauerndoktoren in Wien und Niederösterreich:

Im 19. Jahrhundert→ Matthias Zähling. **Im 20. Jahrhundert**→ Agnes Pohanka, die Kräutlerin am Schlingermarkt in Wien; die Familie Zöchling aus Innerhallbach; Cäcilia Rossböck aus Schwazau im Gebirge.

Schweiz

Die Schweiz brachte nicht nur einen der einflussreichsten Ärzte der traditionellen europäischen Heilkunde, nämlich Paracelsus, der 1493 in Einsiedeln geboren wurde, hervor, sondern war auch die Heimat des berühmten Kräuterpfarrers Künzle. Johann Künzle war einer der bekanntesten Kräuterkundigen des 20. Jahrhunderts. Er war sogar der Grund einer Volksinitiative im Kanton Graubünden, die erreichte, dass er als Laienmediziner in einem legalen Rahmen Patienten behandeln konnte.

Johann Künzle – Kräuterpfarrer Künzle

Johann Künzle wurde 1857 in Hinterespen in Heiligkreuz geboren. Er interessierte sich bereits sehr früh für Pflanzen und wurde besonders im Kollegium Einsiedeln von seinem Professor in die Pflanzenkunde eingeweiht. Nach seiner Priesterweihe in St. Gallen stieg mit den Jahren der Zulauf an Personen, die neben spirituellem Beistand vor allem sein Heilwissen schätzten. 1918 bekam er schließlich die Ehrenbürgerschaft von Wangs, da durch sein Wirken niemand in der Gemeinde an der Spanischen Grippe gestorben war. Seine Quellen waren unter anderem die im 12. Jahrhundert von Hildegard von Bingen verfassten Schriften. Seine Heilmittel waren meist heimische Heilpflanzen aus der traditionellen Volksheilkunde. So soll er unter anderem einem Bauern mit Fußbädern aus Farnwurzel „Nervenkopfschmerzen“ geheilt haben.
Auch Johann Künzle bewegte sich in einem juristischen Graubereich, da es ihm eigentlich nicht gestattet war, Menschen zu behandeln. So wurde er bereits vom Wangser Arzt beim Bischof angezeigt. Da dieser aber nichts dagegen unternahm, konnte sich Künzle in Zizers niederlassen und sich in seiner Heilpraxis weiterhin der Kräuterkunde widmen. Als es auch hier in der Folge zu einer Anzeige und einer Verurteilung kam, wehrten sich die Patienten und erreichten in einer Volksinitiative in Graubünden, dass Künzle schließlich ohne weitere Hindernisse in seiner Praxis Patienten behandeln konnte. Johann Künzle starb 1945 im Alter von 87 Jahren. Er ist einer der bekanntesten Heiler aus der Schweiz und bis heute bereichern seine Bücher wie „Chrut und Uchrut“ die Heiltradition des Alpenraumes.

Weitere berühmte Bauerndoktoren in der Schweiz:

Im 19. Jahrhundert→ Daniel Hofstetter in Gais; Jakob Lutz von Wolfhalden; der Gähler in Herisau; Hans Conrad Schoch aus Waldstatt; Joseph Frehner aus Urnäsch; Johannes Hug aus Schwellbrunn. **Im 20. Jahrhundert**→ Franziska Schweizer aus Zizers; Klara Agnes Hebeisen aus Kronbach.

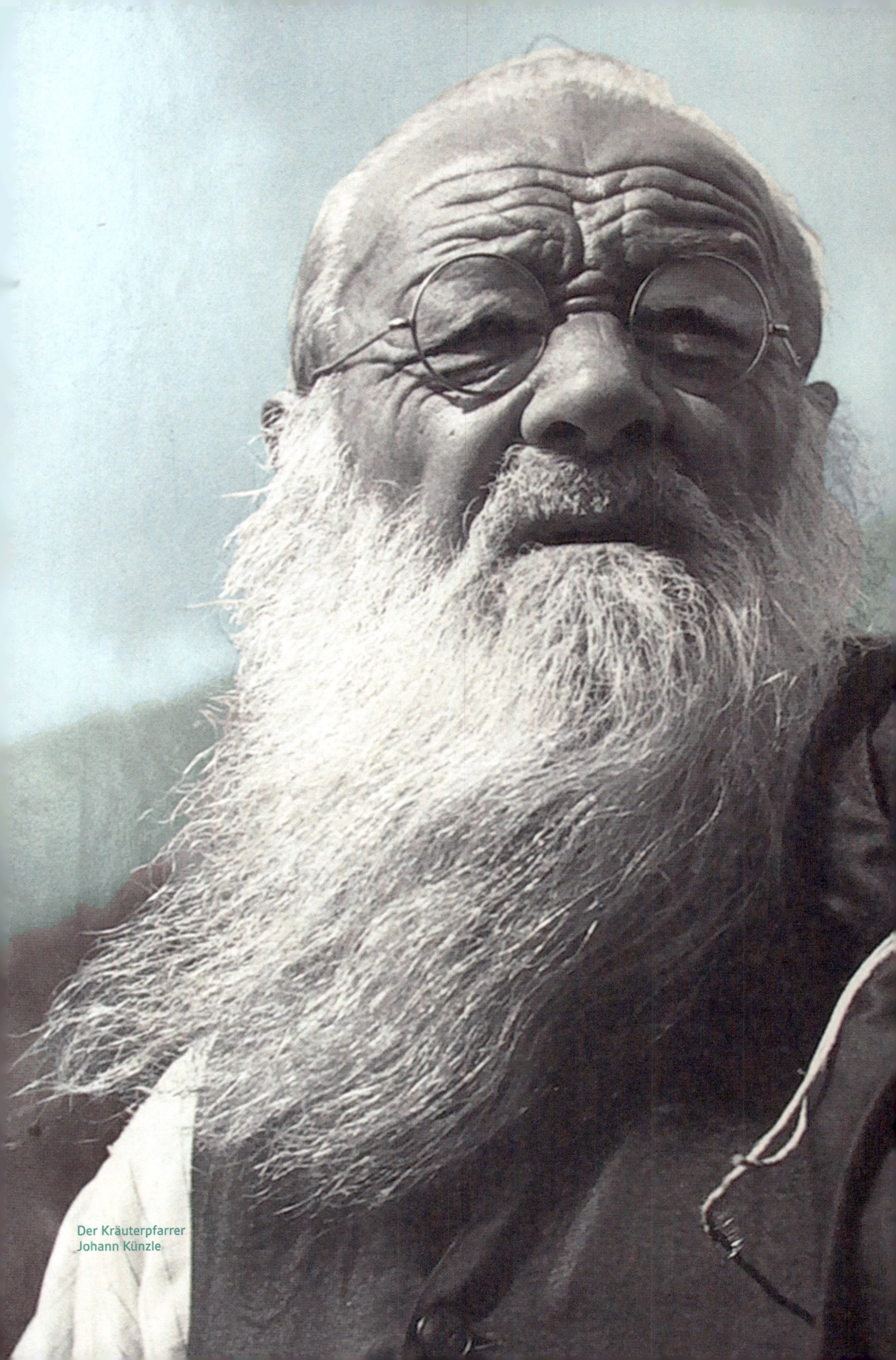

Der Kräuterpfarrer
Johann Künzle

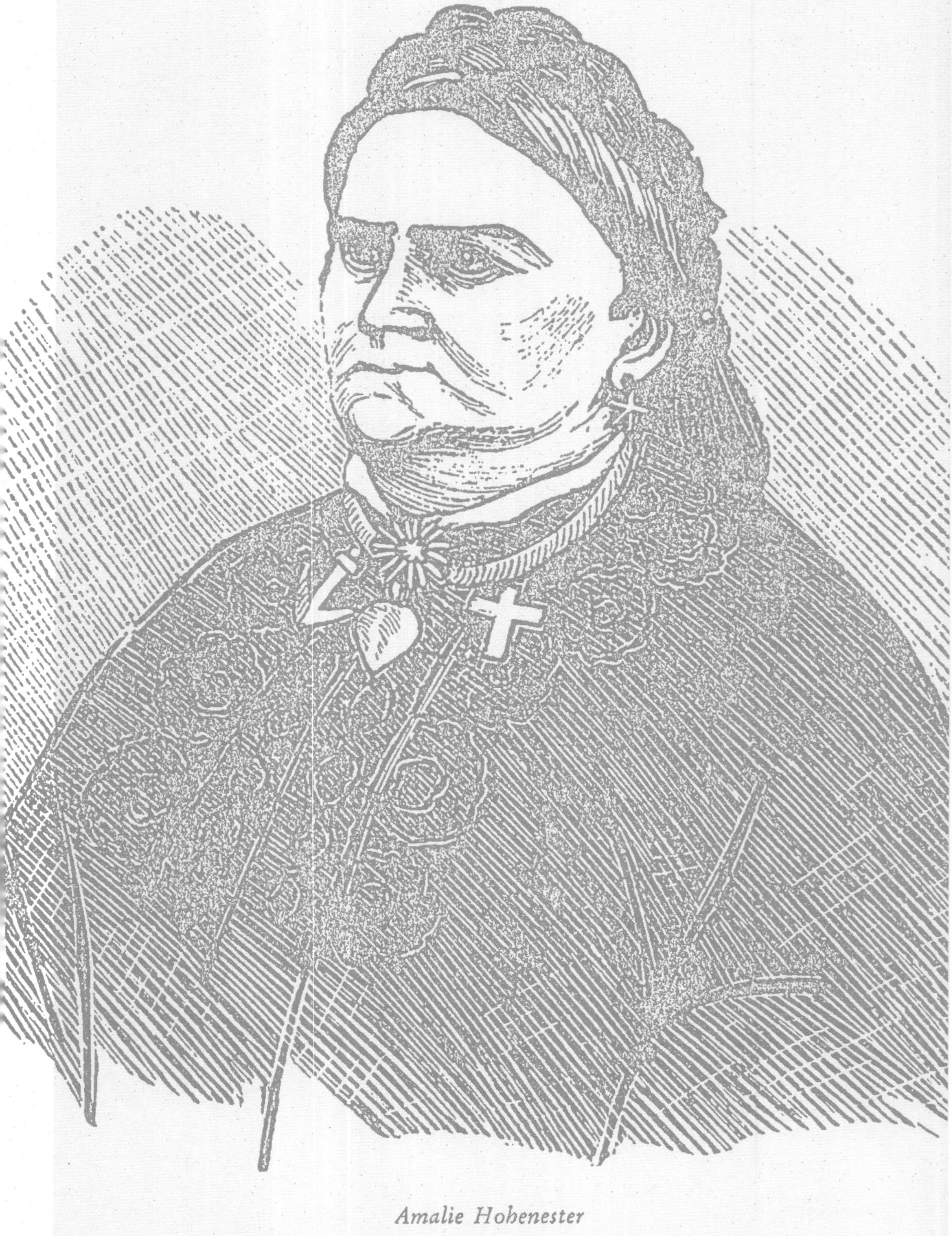

Amalie Hohenester

Bayern

In Bayern waren sich bereits im 19. Jahrhundert mehrere Personen des einzigartigen volksmedizinischen Heilwissens bewusst. So gelten die Werke von Max Höfler und Gottfried Lammert bis heute als Standardliteratur in der Erforschung der traditionellen europäischen Heilkunde. In Bayern lebte und wirkte mit Amalia Hohenester aber auch eine der umstrittensten Volkheilerinnen des 19. Jahrhunderts.

Amalia Hohenester – Wunderdoktorin von Deisenhofen

Amalia (auch Amalie) Hohenester wurde 1827 in der Nähe von München geboren. Ihr volksheilkundliches Wissen hatte sie von ihrem Großvater, ebenfalls einem Volksheiler, der sie bereits mit 8 Jahren zum Sammeln von Heilkräutern schickte. Aber auch von ihrer Mutter weiß man, dass sie sich als Heilerin betätigte und wegen Abtreibungen aktenkundig war. Amalia Hohenester genoss eine Erziehung in einem Kloster, weshalb sie später ihr Wissen auch aus Büchern erweiterte. Sie war besonders in und um München als Heilerin berühmt. Anfangs praktizierte sie in Deisenhofen, später erwarb sie das Heilbad in Mariabrunn bei Dachau und verhalf diesem Kurort durch ihre Heilkünste zu einem regelrechten Aufschwung. Sie hatte einen ungemein großen Andrang an Patienten, wobei zahlreiche Adelige und berühmte Persönlichkeiten unter ihnen zu finden waren. So sollen unter anderem Kaiserin Sissi von Österreich-Ungarn, der Baron von Rothschild und die Königin von Schweden zu ihren Patienten gezählt haben. Als diagnostische Methode bediente auch sie sich der klassischen Harnschau. Zur Therapie gebrauchte sie Diät, Wasserkuren und Kräutertees. Sie kam mehrfach wegen Kurpfuscherei vor Gericht und gilt bis heute als sehr umstrittene Volksheilerin. Sie hatte im Laufe der Jahre Mariabrunn zu einem regelrechten Heilbetrieb aufgebaut, in dem bis zu 90 Angestellte beschäftigt waren, um beispielsweise die Patienten bezüglich der Symptome zu befragen. Und als Amalia Hohenester 1878 starb, hatte sie es, auch wenn sie mittellose Menschen gratis behandelt haben soll, zu einem ansehnlichen Vermögen gebracht.

Weitere berühmte Bauerndoktoren in Bayern:

Im 19. Jahrhundert→ der Wundergörgle aus Augsburg, der weit nach Oberbayern hinein wirkte; die Tandlbäuerin aus Laufen, die bis nach Österreich bekannt war; Frau Graf von Schleiz; der Bauer Rothenbucher von Hettstadt bei Würzburg; der berühmte Bauer von Feichten bei Neumarkt, der auf eine 200-jährige Heiltätigkeit seiner Familie zurückblickte und sich damit rühmte, dass er sogar nach München zu Behandlungen gerufen worden war.

Kräuterkunde in den Alpenländern

> Alle Wiesen und Matten,
> alle Berge und Hügel sind Apotheken.
>
> Paracelsus, 16. Jahrhundert

DIE HEILPFLANZEN SIND die wichtigsten Heilmittel der traditionellen europäischen Heilkunde. Und gerade im Alpenraum wird die Kräuterkunde bis heute stark gepflegt. Noch immer werden hier nachweislich mehr als 400 verschiedene Heilpflanzenarten verwendet. Darunter gibt es Pflanzen wie Johanniskraut, Wacholder oder Spitzwegerich, die von der Schweiz bis ins Mariazeller Land eine wichtige Rolle in der Kräuterkunde spielen. Aber es gibt auch Pflanzen die, wie etwa der Echte Speik in Kärnten, eine sehr regionale Bedeutung haben, oder Heilpflanzen, wie die Klebrige Schlüsselblume (Blauer Speik), die sogar nur in einigen wenigen Tälern des Alpenhauptkammes verwendet werden.

Eingesetzt werden jedenfalls hauptsächlich einheimische Arten, deren Einsatz von einer Generation auf die nächste weitergegeben wurde und oft tausendfach erprobt worden war. Daneben werden wichtige Heilpflanzen wie Ringelblume, Liebstöckel oder auch Kamille heute wie zu Großmutters Zeiten in vielen Gärten angebaut. In Salzburg wurde die nicht winterharte Meerzwiebel, die gerne zur Wundsalbe verarbeitet wurde, im 20. Jahrhundert von Bauern sogar in Töpfen gezogen. Exotische, kälteempfindliche Arten wie Ingwer und Kalmus konnten bereits vor Jahrhunderten über Wanderhändler oder in Apotheken zugekauft werden.

Die Volksheilkunde kennt verschiedene Zubereitungsformen und Möglichkeiten der Applikation von Heilpflanzen, die sich von jenen in der Schulmedizin etwas unterscheiden. Dabei handelt es sich um Zubereitungen mit langer Tradition, die sich teilweise seit Jahrhunderten nicht maßgeblich verändert haben. Mit einfachen, schnell verfügbaren und vor allem in den meisten Haushalten vorrätigen Zutaten wurden Heilpflanzen auf diese Weise verarbeitet und haltbar gemacht.

Die wichtigste und häufigste Art der Anwendung ist sicherlich der **Tee**. Handelt es sich beim Ausgangsmaterial um Blüten, Blätter oder Kraut, so lässt man den Tee

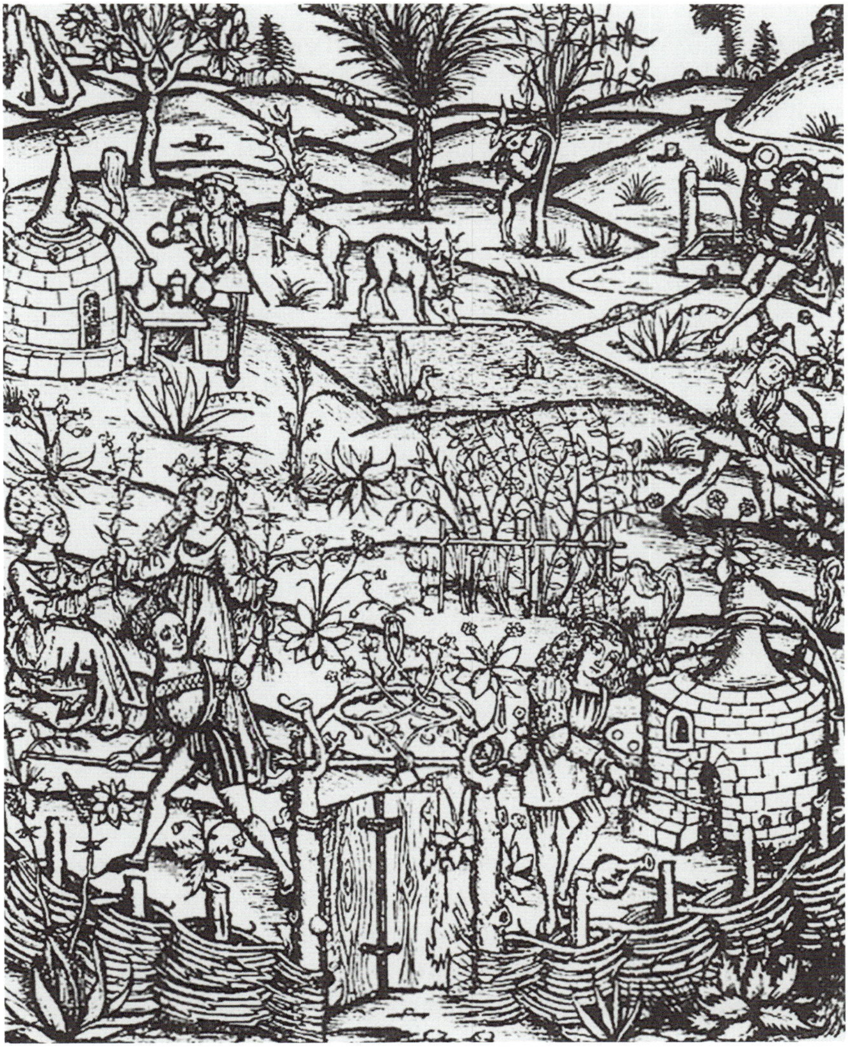

Darstellung der heilenden Kräfte der
Natur, aus Hieronymus Brunschwigs
„Kleinem Destillierbuch“ (1500)

5 Minuten in aufgekochtem Wasser ziehen. Verwendet man Wurzel, Rinde oder auch Früchte, so wird der Tee am besten kurz aufgekocht oder circa 10 bis 15 Minuten in aufgekochtem Wasser ziehen gelassen. Daneben gibt es noch die Möglichkeit zur Herstellung eines Kaltwasserauszuges, eines sogenannten **Mazerates.** Hierbei wird das Ausgangsmaterial einige Stunden in kaltem Wasser angesetzt und vor dem Trinken etwas erwärmt. Der Kaltwasserauszug wird vor allem bei Pflanzen wie Malve und Eibisch, die einen hohen Schleimstoffgehalt aufweisen, empfohlen.

Der Tee, das Mazerat oder der alkoholische Auszug kann auch äußerlich als **Umschlag**, **Badezusatz** oder **Wickel** verwendet werden. Diese kommen vor allem bei Hauterkrankungen sowie bei Muskel- und Gelenkschmerzen zum Einsatz.

Aus den getrockneten Pflanzen werden auch **Kräuterkissen** hergestellt. Hierzu werden traditionellerweise Lavendel, Heublumen, Melisse und Kirschkerne verwendet.

In der Volksheilkunde wird bei einigen Pflanzen, wie Isländisch Moss oder Gänsefingerkraut, ausdrücklich die **Abkochung in Milch** empfohlen. Dabei ist anzunehmen, dass sich in der Milch auch fettlösliche Inhaltstoffe besser lösen. Dies kann bei manchen Heilpflanzen durchaus sinnvoll sein und die Wirkung verstärken.

Der **alkoholische Auszug**, der **Kräuterschnaps, der Likör** oder auch die **Tinktur** werden vor allem bei Problemen im Magen-Darm-Trakt, bei fiebrigen Erkrankungen und Schmerzen angeraten. Besonders Enzian-, Arnika- oder Kampferschnaps gehören bis heute zum Inventar vieler alpenländischer Hausapotheken.

Der **Weinauszug** ist ein Relikt aus früheren Zeiten. Vor allem im Mittelalter waren Kräuterweine als Allheilmittel und zur Prophylaxe äußerst populär. Das hatte auch damit zu tun, dass der Wein, der mit Wasser verdünnt wurde, als sicherer Durstlöscher und nicht nur als Genussmittel galt. Trinkwasser war nämlich vor allem in den flacheren Gebieten häufig verunreinigt und Auslöser von Seuchen. Derselbe Grund liegt im **Bierauszug**, bei dem man Heilpflanzen in Bier einlegte und auf diese Weise eine Heilwirkung erwartete.

Die selbst hergestellte **Salbe** ist in vielen Haushalten bis heute ein hochgeschätztes Heilmittel mit meist langer Tradition. Früher wurden Salben mit tierischen Fetten, meist Schweine-, Gänse- oder auch Murmeltierfett hergestellt. Im 20. Jahrhundert wurden diese dann, wegen der verbesserten Haltbarkeit und leichten Verarbeitung, von Vaseline (Melkfett) verdrängt. Da es sich hierbei aber um ein Erdölprodukt handelt, wird Vaseline seit den 90er-Jahren immer kritischer gesehen und deshalb scheinen heute Salben aus pflanzlichen Ölen (wie z. B. Oliven-, Jojoba- oder Mandelöl) in der Kombination mit Bienenwachs ökologischer.

Eine Applikationsart, die früher eine hohe Bedeutung hatte, in den letzten Jahrzehnten aber zunehmend verschwand, ist das „**Pflaster**“. Dabei handelt es sich nicht um ein Heftpflaster modernen Verständnisses, sondern um einen Teig aus Baumharz (meist Lärchenharz), Heilkräutern und etwas Mehl, der auf die schmerzenden Stellen oder auch auf Entzündungen gelegt wurde. Man beließ ihn so lange auf der erkrankten Stelle, bis er sich allein wieder ablöste. **Säfte** und **Sirupe** werden vor allem bei Atemwegserkrankungen oder einfach nur als Genussmittel verwendet.

Säfte werden etwa aus Frischpflanzen in Form von Presssäften zubereitet. Diese sind aber nicht lang haltbar. Sirupe werden aus Früchten oder Blüten unter Zugabe von Zucker hergestellt. Meist dienen sie zur Fiebersenkung (Preiselbeersaft) oder einfach nur zur Durstlöschung.

Schichtsirupe sind vorwiegend Heilmittel gegen Husten und Halsschmerzen. Man schichtet hier das Pflanzenmaterial abwechselnd mit Zucker in ein Marmeladeglas und gibt es je nach Ausgangsmaterial einen Tag (Meerrettichwurzel, Zwiebel) oder bis zu mehrere Wochen (Spitzwegerich, Fichtenwipfel) in den Kühlschrank. Aufgrund der osmotischen Kräfte entzieht der Zucker dem Pflanzenmaterial Wasser und vor allem wasserlösliche Inhaltstoffe, wodurch ein mit pflanzlichen Wirkstoffen angereicherter Sirup entsteht. Als es noch keinen Kühlschrank gab, wurden diese Gläser etwa 20 cm tief in der Erde vergraben.

Aus einer Zeit, in der es noch keine Tabletten gab, stammt der Gebrauch von **Küchlein** und von **Pillen**. Küchlein hatte bereits Hildegard von Bingen in ihren Rezepturen gleich mehrfach erwähnt. Dabei wurden Heilpflanzen in Backwaren eingebacken und gegessen. Pillen wurden mit Zucker und Mehlteig geformt.

Auch **Öl- und Essigauszüge** spielen in der Volksheilkunde eine Rolle. Einen besonderen Stellenwert besitzt dabei das Johanniskrautöl, das seit Jahrhunderten fester Bestandteil mitteleuropäischer Heiltraditionen ist.

Meist wegen ihres aromatischen Geruches werden Pflanzen wie Wacholder, Meisterwurz oder auch Baldrian **geräuchert**. Früher sagte man diesem Rauch eine krankheits- und dämonenabwehrende Wirkung nach. Inwieweit tatsächlich Krankheitserreger damit reduziert werden können, kann wegen unzureichender Untersuchungen nicht kommentiert werden. Einer mit ätherischen Ölen angereicherten Luft konnte ein solcher keimhemmender Effekt aber unter Laborbedingungen nachgewiesen werden. Eine andere oft geräucherte Pflanze ist der Huflattich. Seine Blätter werden bereits in der Antike als schleimlösend beschrieben und bis heute im Alpenraum bei Husten geräuchert. Mit Räucherungen kann auch die Dosierung ansonsten stark giftiger Pflanzen, wie beispielsweise des Bilsenkrautes, besser kontrolliert werden. Man fächerte hierzu bei Zahnschmerzen – wie bereits im alten Babylon beschrieben – den Rauch an die betroffene Stelle und erwartete sich dadurch eine Schmerzlinderung.

Aus heutiger Sicht nicht mehr nachvollziehbar und wohl eher dem alchimistischen Gedankengut früherer Jahrhunderte geschuldet ist die Anwendung von **Asche** aus diversen Heilpflanzen. Bereits bei Hildegard von Bingen kann man diese Art der Verarbeitung lesen. Und auch bei vielen Bauerndoktoren, wie etwa beim Kiendler aus dem Zillertal oder bei den Ragginern aus Lüsen in Südtirol, erfährt man von der Heilwirkung der Asche aus Schlehdorn und Wermut.

Die Heilpflanzen werden im Folgenden anhand ihres in der Volksheilkunde vorherrschenden Anwendungsgebietes kategorisiert. Die Reihung der Anwendungsbereiche innerhalb der Pflanzenporträts entspricht der Priorität des therapeutischen Gebrauchs in der alpinen Kräuterkunde. Die empfohlenen Tagesdosierungen beziehen sich auf Erwachsene.

Atemwegserkrankungen

Husten, Schnupfen und Halsschmerzen gehören besonders in den kalten Monaten zu den typischen Alltagsbeschwerden vieler Menschen. Und gerade in diesem Anwendungsgebiet bietet die heimische Kräuterkunde zahlreiche therapeutische Möglichkeiten. Fast scheint es, als seien in der rauen Umgebung der Alpen besonders viele Heilmittel auf natürliche Weise vorhanden. Spitzwegerich, Holunder, Quendel, Königskerze, Isländisch Moos oder Brunnenkresse sind nur einige wenige von etwa zweihundert Heilpflanzen, die im Alpenraum für Krankheiten der Atemwege verwendet werden.

Im Bereich der Volksmagie gehörte es bis ins 20. Jahrhundert in weiten Gebieten zum festen Ritual, am Palmsonntag drei Palmkätzchen der Salweide zu schlucken, um das ganze Jahr vor Fieber geschützt zu sein. Die Weide, im Speziellen die Weidenrinde, wirkt nämlich fiebersenkend und schmerzstillend. Durch dieses Ritual versuchte man sich prophylaktisch diese heilenden Eigenschaften zunutze zu machen.

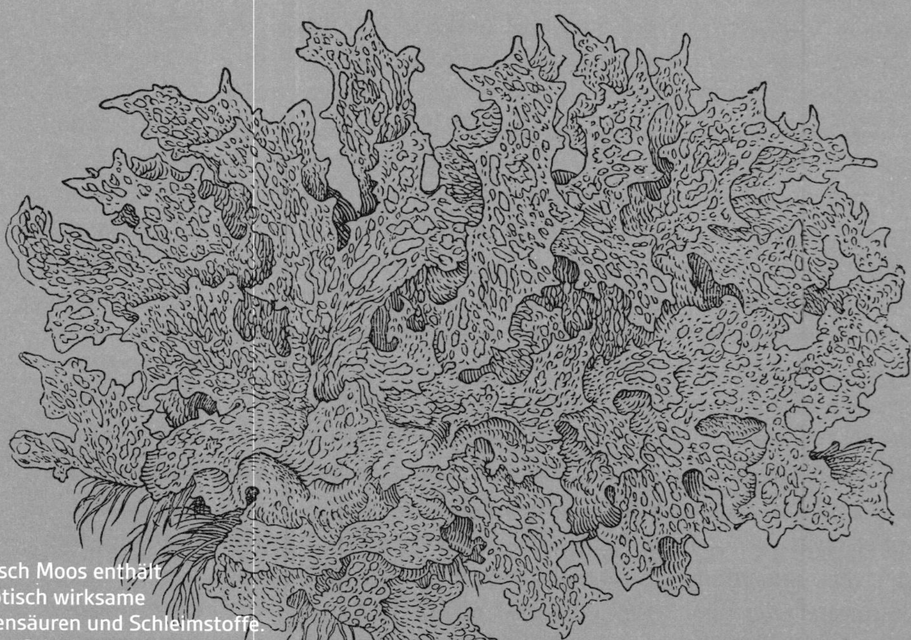

Isländisch Moos enthält antibiotisch wirksame Flechtensäuren und Schleimstoffe. Irritierte Schleimhäute werden dadurch beruhigt und Hustenattacken gelindert.

→ S. 77

Alpen-Mutterwurz → Das Bergwürzl

Ligusticum mutellina

Auch bekannt unter: Alpenbärenwurz, Alpenliebstock, Mutterwurz, Roter Bärenfenchel

SÜDTIROL: Madaun, Padaun
OSTTIROL: Kopritz
VORARLBERG/SCHWEIZ: Muttern
KÄRNTEN: Bergwürzl, Gopritz
BAYERN: Mardun

Der wissenschaftliche Name *Ligusticum* stammt laut dem griechischen Arzt Dioskurides (ca. 40–90 n. Chr.) vom häufigen Vorkommen dieser Pflanze in den ligurischen Alpen. Anwendungen und Geschmack der Alpen-Mutterwurz waren jenen von Liebstöckel, der erst im Mittelalter nach Europa importiert wurde, sehr ähnlich (Alpenliebstock). So ist auch verständlich, dass im Mittelalter der ursprüngliche Name (*Ligusticum*) der Mutterwurz auf Liebstöckel (*Levistucum*), der leichter in Gärten zu kultivieren war, übertragen wurde.
Die Alpen-Mutterwurz ist jedenfalls eine wichtige Pflanze der Frauenheilkunde. In der Antike galt die Mutterwurz als eine Heilpflanze, welche die Menstruation auslöst. Im Salzburger Flachgau kennt man sie bis heute zur Stärkung sexueller Vitalität der Frau. Und man sagt der Mutterwurz im Allgemeinen eine Erhöhung des Milchflusses bei stillenden Müttern nach.
In der Literatur des 19. Jahrhunderts wird die Alpen-Mutterwurz als vornehmstes Futterkraut der Alpen gelobt. Ein Schweizer Sennerspruch nennt die Alpen-Mutterwurz neben zwei anderen Pflanzen als hervorragendes Weidefutter:

> Romene, Muttern und Adelgras,
> das Beste ist, was Chüeli fraß.
>
> Schwingshackl, 1950

„Romene" ist dabei ein volkskundlicher Name für das Alpenrispengras (*Poa alpina*) und „Adelgras" nennt man den Alpen-Wegerich (*Plantago alpina*). In vielen Gebieten im Alpenraum wird die aromatische Mutterwurz auch noch heute zur Likörherstellung und als Gewürz (Bergwürzl) verwendet. Mutterwurz gilt als kräftigend und wird von Bergsteigern und Bergbauern gekaut, um den Strapazen leichter zu trotzen.

Alpine Volksmedizin

Die Alpen-Mutterwurz wird auch heute noch häufig volksmedizinisch verwendet, sowohl ihre Blätter und Blüten als auch der Wurzelstock. Häufig wird dabei angeraten, diese in Milch zu kochen. In gekochter Milch bzw. als Tee getrunken soll die Alpen-Mutterwurz Schnupfen, Nasennebenhöhlenentzündung und asthmatische Beschwerden heilen. Die Ragginer empfahlen Mutterwurz im 19. Jahrhundert sogar bei Erkältungserscheinungen der Haustiere.

Der Alpen-Mutterwurz wird eine Vermehrung des Milchflusses bei der stillenden Frau nachgesagt. In Kärnten weiß man, dass Säuglinge dadurch auch weniger leicht Blähungen bekommen. Zusätzlich wird die Mutterwurz, ähnlich wie eine Veilchenwurzel, Kleinkindern beim Zahnen an einer Halskette zum Kauen gegeben. Das Kauen der Wurzel soll auch bei Erwachsenen Zahnschmerzen lindern.

Zusätzlich kommt die Alpen-Mutterwurz vielfach zur Anwendung, um den Magen zu stärken, bei Magenkrämpfen, leichten Vergiftungen sowie bei Durchfall. Die ursprüngliche Bedeutung des in vielen Alpentälern berühmten Mutterwurzlikörs liegt sicher in diesem Bereich.

Aus der Forschung

In der Alpen-Mutterwurz konnten die Polyacetylene Falcarindiol und Falcarindiol-3-monoacetat sowie Phenylpropane wie Myristicin und beta-Asaron nachgewiesen werden. Dem alkoholischen Auszug konnten in einer 2012 veröffentlichten Studie von Sieniawska et al. breite antimikrobielle Effekte beispielsweise gegen den Problemkeim *Pseudomonas aeruginosa* und diverse Candida-Arten nachgewiesen werden. Dies könnte für die volksmedizinisch beschriebenen positiven Wirkungen bei Erkrankungen der oberen Luftwege verantwortlich sein, diesbezüglich bedarf es aber weiterer Untersuchungen. Dem Wurzelextrakt wurden insektizide Wirkungen nachgewiesen.

Falcarindiol wird allerdings als möglicher Auslöser einer Kontaktdermatitis beschrieben und auch zum beta-Asaron gibt es zur Vorsicht mahnende wissenschaftliche Daten. Im Tierversuch wurde ihm nämlich eine karzinogene Eigenschaft bescheinigt.

Tagesdosierung→ Wegen fehlender Daten ist die Tagesdosierung nicht mit Sicherheit feststellbar. Daher sollte die Mutterwurz nur in geringer Dosierung verwendet werden. **Vorsicht**→ Noch ungeklärte, im Tierversuch krebserregende Effekte. In höherer Dosierung können Kopfschmerzen auftreten. **Sammelzeitpunkt**→ Die Blätter und Blüten werden im Juli und August gesammelt, die Wurzel im September. Die Alpen-Mutterwurz steht in vielen Gebieten unter Naturschutz! Man kann diese aber über die Apotheke beziehen. Diese Pflanzen stammen aus angebauten Kulturen und belasten dadurch nicht die heimischen Bestände.

Zum Selbermachen: Mutterwurzlikör gegen Magenverstimmung

Zutaten→ 5 g Mutterwurz; 160 ml Weingeist; 380 ml Wasser; 50 g Honig
Zubereitung→ Die getrockneten Wurzeln mit dem Weingeist und dem Wasser übergießen und in einem verschlossenen Gefäß 4 Wochen an einen dunklen Ort stellen. Nach diesen 4 Wochen den Alkohol abfiltrieren und zusammen mit dem Honig in eine Flasche abfüllen und kräftig schütteln. Die Haltbarkeit liegt bei 1 Jahr. Ein Schnapsglas (2 cl) eignet sich bei Magenverstimmung.

Eibisch → Hilft bei Hustenreiz

Althaea officinalis

Auch bekannt unter: Samtpappel

LADINIEN: Altea
OBERÖSTERREICH: Alt-Eh

Im antiken Griechenland war Eibisch unter dem Namen *poly-althes* bekannt, was so viel wie „vielheilend" bedeutet. Er ist dementsprechend eine sehr alte Heilpflanze und wurde bereits vor etwa 2.300 Jahren durch Theophrastos von Eresos als Hustenmittel beschrieben, wobei dies bis heute das zentrale Einsatzgebiet der Pflanze geblieben ist. Wegen seiner großen, in zahlreichen Farben gedeihenden Blüten gehört Eibisch zum festen Bestandteil vieler Bauerngärten.
Eibisch gehörte auch zum Inventar des 1831 in Wieden bei Kapfenberg wegen Kurpfuscherei beschuldigten Tiroler Ölträgers Paul Koch.

Alpine Volksmedizin

In der Volksheilkunde wird der Tee aus den oberirdischen Teilen der Pflanze und der Wurzel in ähnlicher Weise verwendet. Allgemein betrachtet ähneln die Anwendungen jener der Malve, die mit dem Eibisch botanisch eng verwandt ist.
Husten, Bronchitis, Asthma, Halsschmerzen, Heiserkeit sowie Rippenfell- und Kehlkopfentzündung werden häufig mit Eibisch behandelt. Der Südtiroler Bauernarzt Johann Ragginer verabreichte ihn besonders bei fiebrigen Erkrankungen mit Husten, so wie dies bereits 600 Jahre früher von Hildegard von Bingen empfohlen worden war. Eibisch wird daneben auch besonders gerne bei Sodbrennen, Magengeschwüren, Durchfall und Dickdarmentzündung verwendet. Der Tee der Wurzel wird darüber hinaus auch bei Zahnfleischentzündungen sowie als Mund- und Gurgellösung bei Beschwerden im Mundraum als sinnvoll beschrieben.

Ähnlich der Malve wird Eibisch aber auch sehr stark bei Hauterkrankungen empfohlen. Ausschläge, schlecht heilende Wunden, Geschwüre, Furunkel, Abszesse, Ekzeme und Neurodermitis werden besonders oft erwähnt. Bereits Paracelsus hatte Eibisch als Heilmittel bei Abszessen beschreiben und der Kiendler empfahl in einer Rezeptur Eibischwurzel, unter anderem mit Kümmel und Mastix, für langes Haar.
Im Bereich der Frauenheilkunde wird in der Steiermark eine Eibischsalbe für ein erleichterndes Einschießen der Milch beim anfänglichen Stillen empfohlen.
Ein Schnapsansatz beziehungsweise eine Salbe wird in verschiedenen Gegenden des Alpenraumes bei Gelenkschwellungen und Knochenbrüchen angeraten.
Geburtserleichternde Wirkungen, wie sie dem Eibisch in der Antike nachgesagt wurden, findet man nur noch in der Tierheilkunde. Hier wird der Eibischtee vor allem in der Steiermark zur Austreibung der Nachgeburt verwendet.

Aus der Forschung

Hauptverantwortlich für die Wirkung sind die Schleimstoffe. Diese sind in der Wurzel bis zu 35 %, in den Blättern bis zu 10 % enthalten. Dementsprechend wirken Zubereitungen aus der Wurzel sehr viel stärker reizlindernd auf irritierte Schleimhäute als jene aus den Blättern. Für die Schleimstoffe konnte daneben auch ein entzündungshemmender Effekt nachgewiesen werden. Bei Entzündungen im Mundraum wirken Eibischzubereitungen ebenfalls stark reizmildernd. Sinnvoll ist auch ein warmer Umschlag aus Eibischtee bei Furunkeln, denn er bringt diese leichter zur Reife. **Tagesdosierung**→ 3-mal täglich 2 Teelöffel (2 g) der Wurzel beziehungsweise 2 Teelöffel (1,5 g) der getrockneten Blätter. Aus den Blättern sollte am besten ein Kaltwasserauszug hergestellt werden. Die Wurzeln sollten, wegen der sonst bestehenden erhöhten Kontaminationsgefahr durch Keime, mit heißem Wasser überbrüht werden. **Vorsicht**→ Keine Einschränkungen bekannt. **Sammelzeitpunkt**→ Die Blätter werden im Juni, die Wurzeln dagegen erst im Oktober gesammelt.

Zum Selbermachen: Teemischung bei Neurodermitis

Zutaten→ 40 g Eibischwurzel; 30 g Zinnkraut; 30 g Storchschnabel **Zubereitung**→ 2 Esslöffel der Teemischung 15 Minuten in 200 ml kochendem Wasser ziehen lassen und anschließend mehrmals täglich warm auf die zu behandelnde Stelle auflegen.

Zum Selbermachen: Eibischsirup gegen Reizhusten

Zutaten→ 20 g Eibischwurzel; 20 ml Weingeist; 250 ml Wasser; 250 g Zucker **Zubereitung**→ Die Eibischwurzeln mit dem Weingeist und dem Wasser unter mehrmaligem Umrühren einige Stunden ziehen lassen. Dann abfiltrieren und die gewonnene Lösung mit dem Zucker einkochen. Im Kühlschrank gelagert, ist der Sirup etwa 6 Monate lang haltbar. Eibischsirup eignet sich mehrmals täglich teelöffelweise bei trockenem Reizhusten.

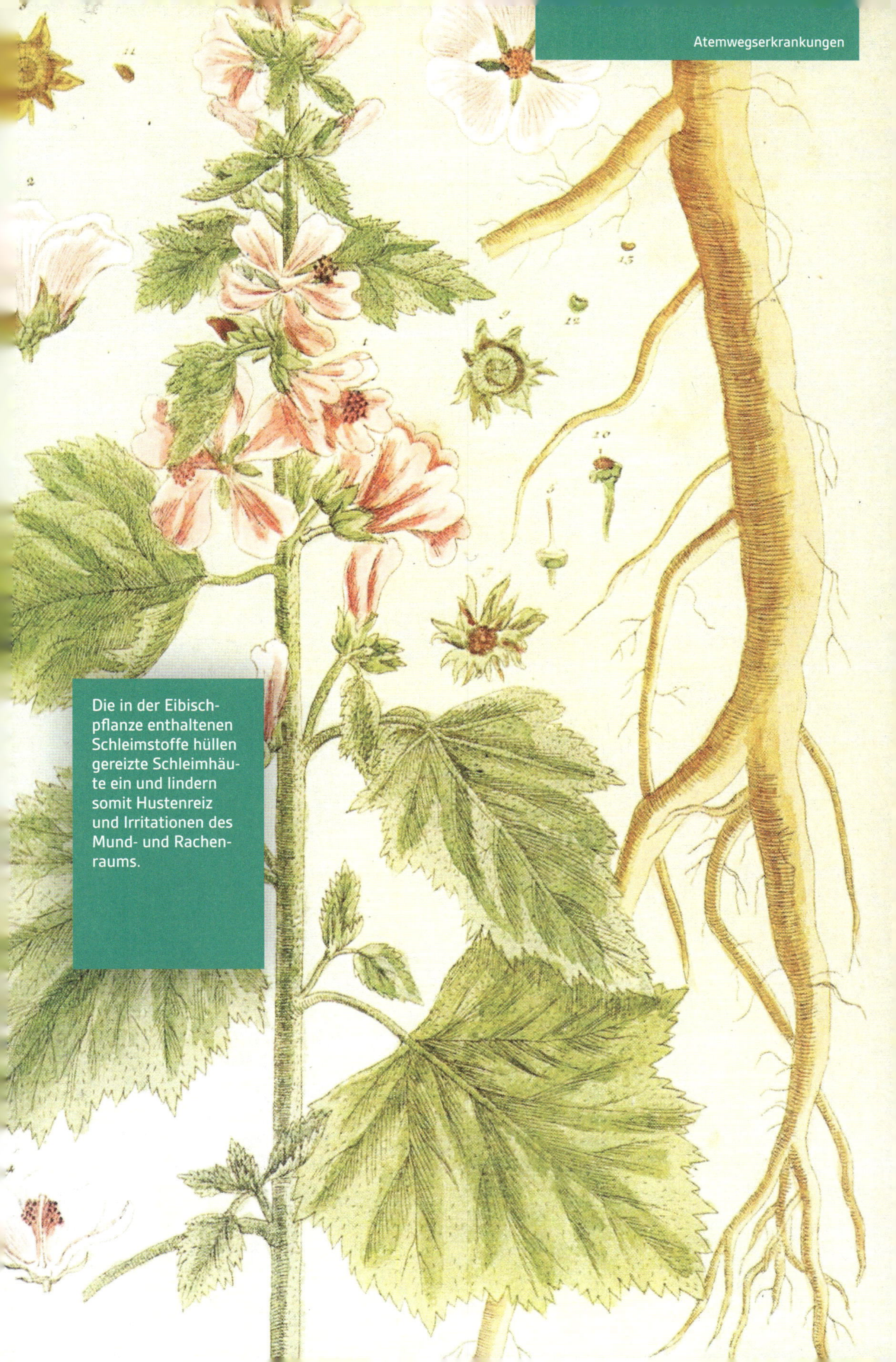

Die in der Eibischpflanze enthaltenen Schleimstoffe hüllen gereizte Schleimhäute ein und lindern somit Hustenreiz und Irritationen des Mund- und Rachenraums.

Holunder → Das Fiebermittel

Sambucus nigra

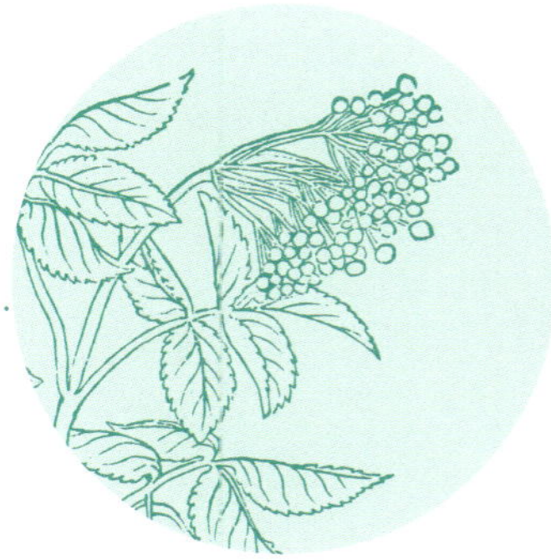

Auch bekannt unter: Holler, Schwarzholder

SÜDTIROL: Afelkraut
LADINIEN: Fauch fosch, Sambugu, Sambùk, Sólza
KÄRNTEN: Pratzeln (Blüten)
SCHWEIZ: Holderstock

Holunder wird bis heute kultisch verehrt und medizinisch hochgeschätzt. Dies hat eine lange Tradition. Bereits in der germanischen Mythologie wurde Holunder der Erdgöttin Hel (Holle) zugeordnet. Hel, die in Zusammenhang steht mit der durch das Märchen bekannteren Frau Holle – in Teilen des Alpenraumes hieß Hel auch Perchta –, war die Göttin des Todes, der Wiedergeburt, der Fruchtbarkeit und der Ehe. Der Holunder galt als möglicher Übergang ins „Hollenreich" (Unterwelt), das im Christentum zur Hölle umgedeutet wurde. Der Glauben an Frau Holle ist verschwunden, aber bis ins 20. Jahrhundert zog man aus Ehrfurcht und Wertschätzung vor diesem Strauch den Hut.

> Vor dem Holunder Hut herunter
>
> Kärntner Volksspruch

Als vermeintlicher Übergang zur Unterwelt war Holunder natürlich für sogenannte Verpfropfungsrituale der Volksmagie, bei welchen eine Krankheit abgegeben bzw. abgestreift werden sollte, prädestiniert. Bereits in der Antike war dies offenbar der Fall, beschreibt doch Plinius, dass man Masern vertreiben kann, indem man mit einem Holunderzweig auf die betroffenen Stellen schlägt. So ist es nachvollziehbar, dass es auch im Alpenraum derart viele Verpfropfungsrituale mit Holunder gibt.
In der Obersteiermark gab es im 20. Jahrhundert beispielsweise noch folgendes Ritual: Ein an Auszehrung (Tuberkulose) leidender Mensch stellte sich zur Zeit des Neumondes mit dem Rücken zu einem schwarzen Holunderbaum. Er rieb sich den Rücken mit den Worten: „Grüss di Gott, du Hollerherr, i hab Auszehrung gar so sehr; grüss di Gott, du geistlö Herr, dass i dö Auszehrung hab' nimmermehr!" Dann wurden noch sieben Vaterunser gebetet und auf eine Besserung gehofft.
Ein anderes Ritual besagt, man möge an einem Freitag bei abnehmendem Mond noch vor Sonnenaufgang die Wurzel eines schwarzen Holunders ausgraben und diese einem an Tuberkulose leidenden Menschen 24 Stunden lang um den Hals hängen.

Dann wirft man die Wurzel in ein fließendes Gewässer und betet sieben Vaterunser. Als Amulett wurden im oberösterreichischen Alpenvorland Holunderzweige abwechselnd mit Meerrettichscheiben den Kindern als Schutz gegen Fraisen um den Hals gebunden.

Aber nicht nur in der Volksmagie steht Holunder im Zentrum vieler Heilversuche. Bereits im 4. Jahrhundert vor Christus hatte Hippokrates Holunder als Heilmittel beschrieben und auch bei den Kräuterkundigen des Mittelalters war dieser beliebt. Hildegard von Bingen erwähnte beispielsweise die Blätter bei Gelbsucht und die Früchte in Wein als erwärmendes Getränk.

Besonders die abführend wirkende Holunderrinde und die Wurzel waren beliebte Heilmittel der Säftelehre und dementsprechend häufig verwendete Arzneimittel der alpinen Bauerndoktoren. So verwendete beispielsweise Johann Schulter, der Müllerhansl aus Kleinpreding in der Steiermark, der 1801 wegen Kurpfuscherei angezeigt und vor Gericht gestellt worden war, laut den von Bernd Mader (2005) aufgearbeiteten Gerichtsprotokollen neben Rhabarber und der Jalapapflanze auch Holunderbastrinde als Abführmittel.

Frische Blätter gelten als Insektenvertreibungsmittel, weshalb die Tiere mit den Blättern eingerieben werden, damit diese vor Bremsen sicher sind. Im Kärntner Nockgebiet steckte man sich Holunderblüten an den Hut, um Fliegen zu vertreiben. Und als Abkochung helfen diese auch als Insektenschutzmittel im Garten.

Alpine Volksmedizin

Holunder ist bis heute eines der wichtigsten Heilmittel der alpinen Volksmedizin, wobei von den Wurzeln bis zur Blüte alles verwendet wird. Schon der bayrische Volkskundler Max Höfler beschrieb Holunder als „die lebendige Hausapotheke des deutschen Einödbauern".

Das Hauptanwendungsgebiet des Holunders liegt im Bereich der Atemwege und der Fiebersenkung. Ein Tee aus den Blüten oder der Saft aus den Früchten wird bei Fieber, Husten, Keuchhusten, Bronchitis, Heiserkeit, Halsschmerzen, Angina, Schnupfen, Rippenfellentzündung, Erkältung und Grippe empfohlen. Besonders der Holunderblütentee gilt als schweißtreibend. Äußerlich werden vor allem die Blätter als Umschlag oder als Salbe bei Verbrennungen, Wunden, Hautausschlag, Geschwüren, Sonnenbrand, Venenentzündung, Abszessen und bei Ekzemen aufgetragen. Im Salzburger Flachgau wird auch die Abkochung der Rinde als Sitzbad bei Hämorrhoiden angeraten. Der Südtiroler Bauerndoktor Alois Mantinger aus Villnöß verwendete noch im 19. Jahrhundert getrocknete Früchte zur Blutstillung.

Die Blätter werden in der Volksheilkunde, wie bereits bei Dioskurides beschrieben, bei Rheuma, Prellungen, Verstauchungen und vor allem bei Kopfschmerzen aufgelegt. Bei Bandscheibenleiden werden diese in Südtirol als warmer Umschlag empfohlen. Die Früchte und das daraus mit Zucker hergestellte Gelee gelten innerlich genossen als nützlich bei Gelbsucht, Verstopfung und – wie auch bei den Ragginern beschrieben – bei Würmern. Die getrockneten Früchte werden in Salzburg bei Durchfall

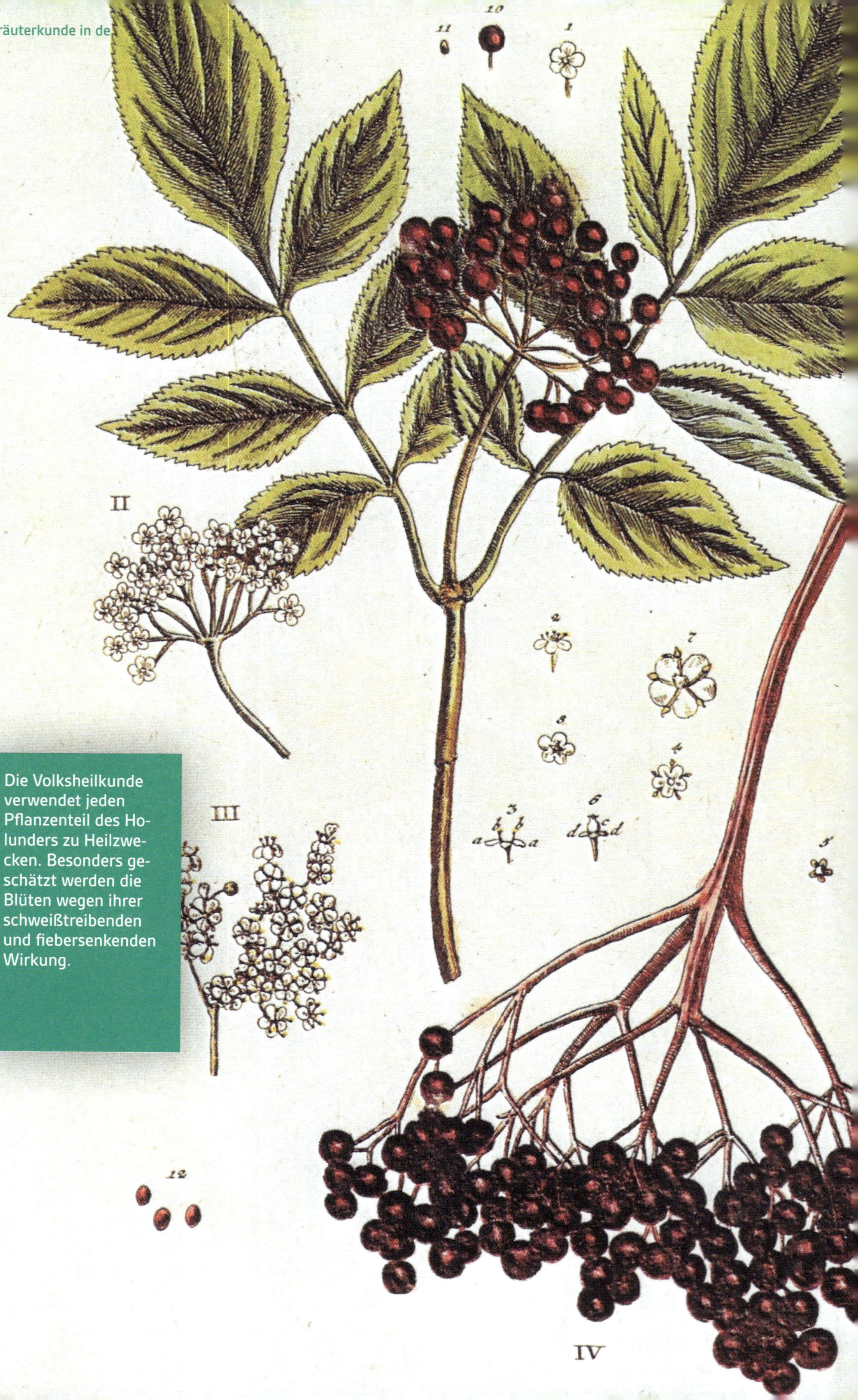

Die Volksheilkunde verwendet jeden Pflanzenteil des Holunders zu Heilzwecken. Besonders geschätzt werden die Blüten wegen ihrer schweißtreibenden und fiebersenkenden Wirkung.

empfohlen. Die Rinde gilt bis heute als Abführmittel und wird bei Verstopfung gekaut. Auch der Wurzel wird eine abführende Wirkung nachgesagt.
In der Tierheilkunde wird vor allem die Holunderrinde als Umschlag oder Abkochung bei Rotlauf bei Schweinen, bei Euterhitze und verhärtetem Euter verwendet. Letzteres wurde auch von Alois Mantinger empfohlen. Bei Rotlauf bei Schweinen werden auch die Blätter als Bodenstreu im Schweinestall verwendet, dies sollte auch prophylaktische Effekte haben.

Aus der Forschung

In der Pflanzenheilkunde werden vor allem die Blüten bei fieberhaften Erkrankungen und zur Schweißtreibung verwendet. Holunderblüten enthalten als relevante Inhaltsstoffe Flavonoide, Hydroxyzimtsäurederivate, Schleimstoffe, ätherisches Öl und Gerbstoffe. Vor allem die Flavonoide und die Hydroxyzimtsäurederivate dürften für die seit Jahrtausenden beschriebene Anwendung bei Erkältungen verantwortlich sein. Man geht davon aus, dass durch Holunderblüten die Erregbarkeit der Schweißdrüsen erhöht wird und dies bei gleichzeitiger Bettruhe zur Senkung des Fiebers beiträgt. Holunderblüten wirken zudem schleimlösend, weshalb deren Verwendung bei Husten nützlich sein kann. Es gibt auch Hinweise, dass die Blüten abwehrkräftesteigernd wirken. Somit scheinen die in der Volksheilkunde genannten Anwendungen bei Atemwegserkrankungen als durchaus sinnvoll. Wegen der sehr guten Verträglichkeit eignet sich der Holunderblütentee auch bei Erkältungskrankheiten bei Kindern.
Die Holunderbeeren enthalten Flavonoidglykoside, Anthocyane und Vitamine (z. B. Vitamin C). Die für die rote Färbung verantwortlichen Anthocyane wirken antioxidativ, entfalten also zellschützende Effekte, indem Radikale abgefangen werden.
In der Holunderrinde und in der Wurzel sind es die Glykoside, die abführend wirken. Aufgrund besser verträglicher Alternativen gilt die Anwendung der Rinde und der Wurzel bei Verstopfung heutzutage jedoch als nicht mehr empfehlenswert. Bisher fehlen Untersuchungen, inwieweit Holunderblätter – wie bereits seit mehr als 2.000 Jahren beschrieben – äußerlich schmerzstillend wirken.
Tagesdosierung→ 4- bis 6-mal täglich 2 Teelöffel (2 g) der getrockneten Blüten oder 1 Teelöffel (1,5 g) der getrockneten Früchte pro Tasse als Tee. **Vorsicht**→ Frische Früchte können Übelkeit, Erbrechen und Durchfall verursachen. **Sammelzeitpunkt**→ Die Blütenstände werden von Mai bis Juli gesammelt. Die vollreifen Früchte werden von August bis September gesammelt.

Zum Selbermachen: Fiebersenkender Tee

Zutaten→ 40 g Holunderblüten; 40 g Lindenblüten; 20 g Mädesüßblüten **Zubereitung**→ 3- bis 4-mal täglich eine Tasse Tee trinken. Pro Tasse 1 Esslöffel der Teemischung verwenden. Hilft bei fieberhaften Erkältungskrankheiten.

Zum Selbermachen: Holunderbeersirup bei Erkältung

Zutaten→ 2 kg frische Holunderbeeren; 1 l Wasser; 1,5 kg Zucker; 1 Vanilleschote **Zubereitung**→ Die Früchte von den Dolden ablösen und waschen. Mit der Vanilleschote in einen Topf geben, die Früchte etwas zerdrücken, das Wasser hinzugeben und das Ganze 20 Minuten leicht aufkochen lassen. Dann die gewonnene Lösung durch ein Tuch abfiltrieren – Achtung, die Lösung ist stark färbend –, den Zucker hinzugeben und nochmals kurz aufkochen, bis sich der Zucker vollständig gelöst hat. Den gewonnenen Sirup noch heiß in Flaschen abfüllen und an einem kühlen, dunklen Ort lagern. Der Sirup ist 6 Monate haltbar und eignet sich warm getrunken besonders in der kalten Jahreszeit zur Vorbeugung und Behandlung von Erkältungskrankheiten.

Huflattich → Das Hustenkraut

Tussilago farfara

Auch bekannt unter: Bachblümlein, Brustlattich, Eselshuf, Eselstritt, Knappenkraut, Märzblume, Tabakkraut

SÜDTIROL: Lowisn, Sandblertschen
LADINIEN: Fárfara, Lavac, Pleces de liever, Polènte, Talpón
KÄRNTEN: Bergknappenkraut, Hustenkraut, Lungerle
STEIERMARK: Afelplotschen, Huafblätter, Sauohren
SALZKAMMERGUT: Huafblegern

Der Huflattich ist eine Heilpflanze mit einer sehr langen Tradition in der europäischen Heilkunde. Dioskurides und Plinius erwähnten Huflattich im 1. Jahrhundert n. Chr. als entzündungshemmendes Heilmittel, das Abszesse besonders schnell zur Reife bringt. Daneben wurde Huflattich bereits in der Antike häufig bei Hustenerkrankungen empfohlen.

Nach Dioskurides wurde der Huflattich bei Husten auf Zypressenkohlen geräuchert und der Rauch mit einem Trichter bei trockenem Husten eingeatmet. Dass es sich hier um eine verbreitete Anwendung handelte, bezeugt auch die Erwähnung beim römischen Universalgelehrten Plinius. Dieser empfahl, den Huflattichrauch mittels eines Schilfrohrs wie durch ein Pfeilrohr einzusaugen und zu verschlucken. In der Antike hieß Huflattich dementsprechend *tussilago*, wobei *tus* das lateinische Wort für „Weihrauch“ war. Im Alpenraum ist diese Art der Anwendung in einer etwas abgeänderten Variante bis heute noch vielerorts zu finden. In Südtirol und in der Steiermark wird Huflattich bei Husten, Asthma oder verschleimten Atemwegen in den Tabak

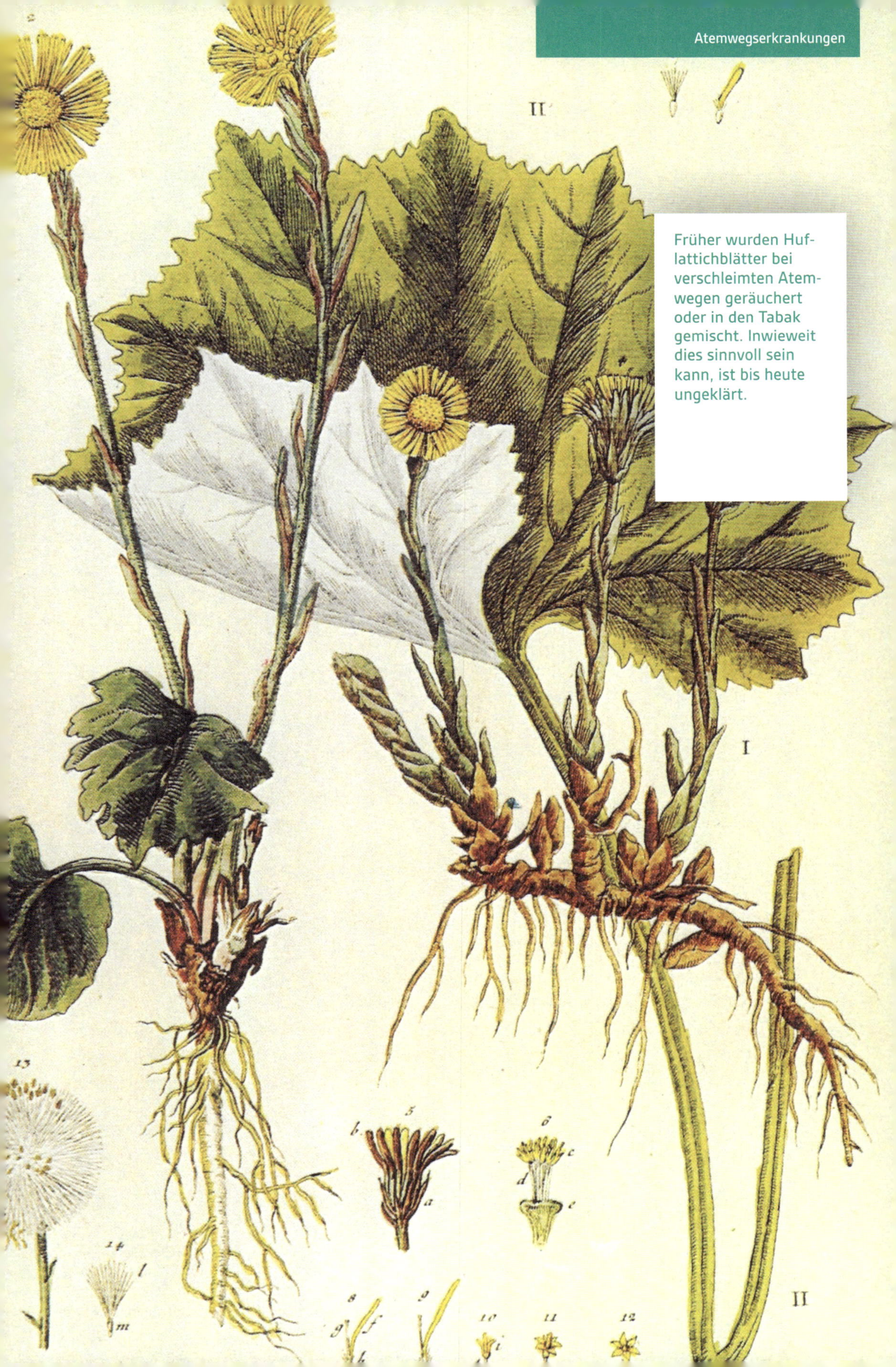

Früher wurden Huflattichblätter bei verschleimten Atemwegen geräuchert oder in den Tabak gemischt. Inwieweit dies sinnvoll sein kann, ist bis heute ungeklärt.

(Tabakkraut) gegeben. Dabei sollte das Mischungsverhältnis Tabak zu Huflattich 1:1 betragen. Aufgrund dieser hochgeschätzten Wirkung bei Bronchialbeschwerden nennt man den Huflattich volksmedizinisch auch Brustlattich oder Hustenkraut. Vor allem während des Ersten Weltkriegs war, wegen fehlender Tabakwaren, der Ersatz mit Huflattich sehr beliebt. Diese Anwendung ist dahingehend zu beachten, da so die Aufnahme der die Leber schädigenden Pyrrolizidinalkaloide möglicherweise vermieden werden konnte. Die innerliche Anwendung des einheimischen Huflattichs, der volksmedizinisch zusätzlich als Tee angeraten wird, gilt phytotherapeutisch aufgrund dieser Pyrrolizidinalkaloide als nicht ganz ungefährlich.
Der deutsche und antike römische Name (*equi ungula*) des Huflattichs beziehen sich auf die Ähnlichkeit der Blattform mit einem Pferdehufabdruck, ebenso die volkstümlichen Namen „Eselshuf" und „Eselstritt".

Alpine Volksmedizin

Huflattich wird im gesamten Alpenraum bei Erkrankungen der Atemwege verwendet. Er gilt im Allgemeinen als schleimlösend und lungenstärkend und wurde früher häufig bei Tuberkulose angeraten In Südtirol heißt es sogar, Huflattich sei „das Beste für den Rachen". Von der Schweiz bis in die Steiermark kennt man ihn – neben der bereits erwähnten Anwendung als Räuchermittel – als Tabakzusatz, als Sirup oder in Form eines Tees bei Husten, Keuchhusten, Bronchitis, Asthma, Halsschmerzen, Heiserkeit und bei Rippenfellentzündung.
Huflattichblättertee wird darüber hinaus äußerlich als Waschung oder Umschlag zum Reinigen eitriger Wunden verwendet. Ebenfalls bekannt ist er als Umschlag bei Insektenstichen, Venenentzündung, im Kärntner Mölltal auch bei Geschwüren und in der Steiermark als Bad bei offenen Füßen. Besonders häufig wird auch das Auflegen von Blättern empfohlen, wobei darauf geachtet werden soll, dass man die filzig weiße Unterseite der Blätter angefeuchtet mit Wasser auf die zu behandelnden Stellen legt. Diese Umschläge werden bei Krampfadern, Wunden, Nagelbettentzündung, rheumatischen Erkrankungen, Sehnenscheidenentzündung, Prellungen und im Kärntner Nockgebiet bei geschwollenen Beinen als entzündungshemmend, schmerzstillend und kühlend beschrieben. In Eibiswald in der Steiermark wurden Huflattichblätter sogar bei offenen Beinen aufgelegt – eine Anwendung, die auch im Kräuterbuch des Hieronymus Bock aus dem Jahr 1551 nachzulesen ist.
In der Frauenheilkunde werden die Blätter entsprechend den bereits geschilderten Anwendungen äußerlich auf Brustgeschwüre und bei Unterleibsbeschwerden aufgelegt, eine Anwendung wie wir sie ebenfalls in jahrtausendealten Kräuterbüchern der Antike wiederfinden.

Aus der Forschung

Im Huflattich wurden Schleimstoffe gefunden, die im Teeaufguss für die reizlindernde Wirkung bei trockenem Husten verantwortlich sein dürften. Zusätzlich wirkt das Extrakt entzündungshemmend. Huflattich scheint gerade bei

chronischem Husten nützlich und wird in diesem Bereich volksmedizinisch verwendet. Allerdings ist darauf zu verweisen, dass eine innerliche Anwendung in der Antike wahrscheinlich hauptsächlich als Räucherung stattfand. Inwieweit Räucherungen als Heilmittel bei Husten wirken, wurde in wissenschaftlichen Untersuchungen bisher nicht erforscht. Allerdings dürfte der Rauch nach volksmedizinischen Überlieferungen schleimlösend wirken, denn er wird gerade deshalb als Zusatz im Tabak angeraten.
Die Schleimstoffe bewirken auch bei der Anwendung im Mund- und Rachenraum sowie bei Hauterkrankungen eine Reizminderung.
Tagesdosierung→ 2- bis 3-mal täglich 2 Teelöffel (1,5 g) der getrockneten Blätter. **Vorsicht**→ Die im Huflattich enthaltenen Pyrrolizidinalkaloide könnten bei längerer Anwendung als Tee Leberschäden hervorrufen, daher gilt eine innerliche Anwendung von mehr als 2 Wochen als nicht empfehlenswert. Neuere Züchtungen sind frei von Pyrrolizidinalkaloiden und daher auch bei längerem Gebrauch ungefährlich. Man kann sie über die Apotheken beziehen. **Sammelzeitpunkt**→ Im Mai und Juni werden die noch jungen Blätter gesammelt.

Zum Selbermachen: Reizlindernder Hustentee

Zutaten→ 40 g Huflattichblätter (wenn möglich pyrrolizidinfreie Sorte); 30 g Isländisch Moos; 30 g Spitzwegerichblätter **Zubereitung**→ 3- bis 4-mal täglich eine Tasse Tee trinken. Pro Tasse 1 Esslöffel der Teemischung verwenden.

Isländisch Moos → Das Halswehkraut

Cetraria islandica

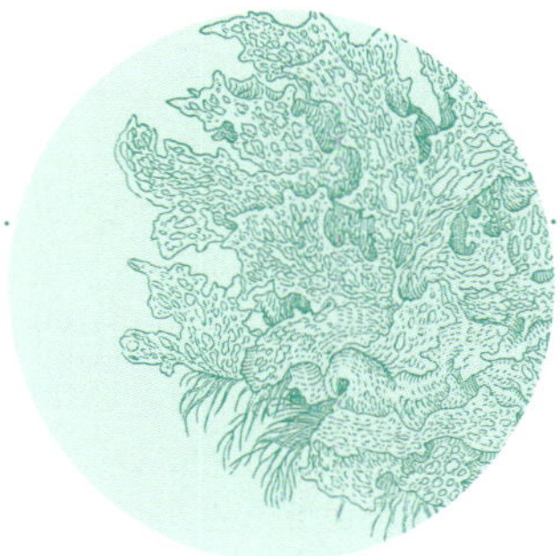

Auch bekannt unter: Halswehkraut, Jochrispen, Lungenmoos, Ruspen

SÜDTIROL: Goaßstrauben, Misere
NORDTIROL: Rispelraspel
VORARLBERG: Massica, Longachrut
PINZGAU: Raspal
KÄRNTEN: Alpentee, Graupen, Kramperltee
STEIERMARK: Kramperl

Isländisch Moos ist, wie der Name bereits suggeriert, eine nordische Heilpflanze. Sie kommt in den Alpen verbreitet vor und war früher neben einer beliebten Heilpflanze auch ein Nahrungsmittel. Bis ins 20. Jahrhundert diente Isländisch Moos zur Schweinemast. So wie dies im Kärntner Nockgebiet bis ins letzte Jahrhundert

üblich war, wurde 3 bis 4 Jahre lang gelagertes Isländisch Moos zusammen mit Blättern des Alpen-Ampfers (*Rumex alpinus*) im Freien in einem großen Kessel weich gekocht und den Schweinen verfüttert. Das Fleisch dieser Schweine, die mit diesen Pflanzen gemästet wurden, soll besonders vorzüglich geschmeckt haben. Als Suppe zusammen mit Haferflocken ist Isländisch Moos aber auch für Menschen eine nahrhafte Speise.
Nahrungsmittel werden häufig als Stärkungsmittel benutzt. Deshalb wird auch Isländisch Moos eine stärkende Wirkung auf Kreislauf und Immunsystem zugesprochen. Im Kärntner Mölltal wird der Tee den Frauen im Wochenbett angeraten; auch der Milchfluss soll auf diese Weise vermehrt werden. Aber auch die Abwehrkräfte, Lunge und Herz sollen gestärkt werden sowie abgemagerte und geschwächte Personen mithilfe des Tees wieder auf die Beine kommen.
Der besondere Nährwert der Pflanze kommt auch in diversen Sagen und Legenden zum Ausdruck. So soll Jesus einst Tirol besucht und die herrliche Bergwelt bewundert haben. Damals herrschte wegen des blühenden Isländisch Moos Überfluss und allgemeiner Reichtum. Die Bauern waren infolgedessen herzlos und schütteten vor lauter Verschwendungssucht sogar die Milch weg. Deshalb bestrafte Jesus die Bauern und verwandelte das Isländisch Moos in eine unbekömmliche Flechte. So heißt es in manchen Alpentälern Südtirols bis heute:

> Du Misere, blühst im Winter unterm Schnee
> und im Sommer nimmer mehr.
>
> Matscher, 1982

Alpine Volksmedizin

Das in der Volksheilkunde betitelte „Lungenmoos und Halswehkraut" wird im gesamten Alpenraum bei Husten, Rippenfellentzündung, Erkältung, Halsschmerzen, Rachenentzündung, Lungenentzündung, Asthma und im Salzburger Flachgau sogar bei Atemnot empfohlen. Früher wurde der Tee auch bei Tuberkulose und Typhus benutzt, da Isländisch Moos eine schützende Wirkung auf die Schleimhäute nachgesagt wird. In der Steiermark wird Isländisch Moos zusammen mit Eibisch, Salbei und Honig als Lungentee getrunken. Sehr verbreitet ist die Abkochung mit Milch. Beliebt ist auch der Tee des Isländisch Moos bei Erkrankungen der Verdauungsorgane. In Kärnten wird der Isländisch-Moos-Tee (in Kärtnen auch „Graupentee" genannt) mit Honig versetzt bei Entzündungen in den Verdauungsorganen getrunken. Im Alpenraum wird der Tee oder auch ein Kaltwasserauszug bei Magenschmerzen und Appetitlosigkeit verwendet.
Der Tee gilt in Form von Umschlägen auch als Heilmittel bei Hautkrankheiten und Ekzemen. Zusätzlich soll Isländisch Moos ein schönes Hautbild fördern.
In der Tierheilkunde wird Isländisch Moos den Tieren bei Rückenschmerzen aufge-

legt und bei Appetitlosigkeit zusammen mit Heublumen aufgekocht und eingegeben. Schweinen wird es zur Vorbeugung von Krankheiten unter das Futter gemischt.

Aus der Forschung

Im Isländisch Moos sind bis zu 70 % Schleimstoffe mit der Hauptkomponente Lichenin enthalten. Man findet aber auch Bitterstoffe, sogenannte Flechtensäuren. Besonders die Schleimstoffe legen sich auf die gereizten Schleimhäute, wodurch Reizungen in den Atemwegen und im Magen-Darm-Trakt gelindert werden. Die Flechtensäuren besitzen zusätzlich eine antibiotische Wirkung, unter anderem gegen Problemkeime wie *Staphylococcus aureus* und *Heliobacter plyori*. Sie wirken auch tuberkulostatisch, wodurch ein positiver Effekt bei Tuberkulose angenommen werden kann. Außerdem sind die bitteren Flechtensäuren appetitanregend und verdauungsfördernd.

Tagesdosierung→ 3-mal täglich 2 Teelöffel (2 g) pro Tasse. Den Tee sollte man 10 Minuten ziehen lassen. Gießt man das erste Kochwasser ab, ist der Tee weniger bitter, weil die Bitterstoffe vor den Schleimstoffen gelöst werden. Allerdings sind im Tee dann auch die antibiotischen Flechtensäuren in einem geringeren Ausmaß vorhanden. **Vorsicht**→ Keine Einschränkungen bekannt. Beim Sammeln besteht Verwechslungsgefahr mit anderen Flechten. **Sammelzeitpunkt**→ Isländisch Moos wird von August bis Oktober gesammelt.

Zum Selbermachen: Isländisch-Moos-Sirup gegen Husten und Halsschmerzen

Zutaten→ 4 Teelöffel Isländisch Moos; 150 ml Wasser; 120 g Zucker **Zubereitung**→ Isländisch Moos mit dem Wasser 10 bis 15 Minuten leicht aufkochen. Dann abfiltrieren und den gewonnenen Auszug mit dem Zucker zu einem Sirup einkochen. Noch heiß in eine Flasche abfüllen und – sobald abgekühlt – in den Kühlschrank stellen. Die Haltbarkeit liegt bei 6 Monaten. Isländisch-Moos-Sirup eignet sich teelöffelweise eingenommen besonders bei trockenem Husten und Halsschmerzen.

Latschenkiefer → Das Erkältungsmittel der Bergbewohner

Pinus mugo

Auch bekannt unter: Bergkiefer, Latsche, Legföhre

SÜDTIROL: Reischen, Reischstauden
LADINIEN: Barantl
NORDTIROL: Zundern
OSTTIROL: Sprinzen
VORARLBERG: Arle, Fohren, Sonderumen
PINZGAU: Adla, Zunterach
KÄRNTEN: Zottach
DRAUTAL: Barzach, Zaten
SALZKAMMERGUT: Leckern
BAYERN: Taufern

Die Latschenkiefer ist wie die Zirbe (*Pinus cembra*), die Waldkiefer (*Pinus sylvestris*) und die Schwarzkiefer (*Pinus nigra*) eine Kiefernart. Sowohl das deutsche Wort „Kiefer“ (althochdeutsch „kien“ = harzreiches Holz) als auch der lateinisch-wissenschaftliche Name *Pinus* (*pix* = Harz) zeugen vom hohen Harzgehalt dieser Bäume. Dieses Harz machte die Kiefer zu einem wichtigen Heilmittel. Dementsprechend spielte sie bereits in der keltischen, aber auch in der griechischen Mythologie eine gewichtige Rolle.
Der hohe Gehalt an ätherischen Ölen in der Latschenkiefer ist auch ein Grund, weshalb sich die Latsche besonders für die Destillation eignete. So entstanden im 19. Jahrhundert Latschenölbrennereien – etwa 1886 in Osttirol die Firma Unterweger –, die dieses für die Volksheilkunde wertvolle ätherische Öl gewannen.

Alpine Volksmedizin

Die Inhaltstoffe der Latschenkiefer und damit auch deren Anwendung ähneln sehr stark jenen der Waldkiefer und der Zirbe. Dementsprechend werden volksmedizinisch die Zubereitungen aus Nadeln, Holz, Harz und dem ätherischen Öl in ähnlicher Weise verwendet.
Insbesondere bei Erkältungskrankheiten, Bronchitis, Husten, Stirnhöhleneiterung, Kehlkopfentzündung und Heiserkeit eignen sich Einreibungen und Inhalationen des ätherischen Öls. Neben einem Tee kann auch ein Honig aus den Zapfen, ein Sirup aus den Sprossen oder eine Räucherung der Zweige bei den genannten Indikationen verwendet werden.

Neben den Erkältungskrankheiten werden Zubereitungen der Latschenkiefer, wie der Schnapsansatz, ein Bad oder auch der Umschlag aus den Sprossen und Nadeln, äußerlich bei rheumatischen Erkrankungen, Rückenschmerzen, Verstauchungen, Verrenkungen und Gelenkschmerzen empfohlen. Bäder werden bei Muskelverspannungen, Muskelkater und sogar bei Rachitis als sinnvoll erachtet. Hier kann eine beruhigende und gleichzeitig kräftigende Wirkung erwartet werden.
Der Latschenkiefernschnaps wird bei Magenverstimmung, Völlegefühl und bei Verdauungsschwierigkeiten getrunken. Äußerlich eignet er sich als Einreibung bei Venenentzündungen.
Das ätherische Öl wird in der Volksheilkunde als Inhalation auch bei Ohren- und Kopfschmerzen angeraten.

Aus der Forschung

Hauptverantwortlich für die günstigen Wirkungen der Latschenkiefer ist das ätherische Öl. Das Extrakt wirkt schleimlösend und erleichtert das Abhusten. Diese Effekte erreicht man sowohl bei der innerlichen Anwendung als auch durch das Auftragen eines Brustbalsams oder durch Inhalation. Zusätzlich unterstützt ein antibakterieller und durchblutungsfördernder Effekt die Wirkung. Der durchblutungsfördernde Effekt wird auch bei der äußerlichen Behandlung von rheumatischen Erkrankungen genutzt. Es kommt zu einer Erwärmung des umliegenden Gewebes und in der Folge zu einem gesteigerten Abtransport entzündungsauslösender Stoffe.
Tagesdosierung→ Zur Inhalation werden 2 Tropfen des ätherischen Öls in heißes Wasser gegeben. Innerlich kann man 3-mal täglich 4 Tropfen des ätherischen Öls in etwas Wasser einnehmen. **Vorsicht**→ Bei Asthma und Keuchhusten sollten Zubereitungen aus der Latschenkiefer nicht verwendet werden, da diese vorhandene Verkrampfungen in der Lunge verstärken können. Bei der äußerlichen Anwendung kann es bei empfindlichen Personen zu verstärkten Reizungen der Haut kommen. Bei Herzschwäche und fiebrigen Erkrankungen sollte auf Bäder mit Zubereitungen aus der Latschenkiefer verzichtet werden, um den Kreislauf nicht zusätzlich zu belasten. **Sammelzeitpunkt**→ Die Sprossen und Nadeln werden vom März bis Mai, die Zapfen im Juli gesammelt.

Zum Selbermachen: Vorarlberger Schichtsirup „Adlabros" gegen Husten

Zutaten→ 1 Handvoll frischer Sprossen der Latschenkiefer; 200 g Zucker **Zubereitung**→ Die frischen Latschensprossen abwechselnd mit einer Schicht Zucker in ein leeres Marmeladeglas füllen. Jede Schicht sollte etwa 1 cm hoch und die oberste Schicht Zucker sein. Man füllt das Glas bis zum Rand und drückt das Ganze etwas an. Im Kühlschrank bildet sich innerhalb von 3 Wochen ein Sirup, der anschließend in saubere Gläser abgefüllt wird. Den Sirup im Kühlschrank lagern. Die Haltbarkeit liegt bei etwa 3 Monaten. Der Sirup eignet sich teelöffelweise eingenommen bei Erkältungskrankheiten mit Husten und Heiserkeit.

Malve →
Beruhigt gereizte Schleimhäute

Malva sylvestris

Auch bekannt unter: Käsepappel

SÜDTIROL: Kaaspapellen
LADINIEN: Melva mata, Mèlvia
KÄRNTEN: Pfaffenblatt, Saupapalan
STEIERMARK: Saupappel
SALZKAMMERGUT: Pofelfingerl

Die Früchte der Malve ähneln einem Käselaib, weshalb diese Pflanze auch zu ihrem deutschen Namen „Käsepappel" kam. Der Name „Pappel" kommt vom früheren Gebrauch, die Früchte gekocht als Kleinkindernahrung (Pappe) zu verwenden. Nach einer christlichen Legende sollen die Früchte der Malve von Jesus, als er noch ein Kind war, in kleine goldene Brötchen verwandelt worden sein, um damit echtes Brot kaufen zu können. Mancherorts werden die Früchte bis heute als Nahrungsmittel verwendet. In Ostösterreich werden sie vereinzelt bei Sodbrennen als Suppenzusatz empfohlen.

Alpine Volksmedizin

Malve wird im Alpenraum innerlich besonders bei gereizten Schleimhäuten verwendet. Besonders bei trockenen Hustenattacken, Halsschmerzen und Heiserkeit wirkt Malventee oft wahre Wunder.
Darüber hinaus haben Zubereitungen aus Malve auch im Verdauungstrakt äußerst positive Wirkungen. Ob Sodbrennen, Gastritis, Magenschmerzen, ja sogar bei Magen- und Darmgeschwüren wird in der Volksmedizin zu einem Tee oder einem Kaltwasserauszug aus Malve geraten. Dabei ist die Ursache dieser Anwendung in einem einhüllenden Effekt der in den Blättern und Blüten enthaltenen Schleimstoffe zu suchen. Diese beruhigen die irritierten Stellen und führen zu einem Nachlassen der Symptome.
Interessanterweise wird der Malve in der Volksmedizin, im Gegensatz zur Schulmedizin, eine ausgesprochen gute Wirkung auf die Haut nachgesagt. So finden sich ein Kalt- oder Warmwasserauszug aus den Blüten und Blättern der Malve – empfohlen als Umschlag oder Waschung – äußerlich bei Ekzemen, eitrigen und schlecht heilenden Wunden, Hämorrhoiden, Hautausschlägen, Fußpilz, Nagelbettentzündungen, Abszessen, Furunkeln, braunen Hautflecken, Wundliegen und bei Milchschorf. Im Salzkammergut sagt man Käsepappeltee als Umschlag auch eine

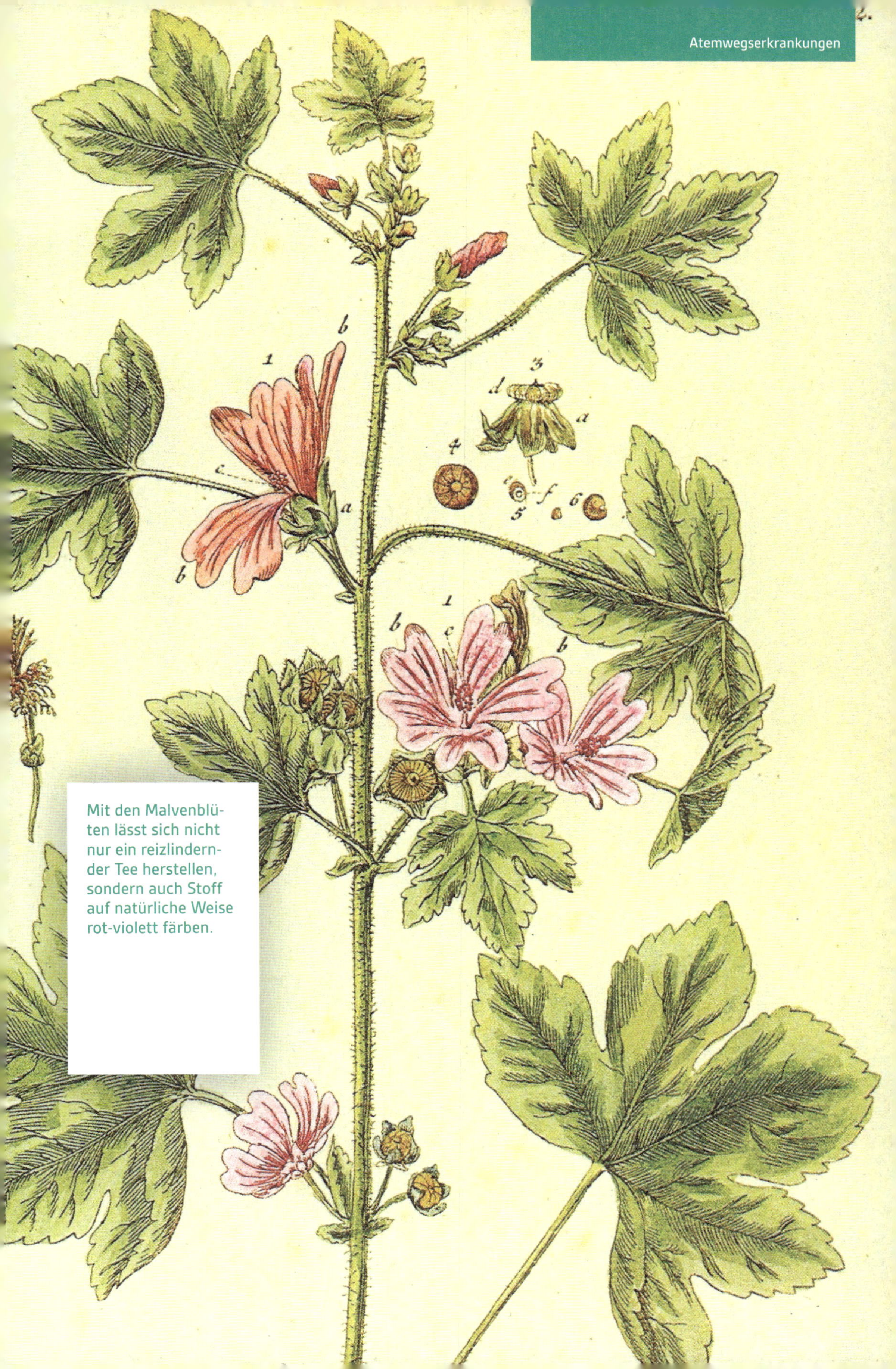

Mit den Malvenblüten lässt sich nicht nur ein reizlindernder Tee herstellen, sondern auch Stoff auf natürliche Weise rot-violett färben.

ausgezeichnete Wirkung bei Ekzemen nach. Interessant ist die Tatsache, dass Malve in der Antike als geburtserleichternde Heilpflanze angesehen wurde. Der Tee galt als ideal für Frauen im Wochenbett, eine Anwendung die man bis heute im Vorarlberger Montafon wiederfindet. In der Frauenheilkunde verwendet die Volksmedizin Malventee, wie vom Bauerndoktor Lackmüller empfohlen, als Sitzbad bei Gebärmutterentzündungen.
In der Tierheilkunde sollte Malventee – ganz der antiken Empfehlungen entsprechend – das Abstoßen der Nachgeburt erleichtern und wird deshalb der kalbenden Kuh nach der Geburt eingeflößt. Außerdem wird bei Maul- und Klauenseuche eine Waschung mit Malventee empfohlen.

Aus der Forschung

Hauptverantwortlich für die beruhigende Wirkung gereizter Schleimhäute sind die Schleimstoffe. Sowohl in den Blättern als auch in den Blüten sind diese bis zu 10 % enthalten. Sie hüllen freigelegte irritierte Schleimhäute regelrecht ein. Die sogenannten Anthocyane, die den Blüten die leuchtend violette Färbung verleihen, besitzen die Eigenschaft, zellschädigende Radikale zu neutralisieren. Zusammen mit den ebenfalls in den Blättern und Blüten vorkommenden Gerbstoffen können dadurch entzündliche Prozesse an der Haut schneller abheilen.
Tagesdosierung→ 3-mal täglich 2 Teelöffel (2 g) der getrockneten Blätter und Blüten als Tee. **Vorsicht**→ Keine Einschränkungen bekannt. **Sammelzeitpunkt**→ Die Blüten und Blätter werden von Juni bis August gesammelt.

Zum Selbermachen: Erkältungstee

Zutaten→ 20 g Malvenblüten und -blätter; 20 g Lindenblüten; 20 g Quendel; 20 g Himbeerblätter; 20 g Schafgarbenkraut **Zubereitung**→ 3- bis 4-mal täglich eine Tasse Tee trinken. Pro Tasse 1 Esslöffel der Teemischung verwenden.

Zum Selbermachen: Umschlag bei Hautausschlägen

Zutaten→ 20 g Malvenblüten; 20 g Walnussblätter; 20 g Eichenrinde; 20 g Kamillenblüten **Zubereitung**→ 2 Esslöffel der Teemischung 15 Minuten in 200 ml kochendem Wasser ziehen lassen und anschließend mehrmals täglich warm auf die zu behandelnde Stelle auflegen.

Meerrettich → Das pflanzliche Antibiotikum

Armoracia rusticana

Auch bekannt unter: Kren

NORDTIROL: Krianwuchzn

Radieschen sind mit Blei aufzuwiegen,
Rettich mit Silber, doch Meerrettich ist sein Gewicht in Gold wert.

Antiker Orakelspruch aus Delphi

Wie dieser Orakelspruch verdeutlicht, war Meerrettich auch bei den alten Kulturen des Mittelmeerraumes äußerst beliebt. Die enthaltenen Senföle wirken nämlich vor allem im Bereich der Atemwege und bei Harnwegserkrankungen antibakteriell und machten Meerrettich zu einer sehr wertvollen Heilpflanze. Auch Hildegard von Bingen empfahl bei Lungenbeschwerden Meerrettich in warmem Wein oder warmem Wasser.
Die Herkunft des deutschen Namens gibt Rätsel auf. Einerseits könnte sich Meerrettich auf das Meer beziehen. Dafür spricht, dass der lateinisch-keltische Name *armoracia* übersetzt so viel wie „nahe am Meer wachsend" heißt. Dies geschah wohl nicht zuletzt deshalb, weil man die Vitamin-C-haltige Meerrettichwurzel auch längere Zeit lagern kann und sich diese als Proviant in der Schifffahrt seit Jahrtausenden bewährte, um sicher vor Skorbut, einer Vitamin-C-Mangelkrankheit, zu sein. Andererseits könnte der deutsche Name auch vom althochdeutschen Wort „Mähre", das so viel wie Pferd bedeutet, abgeleitet sein. Auch der englische Name „Horseradish" bezieht sich auf das Pferd. Und auch die Sagenwelt bringt diese Wurzel immer wieder mit Pferden in Verbindung. So erfahren wir durch eine Sage aus der Steiermark über die Herkunft der sogenannten Rosswurzel Folgendes:

Die Rosswurzel

Im 13. Jahrhundert grassierte im Saßtal in der Steiermark eine Pferdeseuche. Da der dort herrschende Herzog um den Bestand in seinem eigenen Stall besorgt war, ordnete er die Tötung aller Pferde in dem betroffenen Gebiet an. Ein Bauer namens Sarossa konnte und wollte sein Pferd, das er für seine Arbeit benötigte, nicht schlachten und rettete dieses in ein geheimes Gehege im Wald. Jeden Tag ging er in den Wald zu seinem Pferd, um es zu versorgen.

> Doch dann erkrankte der Bauer schwer und konnte das Haus nicht mehr verlassen. Der Bauer wurde von Tag zu Tag schwächer und war dem Tode nahe. Doch als er die Hoffnung auf eine Genesung bereits verloren hatte, da bemerkte seine Frau, dass das von ihm gerettete Pferd trotz der spärlichen Verpflegung vor Kraft nur so strotzte. Als sie sah, dass das Pferd immerzu Meerrettichwurzeln aus dem Boden zog, brachte sie ihrem Mann von nun an ebenso Meerrettichwurzeln zum Essen. Nach einer Woche kam Sarossa schließlich wie durch ein Wunder wieder zu Kräften und erholte sich vollends. So wurde er durch den Verzehr eben dieser Heilpflanze gesund und konnte auch wieder seiner Arbeit nachgehen. Seither gehört die Meerrettichwurzel zum festen Bestandteil in der Volksheilkunde des Saßtales. Bis heute ist man hier stolz darauf und berühmt dafür, Meerrettich anzubauen.

Im Alpenraum ist der Meerrettich vor allem ein wichtiger Bestandteil der christlichen Osterrituale und vieler traditioneller Gerichte. Im Kärntner Gailtal sagt man, das Bittere des Meerrettichs soll an die bittere Leidensgeschichte Jesu zu Ostern erinnern. Dabei hat diese christliche Tradition Gemeinsamkeiten mit dem jüdischen Pessach-Fest. Hier gehört Meerrettich neben Koriander, Lattich, Nessel und Andorn zu den traditionell bitteren Kräutern, die zu diesem Fest auf den sogenannten Sederteller kommen.
Mit Meerrettich bereitete man auch Pflaster zur Reiztherapie, bei der versucht wurde, durch Reizungen der Haut und künstlich hervorgerufene Öffnungen schlechte Säfte aus dem Körper auszuleiten. Man glaubte, dass Meerrettich sogar als Umschlag schlechte Säfte aus dem Körper ziehen kann. So kann man den Ratschlag vom Bauerndoktor Lackmüller verstehen, wonach Meerrettich bei Augenentzündungen in den Nacken gelegt werden sollte. Auf gleiche Weise werden Meerrettichscheiben im Kärntner Nockgebiet bei Kopfschmerzen angeraten.
In der Kinderheilkunde wurden früher sowohl im oberösterreichischen Alpenvorland als auch in Ostösterreich und in der Gegend um Mariazell sogenannte Meerrettichketten (Krenbetn in Oberösterreich) den Kindern bei Halsschmerzen, Diphtherie und Fieber um den Hals gelegt. Auch hier erklärte man sich diese Anwendung damit, dass der Meerrettich die schlechten Säfte auszieht und die Kinder dadurch geheilt werden. Es wird sogar gewarnt, bei kleinen Kindern zu viel Meerrettichscheiben zu verwenden, weil diese so stark ziehen.

Alpine Volksmedizin

Aufgrund günstiger Wirkungen bei Atemwegserkrankungen wird Meerrettich bei Asthma, Husten, Bronchitis, Schnupfen, Stirnhöhleneiterung, Heiserkeit und bei Halsschmerzen entweder als Sirup oder gerieben eingenommen. In Ostösterreich wird bei Fieber zusammen mit Sauerteig ein Umschlag – ein sogenanntes Dampferl – bereitet und um Hand- und Fußgelenke gelegt. Im oberösterreichischen

Alpenvorland wird selbiges bei Lungenentzündung auf den Brustbereich aufgetragen. In der Steiermark wird Meerrettich gerieben oder mit Roggenmehl vermischt bei Fieber aufgelegt. Meerrettich wird dabei immer frisch verwendet. Der Sirup wird meist in Form eines Schichtsirups hergestellt, oder die Wurzel wird ausgehöhlt, mit Zucker gefüllt und über Nacht stehen gelassen.
Genauso wie bei Atemwegserkrankungen wird Meerrettich auch bei Infekten der Harnwege verwendet. Zusätzlich sagt man dem Verzehr der Wurzel eine Erhöhung der Harnmenge nach, weshalb Meerrettich auch bei Nierenleiden angeraten wird.
Besonders dem Saft wird bei regelmäßigem Konsum ein günstiger Effekt bei Gallenkolik, Gallenblasenentzündung, Gallensteinen, Magengeschwüren und Magenkrämpfen zugesprochen. Bei Verdauungsschwäche, schwachem Appetit und bei Würmern wird der häufige Verzehr von frischem Meerrettich angeraten.
Im Alpenraum wird Meerrettichsaft, der Auszug mit Milch oder besonders oft auch der Auszug mit Essig bei Sommersprossen, Leberflecken (Hyperpigmentierung), Pilzerkrankungen, Schuppen, Akne, Warzen und bei Frostbeulen verwendet.

Aus der Forschung

Im Meerrettich sind es die scharf schmeckenden Senfölderivate, die für die positiven Wirkungen verantwortlich sind. Diese werden durch Enzyme in Isothiocyanate umgewandelt, in Atemwege und Harnwege transportiert und dort an die Atemluft und an den Harn abgegeben. Durch diesen Ausscheidungsprozess kommen die antibiotisch wirksamen Verbindungen genau dorthin, wo man sie bei Husten und Harnwegsinfekten haben möchte. Es zeigte sich, dass Zubereitungen aus frischer Meerrettichwurzel grampositive als auch gramnegative Keime sowie Viren (auch Influenzaviren) und Pilze hemmen. Es werden sogar sogenannte Problemkeime wie *Staphylococcus aureus* und *Pseudomonas aeruginosa* wirksam bekämpft, die heute Resistenzen gegen viele Antibiotika entwickelt haben. Unter Laborbedingungen wirkten die Senfölderivate zudem hemmend auf das Wachstum von Krebszellen. Beim Trocknen werden die Senfölderivate allerdings in flüchtige Senföle gespalten und dadurch unwirksam.
Tagesdosierung→ 20 g der frischen Wurzel **Vorsicht**→ Bei Magen- und Darmgeschwüren sowie bei Nierenentzündung darf Meerrettich nicht verwendet werden, da es hier zu zusätzlichen Reizungen kommen kann. **Sammelzeitpunkt**→ Die Wurzel wird im Herbst oder im Frühling gesammelt.

Zum Selbermachen: Essigauszug gegen Sommersprossen und Hyperpigmentierung

Zutaten→ 30 g Meerrettichwurzel; 100 ml Weinessig **Zubereitung**→ Den frisch geriebenen Meerrettich mit dem Essig übergießen und fest verschlossen für etwa 2 Wochen an einen dunklen Ort stellen. Anschließend abfiltrieren und in eine saubere Flasche füllen. Die Haltbarkeit liegt bei 1 Jahr. Der Essigauszug sollte täglich auf die Hyperpigmentierung aufgetragen werden.

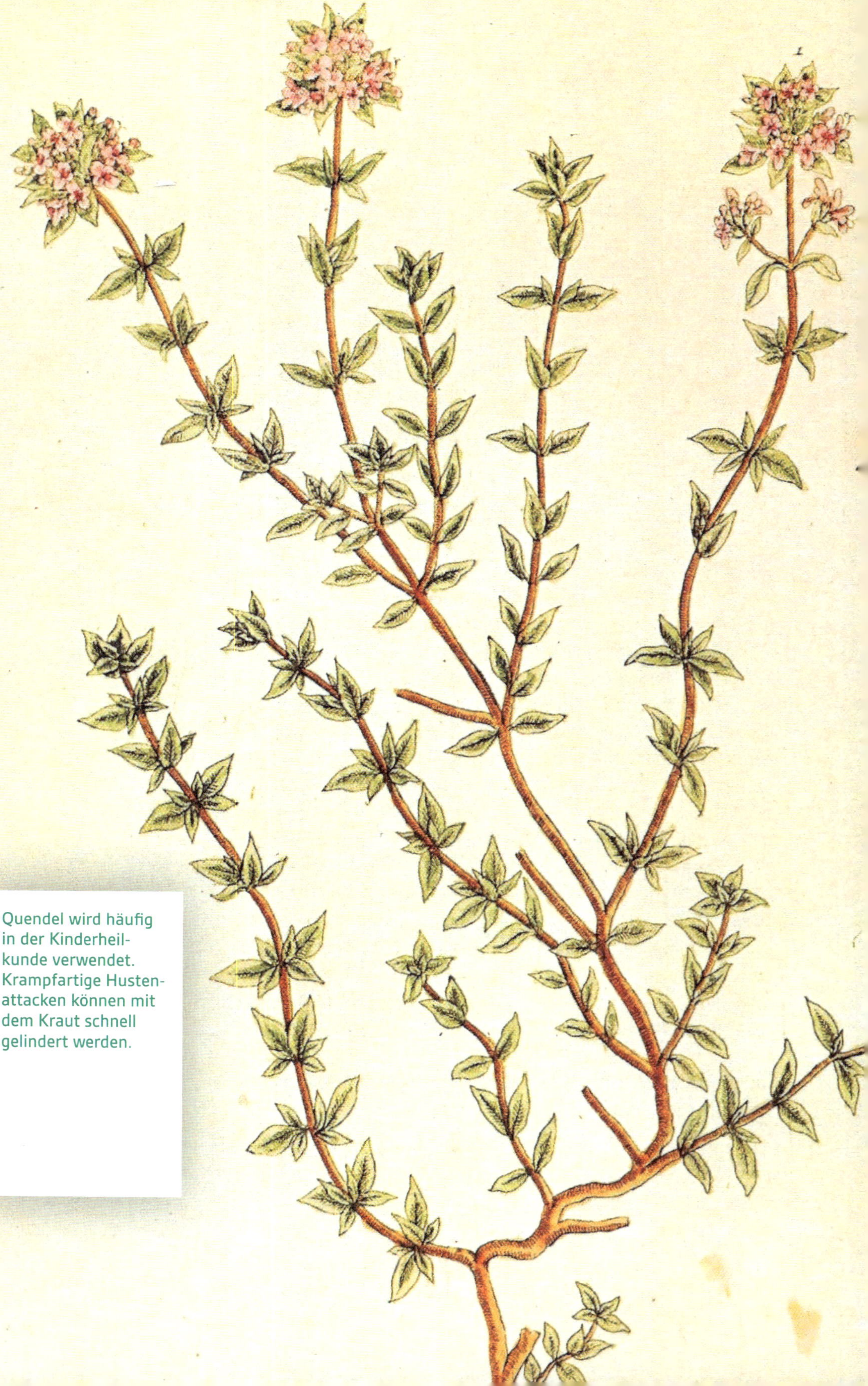

Quendel wird häufig in der Kinderheilkunde verwendet. Krampfartige Hustenattacken können mit dem Kraut schnell gelindert werden.

Quendel → Das Hustenmittel für Kinder

Thymus serpyllum

Auch bekannt unter: Jungfernzucht, Feldquendel, Kundlkraut, Kuttelkraut, Zwendel

LADINIEN: Fiór di ròis, Pentusa, Timo
NORDTIROL: Gewendlach, Karwendel
KÄRNTEN: Gawendel, Thim
STEIERMARK: Kindlkraut
OBERÖSTERREICH: Kuddelkraut
WIEN/NIEDERÖSTERREICH: Wild's Kutlkraut

Quendel ist eine der beliebtesten Heilpflanzen des Alpenraumes. Aufgrund ihres aromatischen Geruches wird diese mit dem Thymian eng verwandte Heilpflanze bereits seit Jahrtausenden hochgeschätzt. Ähnlich wie Thymian im Mittelmeerraum wird Quendel im Alpenraum mit Liebe und Fruchtbarkeit in Verbindung gebracht. So band man in Südtirol und im Salzburger Land an Fronleichnam Kränze aus Quendel, die man zumindest in Südtirol ins Haar von Jungfrauen steckte. Im Arzneibüchlein der Maria Elisabeth Edtingerin aus Steyr in Oberösterreich aus dem Jahre 1712 wird „Khundlkraut" neben Mutterkraut sogar als Pflanze erwähnt, mit deren Hilfe man schwanger wird.

Der Name „Kuttelkraut" (Kundlkraut, Kindlkraut, Kuddelkraut, Wild's Kutlkraut) könnte mit der Tatsache zusammenhängen, dass Quendel, wie im Salzkammergut noch im 20. Jahrhundert üblich, zum Würzen des Kuhmagens (Kuhdlfleck) verwendet wurde.

Quendel wird auch gerne in der Bienenzucht verwendet. Bienenstöcke werden mit Quendel geräuchert, um die Varroamilbe zu bekämpfen. Außerdem wird der Bienenkorb mit Quendel ausgerieben, damit sich die Bienen nach dem Ausschwärmen wieder leichter einfangen lassen.

Alpine Volksmedizin

Quendeltee und auch der Sirup eignen sich hervorragend zur Behandlung von Husten, Bronchitis und als Inhalation bei Schnupfen. Besonders in der Kinderheilkunde hat sich Quendel neben Thymian als krampflösendes Hustenmittel bewährt.

Quendeltee wird gerne bei Menstruationsbeschwerden getrunken, da er Unterleibskrämpfe bessert. In den Wechseljahren wird Quendel gerne als Badezusatz verwendet. Auch 3 bis 4 Wochen vor der Geburt soll er, als Tee oder als Badezusatz, die Gebärmutter kräftigen und die Geburt dadurch erleichtern.

Als Waschung oder Umschlag wird Quendel bei Hautausschlägen, die auch allergisch bedingt sein können, sowie bei Wunden, Erfrierungen, Akne, Neurodermitis und Geschwüren empfohlen.
In der Volksheilkunde wird Quendel sehr verbreitet bei schmerzenden Beinen, Quetschungen, rheumatischen Gelenkschmerzen sowie bei Kopf- und Zahnschmerzen als Tee und als alkoholische Einreibung angeraten. Quendel gilt als eine stärkende Heilpflanze und wird im Alpenraum deshalb bei Muskelschwund, für schwache Kinder, zur Stärkung der Muskeln und Knochen sowie bei Rachitis verwendet. Weil Quendel als kräftigend gilt, empfiehlt man ihn im Gailtal auch als Fußbad bei müden und schmerzenden Füßen.
Eine vielfach vergessene Anwendung ist jene bei Nervosität, Schlafstörungen, leidvollen Gedanken, epileptischen Anfällen und zur Stärkung der Nerven. Auch hier gilt Quendel besonders bei Kindern als beruhigender Tee. Erwähnenswert sei an dieser Stelle, dass bereits die römischen Soldaten Thymiantee gegen Schwermut und Alpträume getrunken haben sollen.

Aus der Forschung

Im Quendelkraut finden sich als relevante Inhaltstoffe ätherisches Öl, Flavonoide und Bitterstoffe. Über die Anregung der Magenschleimhaut wird reflektorisch die Produktion von Sekreten in der Lunge und den Atemwegen erhöht. Krampfartige Hustenattacken werden auf diese Weise gebessert und hartnäckige Verschleimungen in den Atemwegen gelöst. Das ätherische Öl wirkt zudem antimikrobiell.
Tagesdosierung→ 3-mal täglich je 2 Teelöffel (2 g) des getrockneten Krautes als Tee. Die Tagesdosierung für Kinder ab einem Jahr liegt bei 1 bis 4 g. **Vorsicht**→ Keine Einschränkungen bekannt. **Sammelzeitpunkt**→ Das blühende Kraut wird von Mai bis August gesammelt.

Zum Selbermachen: Das Kärntner „Prieslach" gegen Halsschmerzen bei Kindern

Zutaten→ 5 g Quendel; 3 g Salbei; 80 g Butter; etwas Zucker **Zubereitung**→ Quendel, Salbei, Butter und eine Prise Zucker in eine Pfanne geben. Die Zutaten langsam erwärmen und sobald sich die Butter verflüssigt, noch etwa 10 Minuten bei wenig Hitze stehen lassen. Die Flüssigkeit wird noch heiß in ein kleines Glas abfiltriert. Beim Abkühlen entsteht eine cremeartige Konsistenz, die Kindern bei Halsschmerzen teelöffelweise alle 2 bis 3 Stunden eingegeben werden kann. Im Kühlschrank gelagert, liegt die Haltbarkeit bei 3 Tagen.

Schlüsselblume → Lindert chronischen Husten

Primula veris & elatior

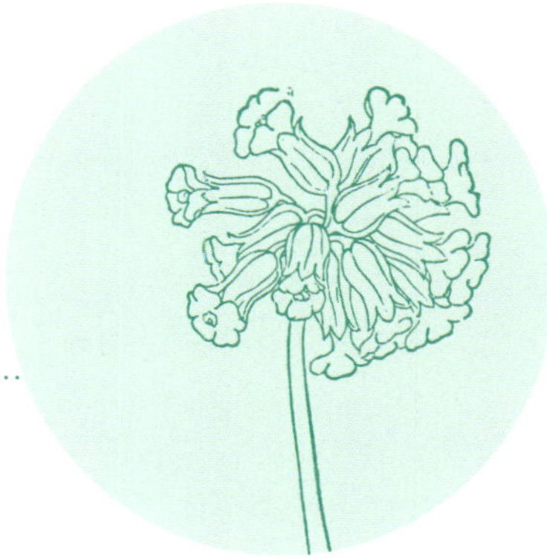

Auch bekannt unter: Himmelschlüssel

SÜDTIROL: Kraftblüml, Peterschlissel, Schwindelblüh
LADINIEN: Primula granda, Tleves dl paravis
NORDTIROL: Burgaschlüssl, falsche Platenigen, Melchabuchzagaal
VORARLBERG: Battenge
KÄRNTEN: Petrusschlüssel
STEIERMARK: Fastenblümerl
SALZKAMMERGUT: Goldschlüssel

Als eine der ersten Blumen im Frühjahr wird die Schlüsselblume als ein willkommener Frühlingsbote gesehen. Wie ein Schlüssel ein Tor öffnet die Schlüsselblume symbolisch das Tor zu einer neuen Vegetationsperiode. Aus dieser Verbindung bildeten sich seit der Antike zahlreiche Sagen und Legenden, in denen die Schlüsselblume immer als Schlüssel gesehen wurde. So soll Petrus der Himmelschlüssel aus der Hand und in Form der Schlüsselblume auf die Erde gefallen sein (Petrusschlüssel). Auch in der Sagenwelt des Alpenraumes symbolisiert die Schlüsselblume einen Schlüssel zu verborgenen Schätzen:

Der Goldschlüssel

Einst trieb ein Schäfer im Frühling seine Schafe auf eine bereits schneefreie Weide in den Bergen. Da erblickte er eine Gruppe leuchtend gelber Schlüsselblumen und steckte sich die schönste und größte der Blumen an seinen Hut.
Nach einer Weile bemerkte er, wie sein Hut schwerer und schwerer wurde, und als er ihn abnahm, fand er anstelle der Schlüsselblume einen Schlüssel aus purem Gold. An einem Felsen erblickte er sogleich eine Fee, die ihm erklärte, dies sei der Schlüssel zu einem großen Schatz. Mit diesem Schlüssel könne er den Felsen öffnen und habe Zugang zu den Schätzen der Erde. Allerdings dürfe er das Wichtigste nicht im Berg vergessen. Er öffnete mit dem Schlüssel ein im Berg sichtbar gewordenes Tor und fand nach kurzer Zeit eine große Menge an Gold und Schätzen, wie er es sich nicht im Traum hätte ausdenken können. So füllte er all seine Taschen mit Gold und schaffte, so viel er nur tragen konnte, aus dem Berg ins Tal. Trotz der Warnungen der Fee

vergaß er jedoch das Wichtigste, nämlich die in einen goldenen Schlüssel verwandelte Schlüsselblume, im Berg. So schloss sich das Tor im Berg wieder und blieb bis heute verschlossen. Und die zusammengerafften Schätze des Schäfers zerfielen zu Staub.

Alpine Volksmedizin

Volksmedizinisch werden die oberirdischen Teile der Schlüsselblume sehr häufig als Tee bei Erkrankungen der Atemwege verwendet. Neben einem schleimlösenden Hustenmittel wird der Tee bei Asthma, Keuchhusten, Bronchitis, Erkältung und Halsschmerzen eingesetzt. Die Wurzel wird als Schnupftabak bei Katarrhen der oberen Atemwege und bei Schwindel empfohlen.

Hildegard von Bingen nannte die Schlüsselblume als Heilpflanze gegen Melancholie und Nervosität. Diese Indikation ist auch den Alpenbewohnern nicht unbekannt. Hier wird die Schlüsselblume bei Schlafstörungen, Nervosität, Depressionen, Schwindel (Schwindelblüh), nervöser Schwäche und Migräne angeraten.

Die Schlüsselblume wird, wie im Mittelalter üblich, auch als Tee oder Weinauszug bei Gicht und Gelenkschmerzen verwendet. Das „Kraftblüml" gilt zudem als herzstärkend, als nützlich bei hohem Blutdruck und in Südtirol als prophylaktisches Mittel gegen Schlaganfall. Der Tee aus den Blüten wird im Kärntner Mölltal sogar bei Herzrhythmusstörungen empfohlen.

Äußerlich gilt der Presssaft des Krautes als Schönheitsmittel und soll besonders bei rissigen und aufgesprungenen Händen sowie gegen Hautflecken helfen.

Aus der Forschung

Verantwortlich für die schleimlösende und das Abhusten erleichternde Wirkung sind die Saponine, die zu 3 bis 10 % in der Wurzel und in etwas geringerer Konzentration in den Blüten enthalten sind. Diese steigern reflektorisch über den sogenannten *Nervus vagus* die Produktion von Sekreten in den Bronchien, wodurch sich festsitzender Schleim besser löst. In den Blüten sind es die Flavonoide, die die Wirkung unterstützen. Vor allem bei chronischem Husten und dem sogenannten Altershusten hat sich Primel auch im klinischen Alltag bewährt.

Tagesdosierung→ 3-mal täglich 1 Teelöffel (1 g) der getrockneten Blüten oder ½ Teelöffel der getrockneten Wurzel (0,5 g) als Tee. **Vorsicht**→ Zubereitungen aus Schlüsselblume können bei empfindlichen Personen Magenbeschwerden und Übelkeit hervorrufen. Bei Allergie gegen Primeln sollte auf die Schlüsselblume verzichtet werden. **Sammelzeitpunkt**→ Die Blüten werden im März und April, die Wurzel wird von September bis November gesammelt.

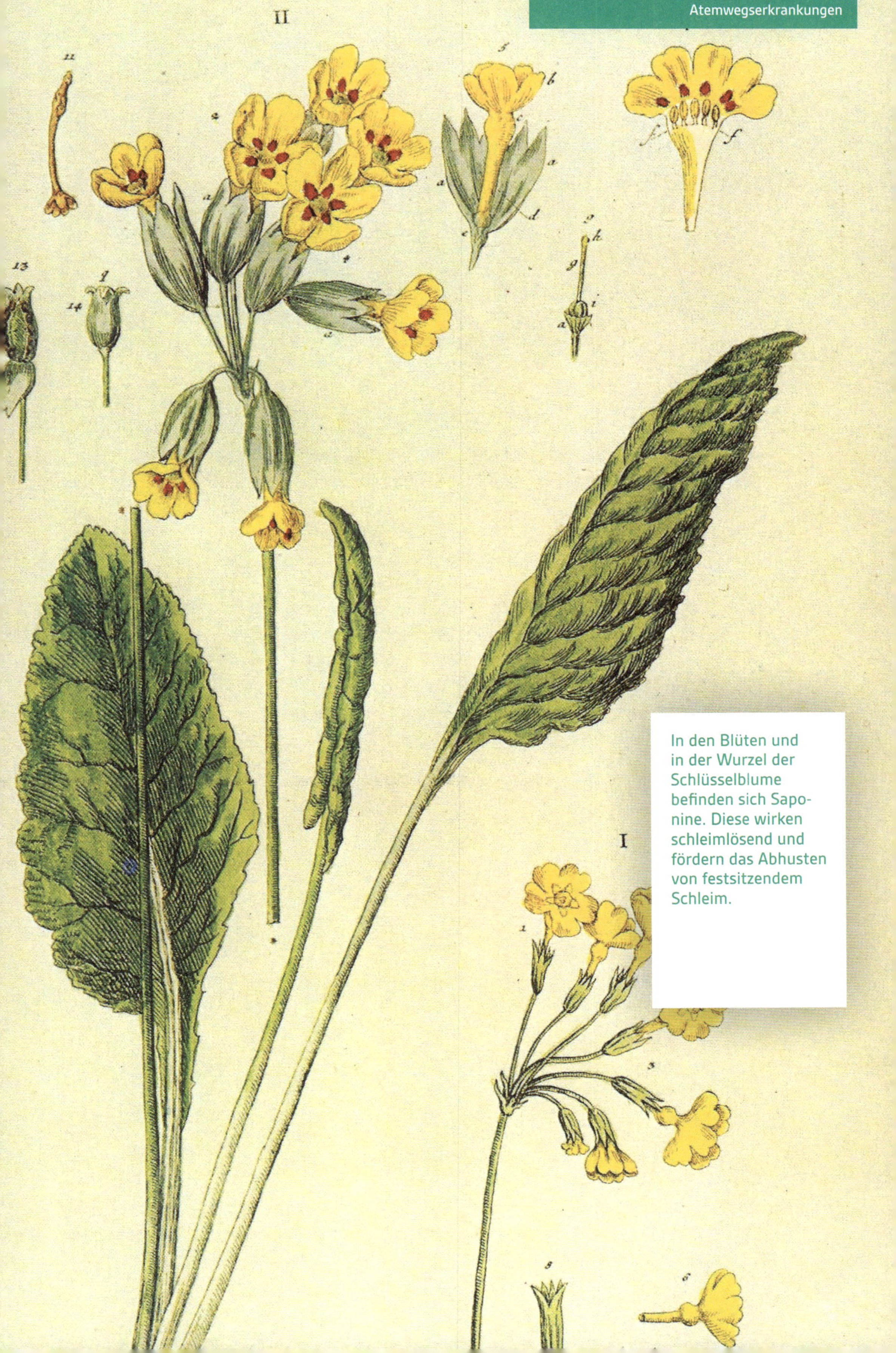

In den Blüten und in der Wurzel der Schlüsselblume befinden sich Saponine. Diese wirken schleimlösend und fördern das Abhusten von festsitzendem Schleim.

Zum Selbermachen: Schlüsselblumensirup gegen Husten

Zutaten→ 1 Handvoll Schlüsselblumenblüten; 100 ml Weingeist; 500 ml Wasser; 500 g Zucker **Zubereitung**→ Die Blüten mit dem Weingeist und dem Wasser übergießen und etwa 2 Wochen an einen dunklen Platz stellen. Anschließend abfiltrieren und die gewonnene Lösung mit dem Zucker zu einem Sirup aufkochen. Den noch heißen Sirup in mehrere kleine Flaschen abfüllen und diese – sobald abgekühlt – in den Kühlschrank geben. Die Haltbarkeit liegt bei 6 Monaten. Der Sirup eignet sich teelöffelweise eingenommen bei verschleimten Atemwegen und Husten.

Zum Selbermachen: Schlüsselblumenbonbons gegen Husten und Heiserkeit

Zutaten→ 30 g frische Schlüsselblumenblüten; 500 g Zucker **Zubereitung**→ Die Blüten und etwas Zucker (ca. 50 g) mit einem Pürierstab zu einer Paste vermengen. Dann in einem Topf den restlichen Zucker erhitzen. Sobald der Zucker flüssig wird, gibt man die zuvor verriebene Paste hinzu und lässt das Ganze noch bei niedriger Hitze flüssig werden. Die heiße Zuckerlösung auf einem gut gefetteten Backblech in Fingerbreite auftragen und abkühlen lassen. Die flüssige Lösung verfestigt sich rasch zu einer festen Masse, die, sobald sie vollständig abgekühlt ist, in kleine bonbongroße Stücke geschnitten werden kann. Mit Traubenzucker bestreut, kleben diese nicht aneinander. Die Bonbons sollten an einem trockenen, kühlen Ort gelagert werden. Sie sind einige Monate haltbar und können bei Husten sowie Heiserkeit mehrmals täglich genossen werden.

Spitzwegerich → Das Lungenkraut

Plantago lanceolata

Auch bekannt unter: Lungenkraut

SÜDTIROL: Frauendreißigenblüh, Spitzwögerkraut
LADINIEN: Bauzie, Pianèn, Trapiantèn
KÄRNTEN: Aflkraut, Wögerat
STEIERMARK: G'spitztwegat
SCHWEIZ: Ripplichrut
BAYERN: Tribus

Spitz- und Breitwegerich (*Plantago major*) werden in der Volksheilkunde auf sehr ähnliche Weise verwendet und haben in der europäischen Heilkunde eine ausgesprochen lange Tradition. In der 2. Strophe des angelsächsischen Kräutersegens, der immerhin fast 1.000 Jahre alt ist, spürt man regelrecht die Verehrung, die dieser Pflanze schon damals zuteil wurde.

> Und du, Wegerich, der Kräuter Mutter,
> offen nach Osten, mächtig im Inneren:
> Über dich fuhren Karren, über dich ritten Königinnen,
> über dir weinten Bräute, über dir schnaubten Ochsen.
> Allen widerstehst und widerstandst du,
> so widerstehe auch dem Gift und der Ansteckung
> und dem Übel, das über das Land dahinfährt.
>
> Angelsächsischer Neunkräutersegen aus dem 11. Jahrhundert

Schon Dioskurides empfahl Wegerichsaft in der Antike als Wundheilmittel. In der altnordischen, isländischen „Völsunga Sage" (13. Jahrhundert) werden Wegerichblätter von einem Wiesel (Hermel) auf Wunden gelegt, um diese zu heilen. Im Südtiroler Wipptal hieß Wegerich dementsprechend noch im 19. Jahrhundert „Hermelkraut". Dass sich diese Anwendung über die Jahrhunderte im Alpenraum bewährte, bezeugt nicht zuletzt eine Erwähnung aus dem 16. Jahrhundert. Prozessakten belegen, dass der Südtiroler Bauerndoktor Wolfgang Mitterhofer im Jahr 1596 erfolgreich mit Breitwegerich ein Geschwür heilte, wo andere Mittel versagt hatten.

Alpine Volksmedizin

Der Tee des auch als „Lungenkraut" betitelten Spitzwegerichs soll bei Heiserkeit, Husten, Bronchitis und Erkältung hilfreich sein. Er gilt als schleimlösend, als hervorragender Lungentee im Allgemeinen und wurde früher unter anderem im Mölltal auch gerne bei Tuberkulose getrunken. In der Volksheilkunde wird hierzu seit Jahrhunderten auch der Spitzwegerichsirup hergestellt, ein Schichtsirup aus frischen Blättern und Zucker. Da es bei der unsachgemäßen Trocknung zu einem teilweisen Abbau der wirksamen Inhaltsstoffe kommt, scheint diese Art der Zubereitung mit frischen Blättern sehr sinnvoll.

Frische Spitzwegerichblätter werden bis heute bei offenen Wunden, Hämorrhoiden, Eiterungen, Geschwüren und auch bei Blutungen verwendet. So wie wir dies aus der indianischen Medizin kennen, ist Spitzwegerich auch eine Heilpflanze zur Versorgung von Bisswunden, wie z. B. Schlangenbissen. Die frischen Blätter oder der Frischpflanzensaft sollen auch bei Insektenstichen schnell Abhilfe schaffen. Im Südtiroler Altrei, im Zillertal und in der Oststeiermark legt man diese, vermischt mit Salz, auch auf Kropferkrankungen auf.

Der Tee hilft laut Volksheilkunde auch bei Magenbeschwerden, Durchfall, Leberleiden, Sodbrennen, Gelbsucht, Bluterbrechen, Mundfäule und bei Zahnschmerzen sowie äußerlich bei Ohrenschmerzen. In Trins in Nordtirol sowie im Vinschgau in

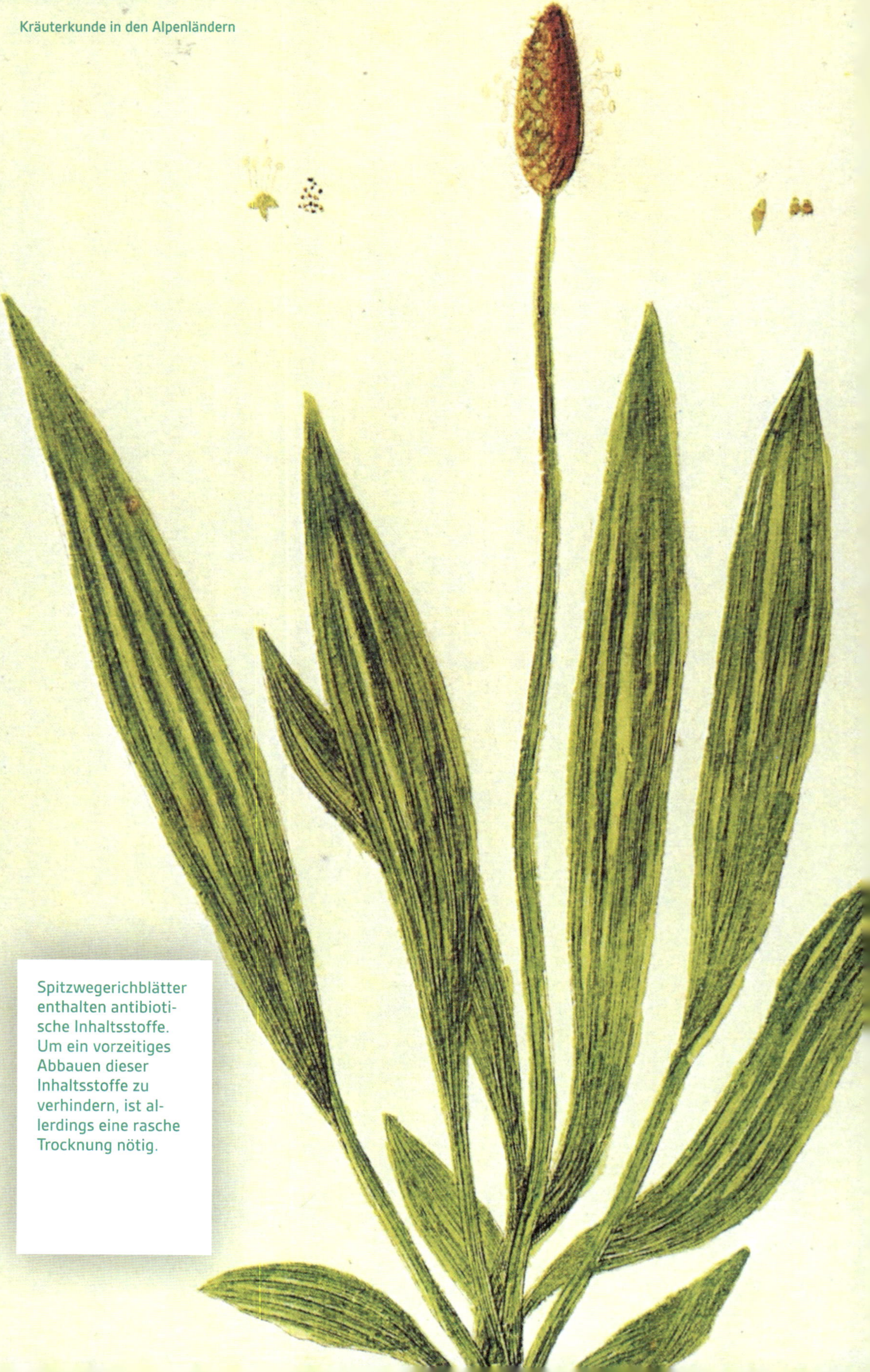

Spitzwegerichblätter enthalten antibiotische Inhaltsstoffe. Um ein vorzeitiges Abbauen dieser Inhaltsstoffe zu verhindern, ist allerdings eine rasche Trocknung nötig.

Südtirol werden hierzu Gefäßbündel ins Ohr gesteckt. Im Salzburger Flachgau werden die braun gefärbten Fäden immer wieder erneuert. Werden diese nicht mehr braun, so soll auch die Entzündung verschwunden sein.

Aus der Forschung

Als relevante Inhaltsstoffe finden sich im Spitzwegerich Schleimstoffe (bis 6 %), Iridoidglykoside mit Aucubin und Catalpol sowie Flavonoide, Kieselsäure, Gerbstoffe und sogenannte Phenylethanoide. Spitzwegerich besitzt zahlreiche nachgewiesene medizinische Wirkungen. Zum einen wirkt Spitzwegerich durch das enthaltene Aucubin und Acteosid entzündungshemmend und antimikrobiell. Zum anderen wirken Schleimstoffe reizlindernd und immunstimulierend und verstärken den antibakteriellen Effekt. Zusätzlich konnte dem Extrakt eine blutgerinnungsfördernde Wirkung bescheinigt werden. So lassen sich die meisten der volksmedizinischen Anwendungen auch rational erklären. Durch die antibakteriellen, immunstimulierenden und entzündungshemmenden Effekte wirken sich Zubereitungen aus Spitzwegerich besonders günstig bei Atemwegserkrankungen mit Husten aus, erklären aber auch nachgesagte wundheilende Effekte.

Tagesdosierung→ 3-mal täglich 2 Teelöffel (2 g) der getrockneten Blätter als Tee. Kinder ab 1 Jahr können 2-mal täglich ½ Teelöffel der getrockneten Blätter als Tee zu sich nehmen. **Vorsicht**→ Keine Einschränkungen bekannt. **Sammelzeitpunkt**→ Die Blätter können von Mai bis September gesammelt werden. Die Wirksamkeit ist aber bei jungen Blättern im Frühsommer am höchsten. Da es bei einer zu langwierigen Trocknung zu Abbauprozessen der wirksamen Inhaltsstoffe kommt, sollten Spitzwegerichblätter rasch bei etwa 50 °C im offenen Backrohr getrocknet werden.

Zum Selbermachen: Traditioneller Hustensirup

Zutaten→ 2 Handvoll Spitzwegerichblätter; 1 Handvoll frische Fichtentriebe; Zucker **Zubereitung**→ Die frisch gesammelten Spitzwegerichblätter grob zerkleinern, ebenso die Fichtentriebe. Dann in etwa 1 cm hohen Schichten abwechselnd in ein Marmeladeglas füllen: eine Schicht Spitzwegerichblätter, darauf eine Schicht Zucker, darauf eine Schicht Fichtentriebe, wiederum eine Schicht Zucker usw. Wichtig ist, die einzelnen Schichten gut anzudrücken. Die oberste Schicht sollte Zucker sein. Anschließend das volle, gut verschlossene Glas für einige Wochen in den Kühlschrank geben. Nach etwa 4 Wochen den gewonnenen Sirup in kleine, saubere Flaschen abfüllen. Im Kühlschrank gelagert, ist der Sirup 6 Monate haltbar. Mehrmals täglich 1 Teelöffel des Sirups eignet sich bei trockenem krampfartigem Husten und Heiserkeit.

Muskel- und Gelenkbeschwerden

Schmerzen gehören wohl zu einem der größten Übel des Menschen. In früheren Zeiten war das Leben im Alpenraum noch härter und arbeitsintensiver als heute. Gelenkschmerzen und Rückenprobleme waren an der Tagesordnung und konnten die lebenswichtige Arbeitskraft beeinträchtigen. Deshalb wurde der Behandlung von Schmerzen in der Volksheilkunde stets eine hohe Aufmerksamkeit entgegengebracht. Die im Alpenraum bei Weitem häufigste Anwendung erfahren dabei bis heute Arnika, Wurmfarn und Kampfer.

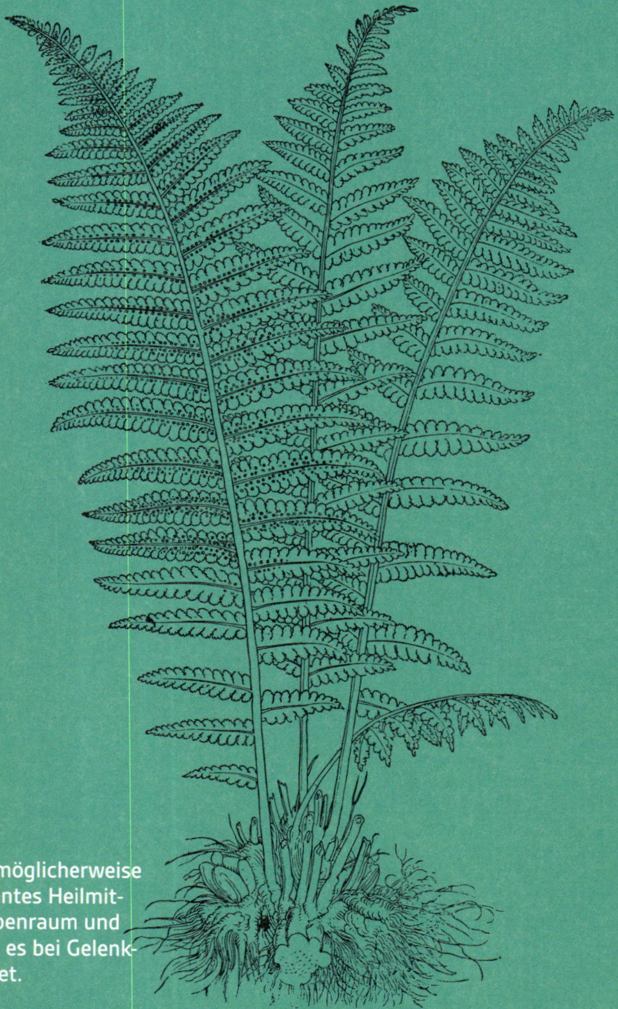

Wurmfarnkraut ist möglicherweise ein bis heute verkanntes Heilmittel. Im gesamten Alpenraum und darüber hinaus wird es bei Gelenkschmerzen verwendet.

→ S. 118

Arnika → Die Kraftwurz

Arnica montana

Auch bekannt unter: Donnerblume, Krieger, Wohlverleih, Wolfszeisel

SÜDTIROL: Altvatermark, Bergwurz, Engelkraut, Fallkraut, Gamsblüml
NORDTIROL: Kraftwurz
OSTTIROL: Kraftrosen, Kathreinwurz
KÄRNTEN: Schmertaschen, Mahderblumen
STEIERMARK: Wundkraut
SALZKAMMERGUT: Wundkräutl

Schlag, Stoß oder Fall,
Arnika hilft überall.

Volksspruch aus dem Alpenraum

Hildegard von Bingen schreibt als eine der Ersten von der „Wolvisgelegena". Die namentliche Verbindung zum Wolf findet sich bis heute in den volkstümlichen Namen „Wolfszeisel" und „Wohlverleih" (früher „Wolferlei"). Der Wolf stand in der germanischen Mythologie für das Böse. Der Kornwolf wurde beispielsweise für Ernteausfälle verantwortlich gemacht, weshalb man zur Sommersonnenwende Arnikabüschel an die Ecken der Felder steckte, um das Feld vor ihm zu schützen. Möglicherweise wurde Arnika aber auch so benannt, weil sie gegen den Hautwolf (*Intertrigo perinaealis*), eine durch Reibung entstehende nässende Hautentzündung, verwendet werden kann.
Um 1600 beschrieb Marx Sittich von Wolkenstein in seiner Landesbeschreibung von Südtirol die Arnika aus ungeklärten Gründen als „Schlangenmord". Er nannte sie als Heilmittel gegen Epilepsie, eine Anwendung, die auch die darauffolgenden Jahrhunderte Bestand hatte und der die Arnika den Namen „Fallkraut" verdankt.
Im Alpenraum wie auch im Kärntner Nockgebiet wird Arnika häufig unter dem Dach aufbewahrt und bei Gewittern verbrannt, weil die sogenannte Donnerblume Blitzschläge abhalten soll. Dementsprechend gibt es bei Gewittern den weitverbreiteten Spruch:

Steckt Arnika an,
damit sich das Wetter scheiden kann.

Der berühmte Biologe Konrad Gesner, der 1561 in seinem Werk „Horti Germaniae" auch die Arnika beschrieben hatte, starb 1565 im Alter von 39 Jahren nach zwei Drachmen (etwa 7 g) Arnika, weil er beweisen wollte, dass Arnika ungiftig sei.

Alpine Volksmedizin

Die häufigste Anwendung von Arnika ist jene bei schmerzhaften Entzündungen des Bewegungsapparates. Arnikaschnaps, -tinktur oder -öl werden bei rheumatischen Gelenkschmerzen, Rückenschmerzen, Verrenkungen, Quetschungen, Muskelkater, schweren und müden Beinen, Wadenkrämpfen, Sehnenscheidenentzündung und bei Gicht verwendet. Daneben gilt Arnika als das Desinfektionsmittel schlechthin. Vielerorts vernimmt man sogar den Hinweis, Arnika sei gleichwertig antiseptisch wie eine Jodlösung. Dementsprechend wird der Arnikaschnaps, ein Ölauszug oder eine Salbe aus Arnika bei Wunden aller Art, Geschwüren, Insektenstichen, Hautausschlägen, Warzen, Venenentzündung, Frostbeulen, Hämorrhoiden und bei Nasenbluten verwendet. Sogar innerlich soll die Tinktur (5 Tropfen in ein Glas), vor einer Operation getrunken, die Wunden schneller verheilen lassen.
Aufgrund dieser desinfizierenden Wirkung sind Arnikaöl und Arnikaschnaps auch als Mundspülung ein beliebtes Heilmittel bei Zahnfleischentzündung, Zahnfleischschwund und Zahnschmerzen.
In einem geringeren Ausmaß gilt der Arnikaschnaps, stark verdünnt eingenommen, als hilfreich bei Erkrankungen im Magen-Darm-Trakt. Er wird bei nervösem Magen, Magenkrämpfen, Bauchschmerzen, Blinddarmschmerzen, Krämpfen, Übelkeit, Durchfall und bei Blähungen empfohlen.
Auch bei Atemwegserkrankungen wurde Arnikaschnaps früher stark verdünnt verwendet, so bei Atemnot, Lungenentzündung, Rippenfellentzündung, Fieber und Grippe. Bei Halsschmerzen und Heiserkeit wird er auch gegurgelt.
In der Frauenheilkunde wird vorwiegend Arnikaschnaps als Umschlag bei Milchstauung und Brustdrüsenentzündung während des Stillens sowie früher zur Desinfektion der Geburtswunden empfohlen. Die Beschreibung der Arnika durch Hildegard von Bingen als betörende Heilpflanze, die die Begierde der Sich-Liebenden entfacht, findet sich insofern in der Volksheilkunde wieder, da Arnika eine Anregung auf die Keimdrüsen des Mannes und eine anregende Wirkung auf den Unterleib der Frau nachgesagt wird.
Arnika gilt als kräftigende und den Kreislauf stabilisierende Heilpflanze. In diesem Sinne sind auch die Namen „Kraftrose", „Kraftwurz", „Krieger" und „Altvatermark" zu verstehen. Vor allem innerlich genossen wird Arnikaschnaps, -öl und -tee eine mildernde Wirkung bei Schwindel, Durchblutungsstörungen und schwachen Nerven nachgesagt.
In der Tierheilkunde wird die Grundrosette der Arnika im Kärntner Nockgebiet dem Futter beigemengt, um die Geburt zu erleichtern. Arnikatee wird im gesamten Alpenraum zur Wundversorgung empfohlen.

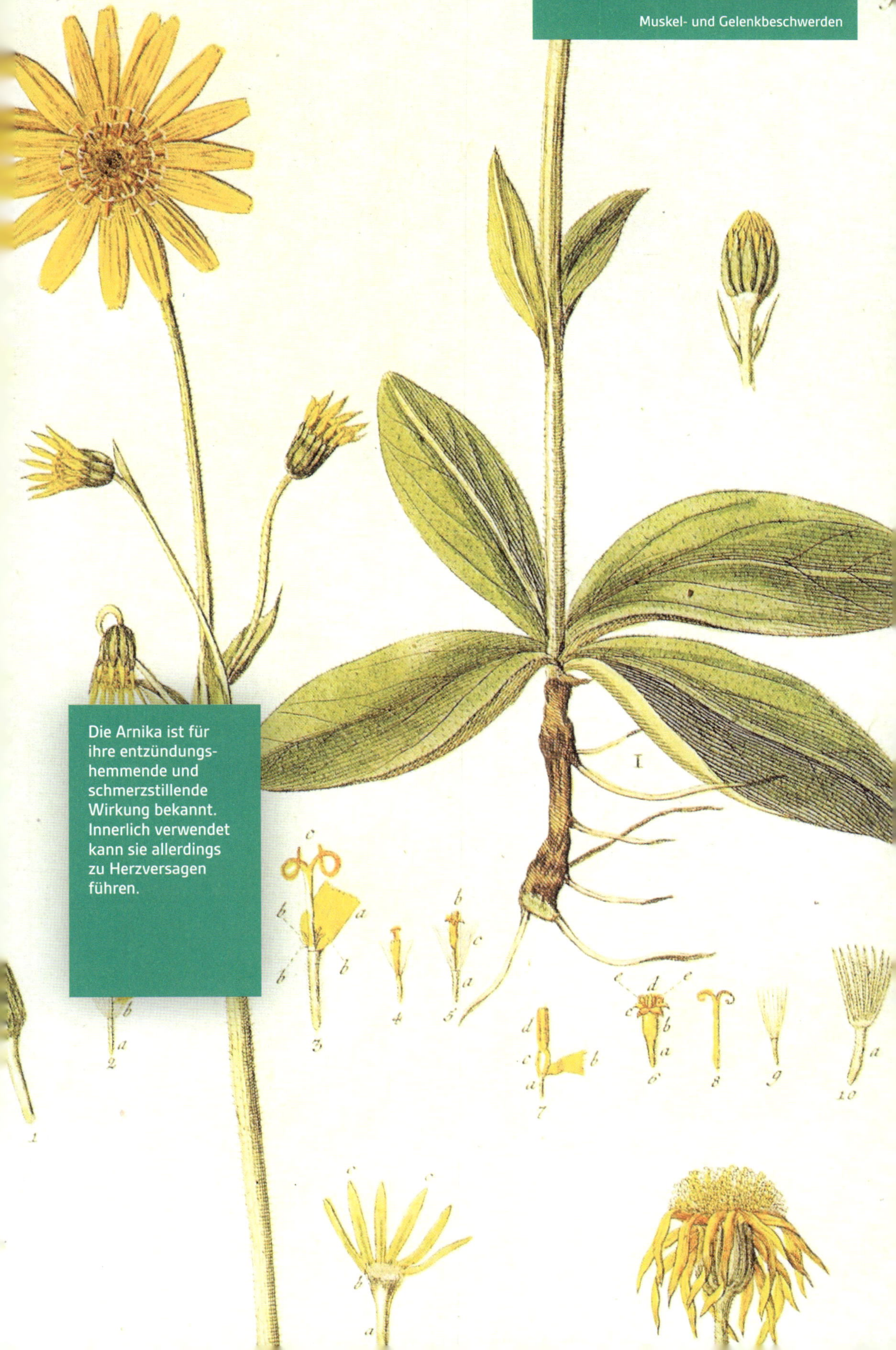

Die Arnika ist für ihre entzündungshemmende und schmerzstillende Wirkung bekannt. Innerlich verwendet kann sie allerdings zu Herzversagen führen.

Aus der Forschung

In den Arnikablüten finden sich als wirksamkeitsrelevante Verbindungen Sesquiterpenlactone, ätherisches Öl sowie Flavonoide. Die Sesquiterpenlactone wirken ausgesprochen entzündungshemmend und schmerzstillend. Gleichzeitig entfaltet das Extrakt auch leicht blutverdünnende Effekte, indem die Verklumpung von Thrombozyten gehemmt wird. Sesquiterpenlactone wirken gegen eine Vielzahl an Erregern antimikrobiell. Das ätherische Öl regt die Hautdurchblutung an, womit der entzündungshemmende Effekt unterstützt wird. Deshalb sind die volksmedizinischen Anwendungen bei Schmerzen des Bewegungsapparates sowie bei Wunden und Zahnfleischentzündung nachvollziehbar. Arnika führt innerlich eingenommen zu einer verstärkten Durchblutung der Herzkranzgefäße und zu einer Erhöhung des Herzschlagvolumens, womit die anregende Wirkung auf den Kreislauf erklärt werden kann. Allerdings kommt es in höherer Dosierung zu Herzversagen.
Vorsicht→ Arnikazubereitungen sollten nur äußerlich verwendet werden, da sie innerlich genossen zu Herzversagen führen können. Das Schicksal Gesners sei einem eine Lehre. Personen, die allergisch auf Korbblütler reagieren, sollten Arnika meiden. Vorsicht ist auch bei wunder Haut angebracht, denn bei längerer Anwendung kann es zu verstärkten Hautreaktionen mit Bläschenbildung kommen. **Sammelzeitpunkt**→ Arnika steht unter Naturschutz! Man kann getrocknete Arnikablüten oder auch die Arnikatinktur über die Apotheke beziehen. Diese Pflanzen stammen aus angebauten Kulturen und belasten dadurch nicht die heimischen Bestände.

Zum Selbermachen: Arnikawickel bei Prellungen und Gelenkschmerzen

Zutaten→ 30 g Arnikablüten; 200 ml Weinessig **Zubereitung**→ Die Blüten mit dem heißen Essig überbrühen und 15 Minuten ziehen lassen. Anschließend den Essig auf ein Tuch auftragen, ein trockenes Tuch darüberlegen und mit einem Stück Stoff an der schmerzenden Stelle fixieren. Der Wickel wird bei akuten Verletzungen kalt, bei bereits länger bestehenden Schmerzen warm angelegt und mehrmals täglich gewechselt. Ein Arnikawickel eignet sich besonders bei Prellungen, Quetschungen und Gelenkschmerzen.

Beinwell → Die Beinwurz

Symphytum officinale

Auch bekannt unter: Schwarzwurzel, Wallwurz

SÜDTIROL: Himmlbroat
STEIERMARK: Helfenbeinwurzel
SALZKAMMERGUT: Blegern
NIEDERÖSTERREICH: Beinwurz, Hasenbrot, Honnigblum
SCHWEIZ: Chuechichrut, Imbelichrut

Beinwell hat in Mitteleuropa eine sehr lange Tradition als Heilmittel bei Wunden und Knochenbrüchen. Sowohl die vorchristlichen Kelten als auch die Germanen kannten die Heilpflanze und auch in den Kräuterbüchern des Mittelalters wird sie ausführlich beschrieben. Hildegard von Bingen empfahl Beinwell, sie nannte diesen „Consolida“ (lat. *consolidare* = festmachen), bei nicht tiefen Wunden und Geschwüren. Besonders im Mittelalter überhöhte man die Wirkung dermaßen, dass erzählt wurde, dass Beinwell im Kochtopf die Knochen sogar wieder zusammenwachsen lasse. Dabei steckt die nachgesagte Heilkraft bereits im Namen „Beinwell“, der suggeriert, dass diese Pflanze bei Knochenbrüchen und Wunden gut sei. Auch der wissenschaftliche Name *Symphytum* und der ältere deutsche Name *Wallwurz* bedeuten ursprünglich „zusammengewachsen“. Früher wurde Beinwell auch sehr viel öfter bei inneren Verletzungen verwendet, wie dies das Rezept des Bauerndoktors Alois Mantinger aus Südtirol verdeutlicht. Er riet bei Kopfverletzungen zu einem Wundtrank mit Beinwell. Auch der berühmte Kiendler aus dem Zillertal empfahl Beinwell innerlich als Tee zur Blutstillung.
Die Blätter von Beinwell waren früher ein beliebtes Nahrungsmittel. In Bierteig paniert galten die Blätter lange Zeit als Delikatesse. In Südtirol nennt man Beinwell deshalb noch „Himmlbroat“, in Niederösterreich „Hasenbrot“ und in der Schweiz „Chuechichrut“. Heute werden die Blätter meist nur mehr den Schweinen verfüttert. Die Wurzel des Beinwells vertreibt Hausschaben.

Alpine Volksmedizin

In der Volksheilkunde ist das Hauptanwendungsgebiet von Beinwell der Bewegungsapparat. Der Beinwellschnaps beziehungsweise die Beinwelltinktur, die Beinwellsalbe sowie ein Umschlag der frischen Wurzel oder der frischen und zerkleinerten Blätter werden bei Gicht, Rheuma, Gelenkschmerzen, Arthrose, Knochenbruch, Bänderriss, Bänderzerrung, Tennisarm, Nabel- und Leistenbruch, Quetschungen, Prellungen, Verstauchungen, Muskelverspannungen, Muskelkater, Hexenschuss,

Ischias, Schulterschmerzen, müden Beinen, Sehnenscheidenentzündung, Beinhautentzündung und im Montafon auch bei Knochenschmerzen empfohlen.
Beinwellzubereitungen werden auch sehr oft bei Nervenschmerzen und vor allem bei Gürtelrose als Umschlag angeraten.
Eine weitverbreitete Anwendung ist jene bei Verwundungen und Hauterkrankungen. Bei Wunden, Verletzungen, Insektenstichen, Fieberblasen, Frostbeulen, Krampfadern, Venenentzündungen sowie Narben wird die Beinwellsalbe, die Tinktur oder der Tee in Form eines Umschlages verwendet.

Aus der Forschung

Die wirksamen Bestandteile des Beinwells sind die Schleim- und Gerbstoffe sowie das Allantoin. Diese kommen sowohl in der Wurzel als auch in den Blättern vor. Zusätzlich konnte ein sogenanntes Glykopeptid nachgewiesen werden, dem man entzündungshemmende Wirkungen zuspricht. Allantoin fördert die Regeneration verletzten Gewebes. Die Schleimstoffe schützen die Wundoberfläche vor Reizungen, was wiederum die Wundheilung unterstützt. Diese Kombination erklärt, weshalb Beinwellzubereitungen seit Jahrtausenden bei Gewebeschäden, Wunden und Beinbrüchen empfohlen werden.
Die im Beinwell ebenfalls enthaltenen Pyrrolizidinalkaloide können zu Leberschäden führen, wenn täglich mehr als 100 Mikrogramm Pyrrolizidinalkaloide aufgenommen werden. Deshalb kann die innerliche Anwendung nicht empfohlen werden.
Tagesdosierung→ Beinwellzubereitungen sollten mehrmals täglich äußerlich aufgetragen werden. **Vorsicht**→ Beinwell sollte nur äußerlich auf intakter Haut verwendet werden. Schwangere und stillende Mütter sowie Kinder unter 2 Jahren sollten darauf verzichten. **Sammelzeitpunkt**→ Die Beinwellwurzel wird im Frühling oder Herbst gesammelt, die Blätter im April.

Zum Selbermachen: Beinwelltinktur bei Verstauchung und Verspannung

Zutaten→ 100 g frische Beinwellwurzel; 900 ml 40%iger Alkohol **Zubereitung**→ Die zerkleinerten Wurzeln in ein leeres Gefäß geben und dieses mit dem Alkohol auffüllen. Gut verschlossen, stellt man diesen Ansatz für 4 Wochen an einen dunklen Ort. Dann abfiltrieren und in eine saubere Flasche abfüllen. Die Haltbarkeit liegt bei 2 Jahren. Die gewonnene tiefschwarze Tinktur, die den volkstümlichen Namen Schwarzwurz erklärt, kann als Umschlag oder Einreibung bei Verstauchungen, Muskelverspannungen und Gelenkschmerzen benutzt werden.

Zum Selbermachen: Beinwellwickel bei Knochenbrüchen nach dem Bauerndoktor Kiendler

Zutaten→ 100 g Beinwellwurzel; 150 ml Wasser; 50 g Heilerde **Zubereitung**→ Von der im Mai gesammelten Beinwellwurzel die äußere Rinde abschaben, trocknen und im Mörser zu Pulver zermahlen. Das Pulver in etwas Wasser kurz

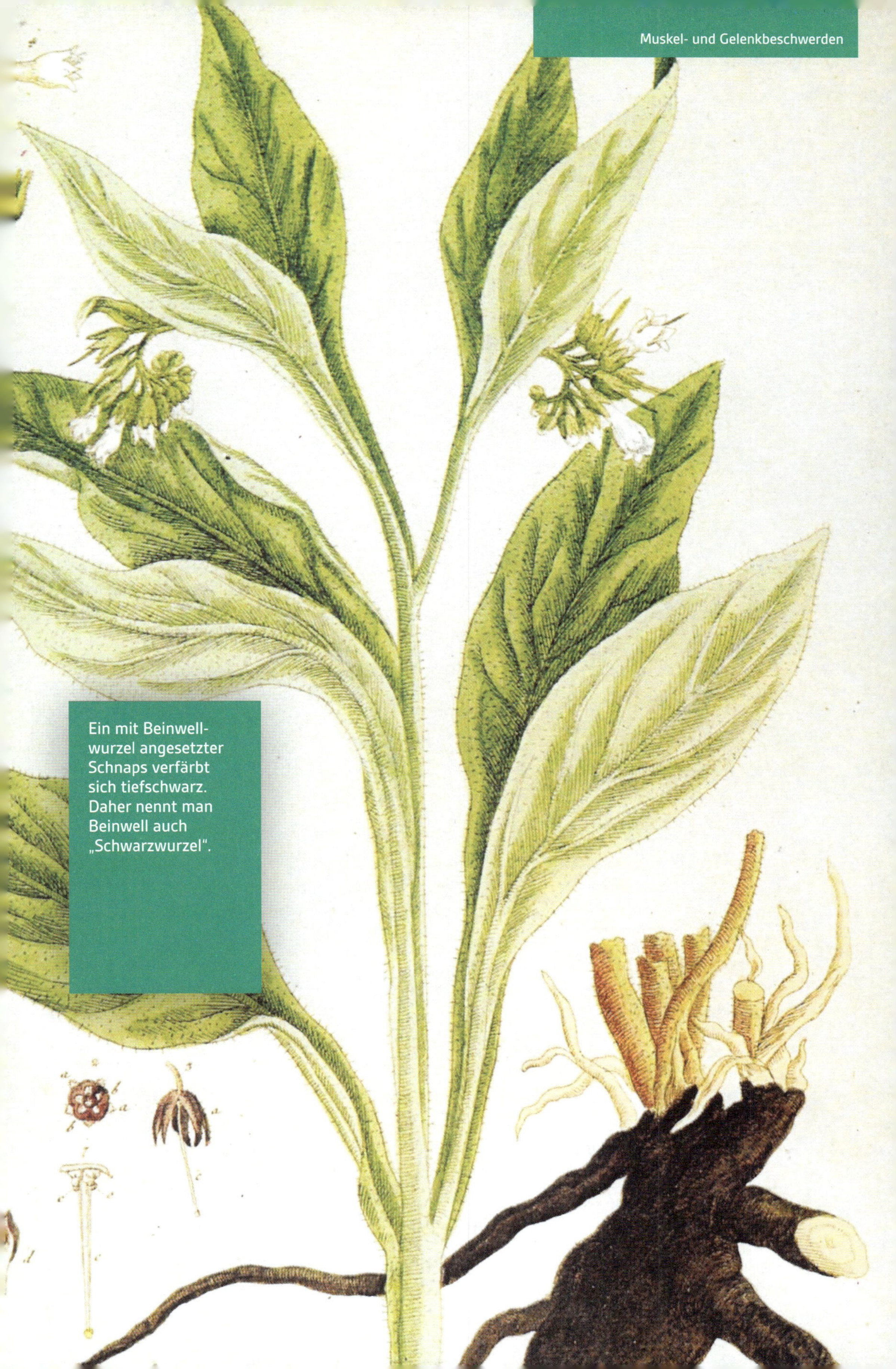

Ein mit Beinwellwurzel angesetzter Schnaps verfärbt sich tiefschwarz. Daher nennt man Beinwell auch „Schwarzwurzel“.

aufkochen und mit Heilerde zu einer Paste vermischen. Man trägt diese Paste als Wickel zur unterstützenden Heilung nach Knochenbrüchen auf. Hierzu die Paste auf ein Tuch aufstreichen und dieses auf die betroffene Stelle auflegen. Darüber ein trockenes Tuch legen und das Ganze mit einem Stück Stoff fixieren.

Heublumen → Das traditionelle Heubad

Flores Graminis

Auch bekannt unter:

SÜDTIROL: Haipelln
LADINIEN: Ferzum de fën
NORDTIROL: Miate
OSTTIROL: Blumach
VORARLBERG: Haigmüder
SALZBURG: Hariesl
LUNGAU: Omlach
KÄRNTEN: Drouwe, Schnerkert
STEIERMARK: Gsott, Haigschneggat, Heuschneakn
SALZKAMMERGUT: Haigsott
WIEN: Blamad
NIEDERÖSTERREICH: Heugnieslert

Die Heublumen sind die Blüten und Pflanzenteile, die am Ende der Fütterungsaison am Heuboden zurückbleiben. Aber nicht nur die Heublumen lassen sich verwenden, sondern auch das Heu selbst kann als Heubad verwendet werden.

Heubäder und Heublumen bestehen aus einer Vielzahl an Alpengräsern und Blumen, weshalb die genaue Zusammensetzung nicht näher definiert werden kann. Es dürfte auch nicht nur eine bestimmte Pflanzenart, sondern vielmehr die Gesamtheit der Pflanzen für die nachgesagten schmerzstillenden und entzündungshemmenden Effekte verantwortlich sein.

Heubäder hatten im Alpenraum – wie die Bäderkultur im Allgemeinen – ihren Höhepunkt im 19. und frühen 20. Jahrhundert. In manchen Gebieten des Alpenraumes, wie im Dolomitengebiet, werden Heubäder aber bis heute angeboten. In Völs am Schlern in Südtirol sogar nachweislich seit 1890, wobei sich die Patienten in den Anfangsjahren in die Dorfscheunen legten. Ursprünglich war das Heubad nur die Nachtstätte der Bauern während der Heumahd auf den Almwiesen. Das Heubad war nur in den ersten Wochen nach der Heuernte möglich, denn sobald der Trocknungsprozess abgeschlossen ist, kommt auch der für die Wärme verantwortliche Gärungsprozess zum Erliegen.

Alpine Volksmedizin

Heublumen wird eine schmerz- und entzündungshemmende Wirkung nachgesagt. Man benutzt sie als Heubad oder ihre Abkochung als Wickel bei Rheuma, Gicht, Knieschmerzen, Muskelverspannung, Hexenschuss, Rückenschmerzen, Ischias, Knochenbrüchen und Nervenentzündung. Der Lackmüller empfahl Heubäder auch bei Muskelschwäche.
Bei Erkrankungen im Bereich des Kopfes wird mit Heublumen inhaliert, um Ohrenschmerzen, Mittelohrentzündungen, Zahnschmerzen und Kopfschmerzen zu kurieren. Unterleibsschmerzen, Hodenentzündungen, Blasenleiden und Nierenentzündungen werden mit Sitzdampfbädern behandelt.
Heublumen kommen auch bei Atemwegserkrankungen häufig zum Einsatz. In Salzburg wird vor allem bei Erkältungen mit Schnupfen und Husten mit Heublumen inhaliert. Bei Lungenentzündung, Halsschmerzen und Rippenfellentzündung wird ein Wickel aus der Abkochung oder aus dem Essigauszug an der Brust beziehungsweise am Hals angelegt.
Wickel aus Heublumen sind bei Bauchschmerzen und Leberleiden sehr beliebt. Bis heute werden sie in der Volksmedizin als Umschlag bei Blinddarmentzündung eingesetzt, wie es auch in einem Rezeptbuch des Lackmüllers genannt wird.
Bei Hauterkrankungen werden der Tee und der Milchauszug als Wickel sowie das Bad bei Geschwüren, Abszessen, Nagelbettentzündung, Erfrierungen, Venenentzündung, Schweißfüßen, Gürtelrose und bei Nervenentzündungen angeraten.
Heublumen sind auch in der Tierheilkunde sehr beliebt. Man behandelte bei Kühen mittels eines Wickels oder eines Dampfbads aus Heublumen Euterentzündungen, Fieber und Geschwüre.

Aus der Forschung

Die Wärme des Heubades entsteht durch Gärungsprozesse. Es bildet sich eine konstant circa 50°C hohe feuchte Wärme, die besonders bei rheumatischen Erkrankungen Abhilfe schaffen kann. Für diese positiven Effekte auf das Krankheitsbild werden vor allem durchblutungsfördernde, schmerzstillende und krampflösende Wirkungen des Heus verantwortlich gemacht. Durch die angeregte Durchblutung kommt es zu einem vermehrten Abtransport von entzündungsauslösenden Faktoren aus den Gelenken. Zudem könnten über sogenannte kutiviszerale Reflexe über die Haut auch innere Organe beeinflusst werden.
Die Gärungsprozesse werden durch einen Spaltpilz in den Gräsern hervorgerufen. Da besonders in Kalkgebieten vermehrt Blattpflanzen auf den Almwiesen vorkommen, fällt die Gärung hier besonders intensiv und langandauernd aus – es kommt sogar zu Selbstentzündungen des Heus. Deshalb sind bis heute vor allem Kalkgebiete wie das Dolomitengebiet berühmt für ihre Heubäder.
Eine genaue Zuordnung dieser Wirkungen auf einzelne Pflanzen ist weder beim Heubad noch bei den Heublumen wegen der Vielzahl und Variabilität an enthaltenen Alpenpflanzen möglich. **Vorsicht→** Herzschwache Personen sollten wegen der

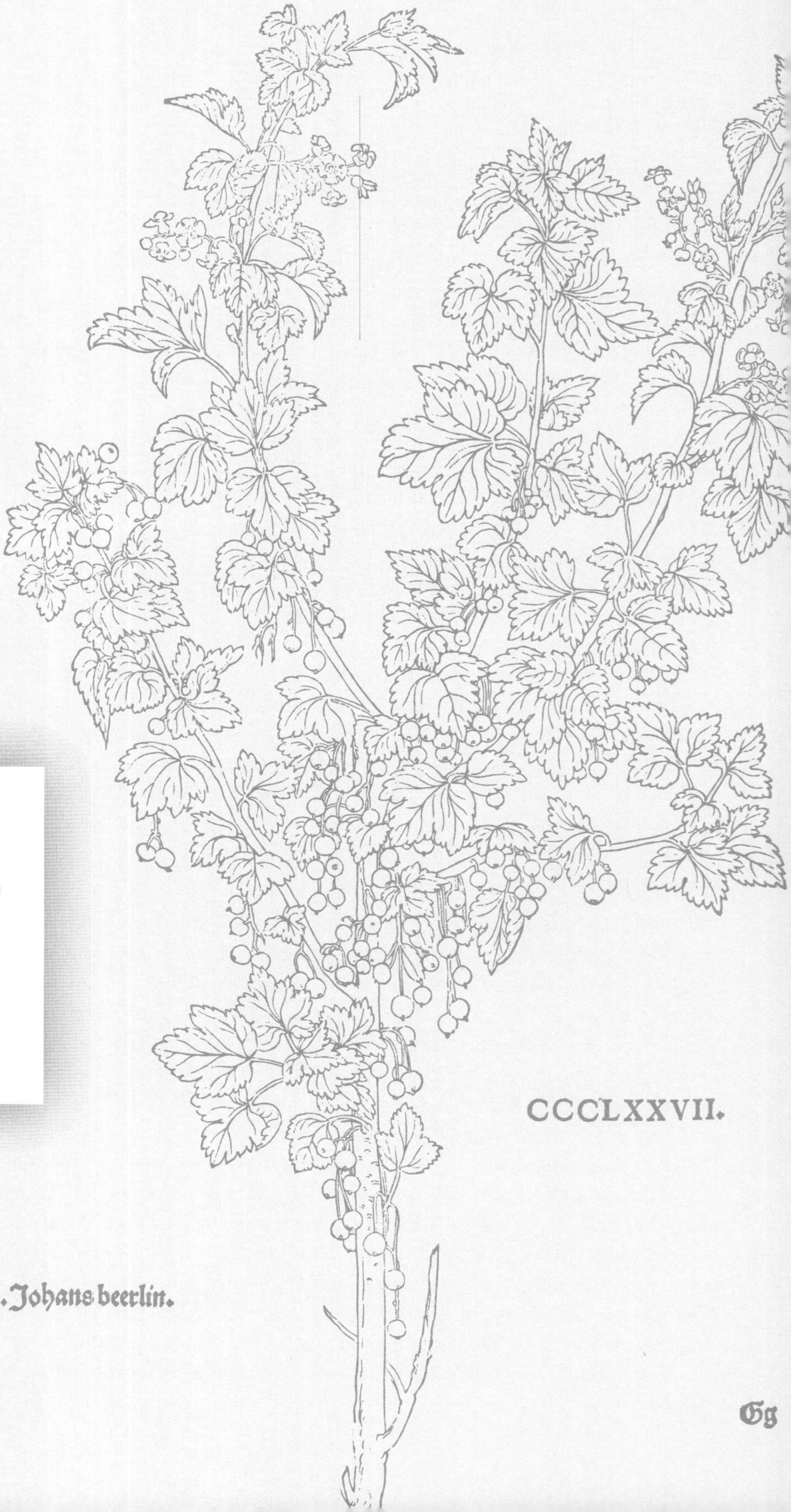

CCCLXXVII.

S. Johans beerlin.

Gg

Die Johannisbeerblätter werden bei Gelenkschmerzen als Tee getrunken. Tatsächlich zeigten Untersuchungen, dass diese entzündungshemmend wirken.

doch hohen Temperaturen auf Heubäder verzichten. Heublumen dürfen nur äußerlich oder als Inhalation angewandt werden. **Sammelzeitpunkt**→ Man kann Heublumen in Apotheken, Drogerien und Kräuterläden kaufen.

Zum Selbermachen: Heublumenbadezusatz bei Gelenkschmerzen

Zutaten→ 100 g Heublumen; 1 l Wasser **Zubereitung**→ Die Heublumen mit dem kochenden Wasser übergießen und das Ganze etwa 15 Minuten ziehen lassen. Anschließend den Auszug abfiltrieren und diesen zum Badewasser geben.

Johannisbeere → Die Gichtbeere

Ribes nigrum

Auch bekannt unter: Cassis, Gichtbeere, Ribisel

SÜDTIROL: Gartnwaimo, Saurschpa
LADINIEN: Azie, Ruspinéla, Ua spinéla
NORDTIROL/BAYERN: Weinbeerl

Die Johannisbeere wurde erst im 16. Jahrhundert von den Kräuterbuchautoren als Heilpflanze erwähnt. Ribes ist der alte deutsche Name, der volkstümliche Name Ribisel ist demnach ein sehr ursprünglicher, alter Name dieser Pflanze.
Im Volksglauben werden die Blätter der Johannisbeere, wie der Name „Gichtbeere“ bereits suggeriert, bei rheumatischen Gelenkschmerzen und Gicht benutzt. Mancherorts wird sogar behauptet, dass die Blätter bereits zu einer Besserung führen, wenn sie nur am Körper getragen werden.

Alpine Volksmedizin

Vom Johannisbeerstrauch werden sowohl die Früchte als Presssaft als auch die Blätter als Tee bei Gicht und Rheuma empfohlen. Der Schnaps aus den Früchten gilt als beruhigend und wird bei Nervenschmerzen und Schlafstörungen verwendet. In Vorarlberg wird der Schnaps aus den Johannisbeerfrüchten auch gegen das sogenannte Ameisenlaufen, also Kribbeln in den Beinen, getrunken.
Bei Atemwegserkrankungen sagt man dem Tee aus den Blättern und dem Presssaft aus den Früchten eine fiebersenkende und eine die Immunabwehr steigernde Wirkung nach. Zudem soll mithilfe dieser Zubereitungen Husten, ja sogar Keuchhusten gebessert werden.

Die getrockneten Früchte sowie der aus den Früchten angesetzte Schnaps helfen bei Durchfall, Appetitlosigkeit, Magenschmerzen, Blähungen und bei Gallensteinen.
In der Frauenheilkunde wird im Kärntner Nockgebiet dem Tee aus den Blättern eine positive Wirkung bei Unterleibsschmerzen in den Wechseljahren nachgesagt.
Der Tee aus den Blättern gilt zusätzlich unter anderem im Mariazellerland als Nierentee, der die Niere anregt und dadurch wassertreibend wirkt.
Der Johannisbeere sagt man auch positive Wirkungen auf das Kreislaufsystem nach. Der Tee der Blätter soll den Cholesterinspiegel senken und gegen Arteriosklerose helfen und der Schnaps aus den Früchten Eisenmangel, Kreislaufprobleme und Ödeme bessern.

Aus der Forschung

In den Blättern der Johannisbeere finden sich sogenannte Proanthocyanidine, die durch eine sogenannte COX-2-Hemmung Entzündungsreaktionen hemmen und Radikale neutralisieren. Die ebenfalls enthaltenen Flavonoide wirken pilzhemmend. Zudem konnte ein wassertreibender Effekt beschrieben werden, sodass die Anwendung als Nierentee erklärt werden kann.
Gerade die Anwendung bei Rheuma und Gicht scheint wegen der gefundenen entzündungshemmenden Komponente nachvollziehbar. Auch von den Fachgesellschaften, wie der europäischen ESCOP, wird nach eingehender Prüfung die Anwendung der Blätter bei rheumatischen Beschwerden als sinnvolle Maßnahme befürwortet.
Die genannten Anwendungen im Magen-Darm-Trakt lassen sich durch nachgewiesene Gerbstoffe, die sowohl in den Blättern als auch in den Früchten vorkommen, im Ansatz erklären. Hier kommt es zu abdichtenden Effekten an den Schleimhäuten, wodurch Reizungen und Entzündungen gebessert werden. Die Johannisbeerfrüchte sind zudem reich an Vitamin C, sodass sie sich besonders bei Erkältungskrankheiten eignen.
Tagesdosierung→ 2- bis 3-mal täglich 2 Teelöffel (2 bis 4 g) getrockneter Blätter oder je 1 Teelöffel (2 g) der getrockneten Früchte. **Vorsicht**→ Keine Einschränkungen bekannt. **Sammelzeitpunkt**→ Die Blätter werden im Juni, die reifen Früchte im Juli gesammelt.

Zum Selbermachen: Teemischung bei Gicht

Zutaten→ 40 g Johannisbeerblätter; 40 g Brennnesselblätter; 20 g Birkenblätter **Zubereitung**→ 2-mal täglich eine Tasse Tee trinken. Pro Tasse 1 Esslöffel der Teemischung verwenden.

Kampferbaum → Lindert Muskelschmerzen

Cinnamomum camphora

Auch bekannt unter: Gaffer, Kampferlorbeer

NORDTIROL: Gaffrac

Kampfer wird durch Destillation aus dem Holz des bis zu 40 Meter hohen Kampferbaumes gewonnen. Dieser stammt ursprünglich aus China und ist deshalb traditioneller Bestandteil der chinesischen Medizin. Kampfer ist über weite Strecken transportierbar und wurde wie auch andere aromatisch duftende Pflanzen sehr früh in die europäische Heilkunde integriert. In der bäuerlichen Hausapotheke des 19. Jahrhunderts war Kampferschnaps innerlich und äußerlich genossen sogar eines der bedeutendsten Heilmittel.
Aromatisch duftenden Pflanzen und Harzen wurde seit jeher eine besondere Wirkung zugeschrieben. Man kann dies vor allem in den Heilmitteln gegen die Pest beobachten, die sich allesamt durch ihren besonderen Geruch auszeichnen und so die Krankheiten abwehren bzw. heilen sollten. So wird in einem dieser sehr vielfältigen Rezepte gegen die Pest Kampfer zusammen mit Engelwurz, Baldrianwurzel, Wacholderbeeren, Lorbeerfrüchten, Kamillenblüten, Minze und Safran in Weißweinessig genannt.
Wie dies bereits Hildegard von Bingen geschrieben hatte, galt Kampfer auch bei den Südtiroler Ragginern als Schutzmittel gegen Zauberei: eine Anwendung, die wohl ebenfalls aus der Meinung resultierte, dass aromatische Düfte böse Lüfte vertreiben.

Alpine Volksmedizin

Die Alpenbewohner sprachen dem sogenannten „Gafferwasser“ den Rang eines Allheilmittels zu. Am häufigsten wird Kampferschnaps als hilfreich bei Gelenkschmerzen, Gicht, Rückenschmerzen, Ischias, Verstauchung, Prellung, Verrenkung, Muskelkrämpfen, Hexenschuss und bei Kopfschmerzen, die auch migräneartig sein können, beschrieben.
Kampferschnaps, Kampfersalbe oder in Wasser gelöster Kampfer werden bei diversen Hauterkrankungen wie Flöhen, Kopfläusen, eitrigen Entzündungen, Wunden, Brandwunden, Geschwüren, Insektenstichen, Venenentzündungen, Krampfadern und bei Frostbeulen empfohlen.
Kampferschnaps dient in der Volksheilkunde innerlich genossen als Heilmittel bei

schlechter Verdauung, Magenverstimmung, Magenschmerzen und Blähungen. Alois Mantinger benutzte Kampfer im 19. Jahrhundert sogar bei Tieren, wenn diese sich beispielsweise überfressen hatten.
Als Inhalation und als Einreibung wird Kampfer bei Halsschmerzen, Erkältung, Husten, Keuchhusten, Asthma, Lungenentzündung und bei Bronchitis als hilfreich beschrieben.
Kampfer gilt zudem auch als Kräftigungsmittel, eine Anwendung, die bereits Hildegard von Bingen erwähnt hatte. In der Volksheilkunde wird Kampferschnaps dementsprechend als Einreibung zur Stärkung des Allgemeinzustandes und gegen Frühjahrsmüdigkeit verwendet. Innerlich genossen oder als Einreibung sollten hiermit auch Durchblutungsstörungen gebessert werden.

Aus der Forschung

Bei der Beobachtung von Testpersonen, die Kampfer innerlich aufnahmen, konnte man eine anregende Wirkung auf den Kreislauf feststellen. Zudem wird der Blutdruck erhöht und die Atmung verstärkt. Insgesamt konnte eine verbesserte Belastbarkeit in diversen Tests festgestellt werden, womit nachgesagte stärkende Effekte erklärt werden können. In den Atemwegen wirkt Kampfer schleimlösend.
Äußerlich wirken Kampferzubereitungen durchblutungsfördernd und leicht betäubend. Bei Gelenk- und Muskelschmerzen kommt es durch eine Zunahme der Hautdurchblutung zu einem verbesserten Abtransport entzündungsauslösender Stoffe, wodurch Schmerzen und Entzündungsreaktionen gebessert werden. Deshalb eignet sich Kampfer neben rheumatischen Schmerzen auch bei Muskelkater und Prellungen.
Tagesdosierung→ Ein 1- bis 10%iger Kampferschnaps (10 bis 100 g pro Liter Schnaps) wird 3- bis 4-mal täglich aufgetragen. Innerlich wird ein Tageshöchstwert von 300 mg reinem Kampfer bei gesunden Erwachsenen als unbedenklich angesehen. **Vorsicht**→ Kampfer sollte wegen der geringen therapeutischen Breite innerlich nicht bei Kindern verwendet werden. Außerdem können Kinder bei Applikation im Gesicht, ähnlich wie bei Menthol, mit einem gefürchteten Erstickungsanfall (Kratschmer-Reflex) reagieren. Auch bei Ekzemen und geschädigter Haut sollte Kampfer wegen einer möglichen Verschlechterung nicht verwendet werden. **Sammelzeitpunkt**→ Kampfer kann man meist in Form von Kampferwürfeln in Apotheken, Drogerien oder Reformhäusern kaufen.

Zum Selbermachen: Rossböcker Geist gegen Rückenschmerzen

Zutaten→ 10 g Kampfer; 20 g Wacholderbeeren; 1 l 40%iger Alkohol **Zubereitung**→ Der Kampfer und die Wacholderbeeren mit dem Alkohol übergießen und gut verschlossen für 3 Wochen an einen dunklen Ort stellen. Anschließend die Lösung abfiltrieren und in eine saubere Flasche abfüllen. Die Haltbarkeit liegt bei etwa 2 Jahren. Der gewonnene alkoholische Auszug ist zum äußerlichen Gebrauch als Einreibung bei Gelenks- und Rückenschmerzen geeignet.

Zum Selbermachen: Drautaler Brandsalbe

Zutaten→ 50 g Leinöl; 5 g Bienenwachs; 1 g Kampfer **Zubereitung**→ Das Leinöl langsam erhitzen und, solange es warm ist, das Bienenwachs hinzugegeben. Nach kurzer Zeit schmilzt das Bienenwachs, wobei unter mehrmaligem Umrühren eine homogene Masse entsteht. Den Kampfer in die noch flüssige Lösung geben. Die Salbe von der Wärmequelle nehmen und während des Abkühlens mehrmals umrühren. Zu guter Letzt wird die Salbe in einen Tiegel abgefüllt und in den Kühlschrank gestellt. Sie ist 6 Monate haltbar und eignet sich bei leichten Verbrennungen mit geröteter, aber intakter Haut.

Wacholder → Hilft bei Rheuma

Juniperus communis

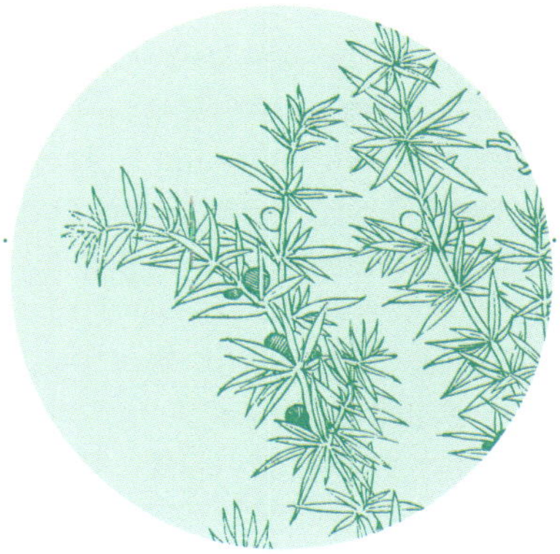

Auch bekannt unter: Stechholder

SÜDTIROL/NORDTIROL: Kranewit, Miete
LADINIEN: Jineor, Zenoro
PINZGAU: Kranzarach
KÄRNTEN: Kranabetach, Kronepör
STEIERMARK: Kranawett, Krapei
NIEDERÖSTERREICH: Granabier
SCHWEIZ: Reckolder
GRAUBÜNDEN: Burschin

Wacholder ist eines der ältesten Kult- und Heilmittel Europas. Er entwickelt beim Verbrennen einen aromatischen Rauch, weshalb er sehr früh als Räuchermittel benutzt wurde. Wacholdertriebspitzen wurden beispielsweise neben Haselnussschalen und Schlafmohnsamen an einem Brandopferplatz aus der Eisenzeit in St. Walburg im Südtiroler Ultental gefunden.
Diesen Bezug zu Kulthandlungen hat Wacholder in den letzten zwei Jahrtausenden beibehalten. Er gilt neben Weihrauch als eines der wichtigsten Räuchermittel des Alpenraumes. So besagt ein Ratschlag, dass der Senner oder die Sennerin das erste Feuer im Herd einer Almsaison, das sogenannte Saltfeuer, mit Wacholder machen sollte, um für das laufende Jahr Glück zu erbitten. Wacholder diente auch – im Herd verbrannt – als Abwehr von Gewittern und zum Ausräuchern von Haus und Stall in den Rauhnächten. Bei den Rauhnächten handelte es sich um die Nächte um den Jahreswechsel, meist die zwölf Nächte zwischen Weihnachten und dem

Dreikönigstag, in welchen nach germanischem Glauben die Grenzen zu den Welten der Verstorbenen und der Dämonen offen sind. Räucherungen sollten Mensch und Tier in dieser Zeit schützen.
Vielerorts gilt Wacholderrauch regelrecht als Desinfektionsmittel bei Seuchen und ansteckenden Krankheiten in Haus und Stall. In Zillertal räucherte man Wacholderzweige am Dreikönigstag, um sich vor Kinderlähmung zu schützen. Und zusammen mit Bibernell, Baldrian und Engelwurz gehörte Wacholder zu den prophylaktischen Heilmitteln gegen tödliche Infektionskrankheiten. So gibt es im ganzen Alpenraum ähnlich klingende Sprüche wie jenen in Kärnten:

> Iss, brauch Kranewet und Bibernell,
> wirst du sterben nicht so schnell.

Besonders in Zeiten der Pest war dieser Spruch weitläufig verbreitet und Wacholder geräuchert, getrunken und gegessen eines der zentralen Heilmittel gegen den Schwarzen Tod. Aus jenen Pestzeiten hat sich in der Obersteiermark die Sage erhalten, wonach sich Christus, als ihm eines Tages die Pest begegnete, zum Schutz unter einen „Kranebet-Baum“ gestellt habe. Und in einer Anordnung zur Bekämpfung der Pestepidemie des Rates von Luzern, verfasst vom Apotheker Renward Cysat im Jahre 1594, erfahren wir, dass sogar dezidiert verfügt wurde, dass Stube und Zimmer täglich mit „Reckholler“ (Wacholder) zu räuchern seien.
Auch bei den Bauernärzten des Alpenraumes war Wacholder eines der am häufigsten genannten Heilmittel. Johann Ragginer gebrauchte grüne Wacholderbeeren als Aphrodisiakum in der Tierheilkunde. Und der Südtiroler Bauernarzt Franz Lutz aus St. Valentin auf der Haide soll gesagt haben: „Kranewittbeeren in der richtigen Anwendung sind ein so wirkungsvolles Allheilmittel, dass mir vor jeder Kranewittstaude, der ich begegne, eine solche Ehrfurcht aufkommt, dass ich vor ihr den Hut heben könnte.“ (Grießmair, 1973)
Sehr populär ist im Alpenraum bis heute die ursprünglich vom bayrischen Geistlichen und Therapeuten Sebastian Kneipp propagierte Wacholderkur. Hier wird am ersten Tag 1 Wacholderbeere gegessen und an den darauffolgenden Tagen jeweils 1 Beere mehr, bis man am neunten Tag 9 Beeren isst und dann wieder jeden Tag um 1 Beere reduziert. Dabei variiert in der Volksheilkunde die genannte Anzahl der Beeren. Aber in etwa dauert eine ganze Kur 15 bis 20 Tage.
So wie dies bereits im Kräuterbuch von Hieronymus Bock zu lesen war, gilt der Wacholderrauch auch als Schädlingsvertreibungsmittel. Man räuchert vor allem gegen Fliegen, Motten und gegen Ungeziefer bei Schafen. Daneben eignet sich Wacholder zum Räuchern von Fleischwaren und die Beeren dienen als Gewürz. In Kärnten wurde Wacholder, speziell die Wacholderrinde, früher auch in den Tabak gegeben.

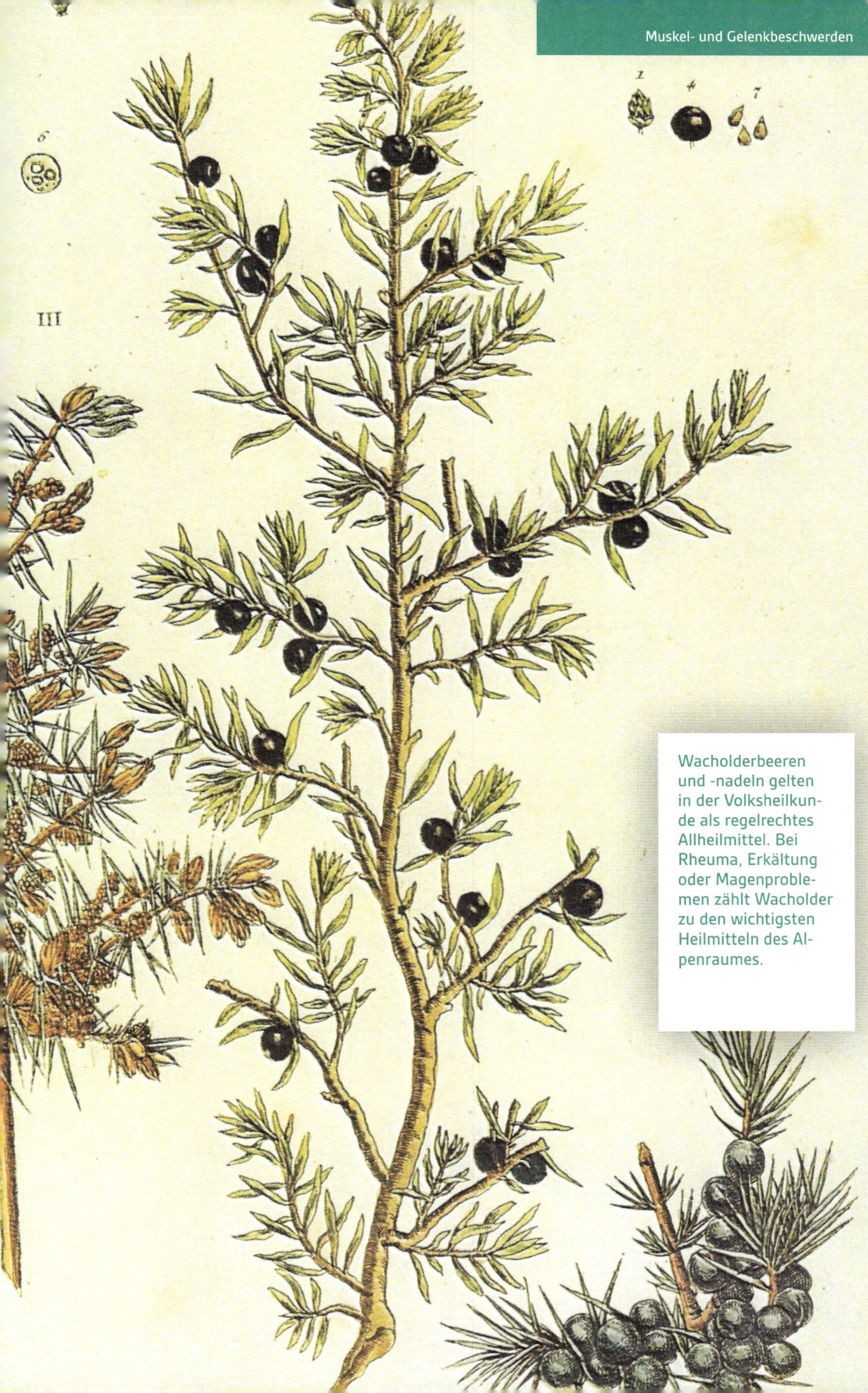

Wacholderbeeren und -nadeln gelten in der Volksheilkunde als regelrechtes Allheilmittel. Bei Rheuma, Erkältung oder Magenproblemen zählt Wacholder zu den wichtigsten Heilmitteln des Alpenraumes.

Alpine Volksmedizin

Dem Wacholder kommt in der Volksheilkunde wegen der vielfältigen Einsatzmöglichkeiten die Rolle eines Allheilmittels zu. Dabei kann fast die gesamte Pflanze, ähnlich wie beim Holunder, volksmedizinisch verwendet werden.
Das Hauptanwendungsgebiet sind Schmerzen der Gelenke und des Bewegungsapparates. Die Wacholderbeeren werden bei Rheuma und Ischias gegessen oder als Tee, Sirup oder Schnaps getrunken. Bei Muskelschmerzen werden sie neben den Sprossen und Nadeln als Abkochung ins Badewasser gegeben. Daneben werden die Beeren bei Entzündungen oder auch Muskelschmerzen gekocht und heiß auf die schmerzenden Stellen aufgelegt. Eine besondere Rolle kommt dem aus den Beeren angesetzten Wacholderschnaps und der aus den Beeren bereiteten Salbe zu. Diese werden bei rheumatischen Schmerzen, Gelenkschmerzen, Verstauchung und Ischias mehrmals täglich eingerieben. Ein Ölauszug wird dagegen eher bei Nervenentzündung und Nervenschmerzen empfohlen.
Bei Erkrankungen der Atemwege werden die Früchte, wie dies bereits Hildegard von Bingen empfahl, bei Halsschmerzen, Erkältung und bei Lungenentzündung gekaut oder als Sirup bei Engbrüstigkeit und Bronchitis eingenommen. Bei Schnupfen und Husten wird in der Volksheilkunde auch mit den Beeren und Zweigen geräuchert und der Rauch in die Nase gefächert.
Wacholder wird zudem häufig bei Erkrankungen im Magen-Darm-Trakt empfohlen. So gelten der Wacholderschnaps und der Weinauszug aus den Beeren als nützlich bei Durchfall, Magenverstimmung, zur Appetitanregung sowie bei Sodbrennen. Der Sirup gilt zusätzlich als magenstärkend.
Wacholderzweige spielen bei Ritualen zur Warzenentfernung bis heute eine Rolle in der Volksmagie. So werden beispielsweise in Südtirol gemäß der Anzahl der zu behandelnden Warzen frische Wacholderzweige unter folgendem Spruch abgebrochen: „Wacholderstaude, nimm mir bitte mein Hühnerauge." Sobald die Zweige verwelkt sind, sollten auch die Warzen verschwunden sein. Zusätzlich gilt die Wacholdersalbe, wie dies auch die Ragginer empfahlen, als Wundsalbe. Diese soll auch bei Krätze Abhilfe schaffen.
Der angesetzte Schnaps aus den Früchten wird äußerlich als Einreibung bei Nieren- und Blasenleiden verwendet. Der Tee aus den Früchten gilt innerlich eingenommen als blutreinigend, wassertreibend und blutdrucksenkend und wird dementsprechend bei Ödemen, Bluthochdruck, kleinen Nierensteinen und bei Durchblutungsstörung empfohlen. Die Früchte werden daneben bei Kreislaufstörungen mit Schwindel sowie zur Blutverdünnung gekaut.
Im antiken Griechenland wurde Wacholder unter anderem zur Beschleunigung der Geburt verwendet, eine Anwendung, die man im Vorarlberger Montafon noch heute in der Tierheilkunde kennt.

Aus der Forschung

Fast jede volksmedizinische Anwendung konnte bisher auch wissenschaftlich erklärt werden. Im Wacholder ist es vor allem das ätherische Öl, das in Zweigen, Beeren und Nadeln vorkommt, das für die meisten Wirkungen verantwortlich ist. Wacholderbeeren regen die Nierendurchblutung an, wirken krampflösend und wassertreibend. Bitter schmeckende Inhaltsstoffe der Beeren sind für die Wirkungen im Magen-Darm-Trakt verantwortlich. Denn durch die Bitterstoffe werden vermehrt Verdauungssäfte produziert, die so zu einer besseren Verdauungstätigkeit führen. Außerdem konnte eine schleimlösende und eine krampflösende Wirkung in den Atemwegen festgestellt werden. Jene Erwähnung im antiken Griechenland, wonach Wacholder die Geburt beschleunigen soll, findet in der nachgewiesenen Tonuszunahme am Uterus, also einer die Wehen auslösenden Wirkung, eine Erklärung. Ferner konnten auch blutdrucksenkende und antidiabetische Wirkungen bestätigt werden.
Tagesdosierung→ Die mittlere Tagesdosis zur innerlichen Einnahme sind 3 Teelöffel (5 g) der getrockneten Wacholderbeeren über den Tag verteilt als Tee, oder 2- bis 3-mal pro Tag 2 ml der Tinktur. Äußerlich können die Tinktur, die Salbe, der Ölauszug beziehungsweise der Schnaps 2- bis 3-mal täglich verwendet werden. **Vorsicht**→ Wacholderzubereitungen sollten maximal 4 bis 6 Wochen lang verwendet werden, da diese sonst Nierenschäden verursachen können. Ätherisches Öl sollte innerlich nicht verwendet werden. In der Schwangerschaft und bei Nierenentzündungen sollte auf Wacholder gänzlich verzichtet werden. **Sammelzeitpunkt**→ Die Beeren werden im Oktober, die Zweigspitzen und Nadeln werden in den Sommermonaten gesammelt.

Zum Selbermachen: Kräuterwein gegen rheumatische Schmerzen nach Sebastian Ragginer

Zutaten→ 20 g Wacholderbeeren; 20 g Wermut; 20 g Kamillenblüten; 20 g Fünffingerkraut; 20 g Eisenkraut; 10 g Johanniskrautblüten; 1 l Rotwein **Zubereitung**→ Die Heilpflanzen zusammen mit dem Wein 1 Stunde bei leichter Hitze erwärmen. Anschließend abfiltrieren und den Wein in eine saubere Flasche abfüllen. Der Weinauszug ist im Kühlschrank gelagert 6 Monate haltbar. Nach dem Bauerndoktor Ragginer sollte man bei rheumatischen Schmerzen hiervon 10 Tage lang 3-mal täglich ein Schnapsglas voll (2 cl) trinken.

Zum Selbermachen: Zillertaler Wacholdersalbe bei Verstauchungen

Zutaten→ 20 g grüne Wacholderbeeren; 50 g Olivenöl; 5 g Bienenwachs **Zubereitung**→ Die frischen, grünen Wacholderbeeren werden zerdrückt und im Olivenöl zusammen mit dem Bienenwachs langsam erwärmt. Man lässt das Ganze bei leichter Hitze unter mehrmaligem Umrühren 30 Minuten ziehen. Anschließend abfiltrieren und in einen Tiegel abfüllen. Im Kühlschrank gelagert, ist die Salbe 6 Monate haltbar. Die Wacholdersalbe eignet sich bei rheumatischen Gelenkschmerzen und Verstauchungen.

Wurmfarn → Bettunterlage bei Gelenkschmerzen

Dryopteris filix-mas

Auch bekannt unter: Farnkraut, Fünffingerwurz, Johannishand, Maukenkraut, Otternkraut, Wanzenkraut

SÜDTIROL: Hennpfarfl, Pforfel
LADINIEN: Fèlas
PINZGAU: Farm
KÄRNTEN: Wurmpfarm
STEIERMARK: Foamkraut
SALZKAMMERGUT: Loatan
OBERÖSTERREICH: Männerfarn
NIEDERÖSTERREICH: Fadenkraut, Fonara, Formkraut, Stockfarn

Wurmfarn ist gleich in mehrerer Hinsicht eine ganz besondere Pflanze. In der Heilkunde wird Wurmfarn nachweislich seit Jahrhunderten gegen rheumatische Beschwerden und Gelenkschmerzen im gesamten mitteleuropäischen Raum verwendet. Trotzdem gibt es hierzu fast keine Untersuchungen. Und in der Volksmagie gibt es den weitverbreiteten Glauben an einen sogenannten Farnsamen, obwohl es einen solchen gar nicht geben kann.
Im Mittelalter galt der Farnsamen als eines der stärksten Zaubermittel. Dass es den Samen in diesem Sinne nicht gibt, weil Farnpflanzen keine Samen bilden, war die Ursache für zahlreiche Legenden und Sagen, die sich mit dem speziellen Sammelritus beschäftigen. Dass es sich hier um eine sehr alte Glaubensvorstellung handelt, beweist Hildegard von Bingen, die den Samen als Heilmittel gegen Taubheit, Lähmungen und Demenz erwähnte. Gleich mehrere Sagen beschreiben, dass Farnsamen es dem Besitzer ermöglichen, sich unsichtbar zu machen. Andere Quellen beschreiben, dass man mit Farnsamen die Zukunft sehen kann. So wurde im Hexenprozess von 1629 in Steyr einem in die Zukunft blickenden Kristallseher auch der Besitz von Farnsamen angelastet.
Farnsamen, so besagen Legenden, kann man vor allem in der Sonnwendnacht sowie in der Weihnachtsnacht gewinnen. In der rätoromanischen Schweiz heißt es hierzu, dass Farnsamen nur beim Mittagsläuten am Vortag des Johannistages zu finden seien. Dass dies weitverbreiteter Volksglaube war, bezeugen die Akten des katholischen Konzils von Ferrara, bei dem 1612 das Sammeln von Farnsamen in der Johannisnacht sogar verboten wurde. Und in Bayern war im 17. Jahrhundert auch die Suche nach Farnsamen unter Strafe gestellt. In Scharnstein gab 1648 ein Mann Folgendes zu Protokoll: „Dass er den Farnsamen unter Hersagung gewisser

Formeln, darunter etliche Himmelbrandblätter gelegt. Am nächsten Tag einige Samenkörner erhalten" (Keplinger, 1988). In Linz verkaufte er 7 Kerne anschließend um je 1 Reichstaler. Prozessakten von 1719 aus Wildberg bei Linz belegen, dass sich neben dem Beschuldigten, einem Herr Michael Joseph Gruber, in der Umgebung von Linz zahlreiche Personen an der Suche nach Farnsamen beteiligten. Ein hoher Herr aus Wien – angeblich ein Bischof – war nämlich bereit, für Farnsamen 60.000 Gulden zu zahlen. Der Farnsamen sollte zum Spielen und Wahrsagen dienen.
Dass der Mythos von Farnsamen nicht auf Mitteleuropa beschränkt war, verdeutlicht Shakespeare in „Heinrich IV.", als Gadshill behauptet: „Wir besitzen das Rezept zum Farnsamen, womit man unsichtbar wird."
Der Name „Wurmfarn" stammt von der früher sehr verbreiteten Anwendung bei Wurmbefall. Heute ist diese Art der Anwendung, wegen der sehr starken Nebenwirkungen, nicht mehr gebräuchlich. Wurmfarn wird aber bis heute eine starke Wirkung gegen Ungeziefer nachgesagt. So kommen die volkstümlichen Namen „Hennpfarfl" und „Wanzenkraut" von der Verwendung von Wurmfarnkraut als Streuunterlage bei Hühnern und Hunden, um Flöhe und Läuse fernzuhalten.

Alpine Volksmedizin

Am häufigsten wird Farnkraut bei schmerzenden Gelenken verwendet. Man verwendet hierzu vor allem die Wurzel und die jungen Triebe, die im Frühjahr schneckenartig aus dem Boden sprießen. Diese werden in die Matratze gegeben, als alkoholischer Auszug oder als Abkochung in Form von Einreibungen, aber auch in Form von Bädern und Umschlägen verwendet. Besonders häufig wird dies bei Hexenschuss, Rückenschmerzen, Ischias, geschwollenen Gelenken, Arthrose, Gicht, Rheuma, Schulterschmerzen, müden Beinen, Wadenkrämpfen, Venenentzündung, Nervenentzündung, bei Fußschmerzen, Verstauchungen und bei Kopfschmerzen als sinnvoll beschrieben. Anzumerken sei, dass bereits Hildegard von Bingen vor fast tausend Jahren bei Gicht zu einem Farnbad geraten hat.
In Oberkärnten wird aus frischen Blättern ein Kissen bereitet, das man Schwerhörigen während des Schlafens aufs Ohr legt. Auch der Südtiroler Bauerndoktor Lackmüller empfahl dies.
Die Farnwurzel wird im gesamten Alpenraum als Farnessig zum Einreiben und als Umschlag bei Kropferkrankungen verwendet. Farnkraut gebraucht man äußerlich auch bei Verbrennungen und Geschwüren.
In der Tierheilkunde wird Farn gegen die Mauke, einen Hautausschlag bei Pferden, verwendet („Maukenkraut"). Zudem werden Schweine bei Entzündungen und Fieber mit Farnkraut eingewickelt.

Aus der Forschung

Während die früher gebräuchliche Anwendung bei Wurmbefall mithilfe sogenannter Butanonphloroglucide erklärt werden kann, bleibt die äußerliche Anwendung bei Schmerzen bis heute aufgrund fehlender Untersuchungen rätselhaft.

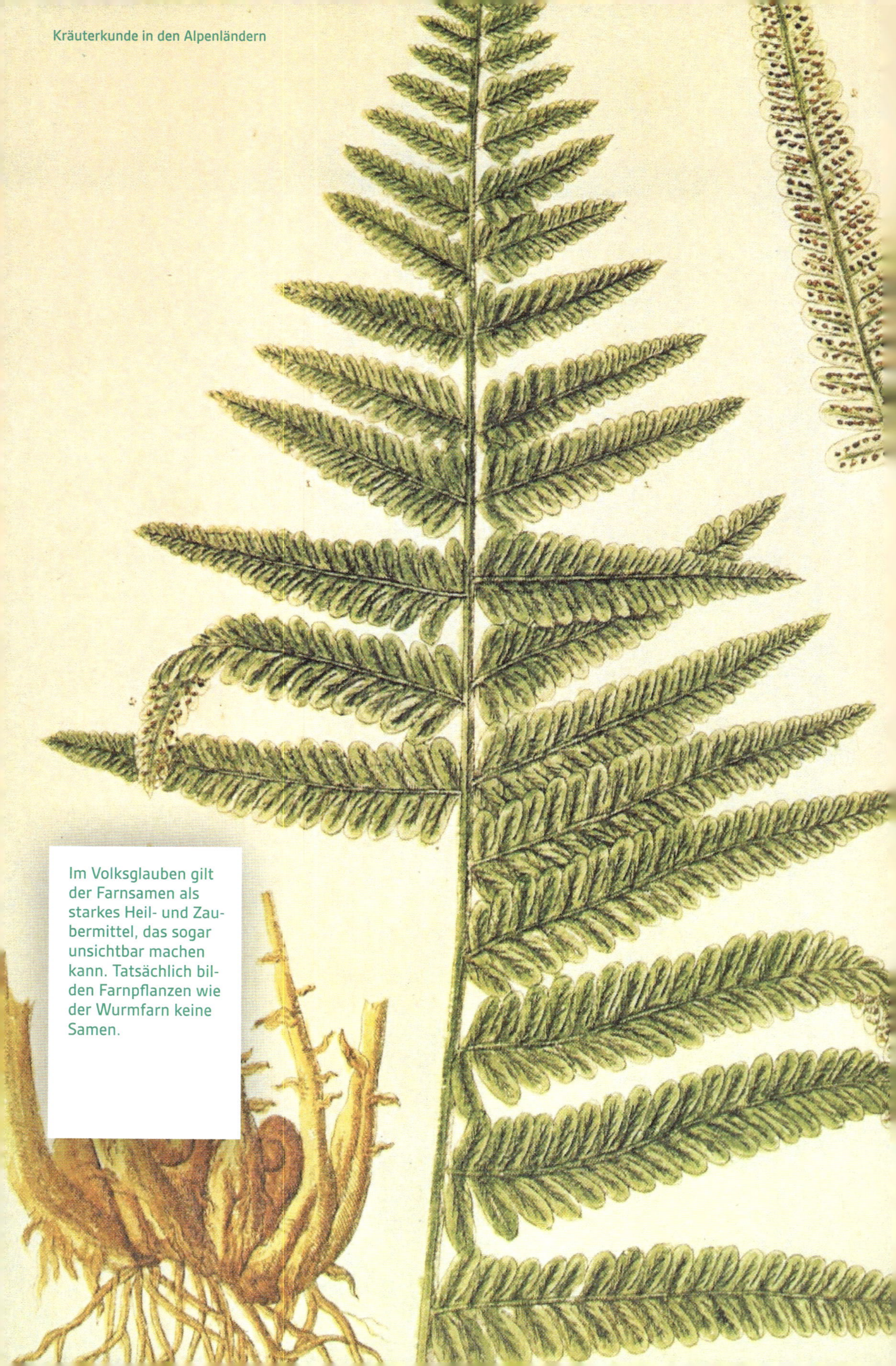

Im Volksglauben gilt der Farnsamen als starkes Heil- und Zaubermittel, das sogar unsichtbar machen kann. Tatsächlich bilden Farnpflanzen wie der Wurmfarn keine Samen.

Vorsicht→ Zubereitungen aus Wurmfarn sollten nur äußerlich als Einreibung oder Bad verwendet werden. Schwangere dürfen Farnzubereitungen nicht verwenden.
Sammelzeitpunkt→ Im April und Mai werden die oberirdischen Teile der noch jungen Farnpflanzen gesammelt. Die Farnwurzel wird im Frühling oder im Herbst gesammelt.

Zum Selbermachen: Farneinreibung bei Rückenschmerzen

Zutaten→ 100 g junge Triebe und Wurzel; 900 ml 40%iger Alkohol **Zubereitung**→ Die schneckenartigen junge Triebe und Wurzeln schneiden und mit dem Alkohol übergießen. Den Ansatz gut verschlossen für 3 Wochen an einen dunklen Ort stellen. Anschließend abfiltrieren und in eine saubere Flasche abfüllen. Die Haltbarkeit liegt bei 2 Jahren. Der alkoholische Auszug eignet sich äußerlich aufgetragen bei rheumatischen Schmerzen und Rückenschmerzen als Einreibung oder als Wickel.

Wunden und Hauterkrankungen

Pflanzen bieten bei vielen Hauterkrankungen eine sinnvolle Therapiemöglichkeit. Früher wurde in diesem Bereich von den Volksheilern wenig Wert auf eine differenzierte Diagnostik gelegt – entzündete, rote Hautkrankheiten wurden beispielsweise zu „Rotlauf" zusammengefasst. Auch das Vorarlberger „Tschüttalüs" ist eine Sammelbezeichnung für Flechten und Hautausschläge.

Weil tiefe Verletzungen schnell zum Tod führen konnten, wurde blutstillenden Mitteln besondere Aufmerksamkeit geschenkt – sowohl den bereits erwähnten Blutsegen als auch den Heilpflanzen: Schafgarbe, Spitz- und Breitwegerich, Hirtentäschel und Blutwurz sowie Pilze, wie der Zunderschwamm, der Eichenschwamm, der Staubschwamm und der Birkenporling. Letzteren trug bereits Ötzi, der „Mann aus dem Eis", vor über 5.600 Jahren bei sich, wahrscheinlich um Verwundungen behandeln zu können. Die nachgewiesenen, antibakteriell wirksamen Piptamine untermauern diese These.

Noch heute bietet die Volksheilkunde viele Rezepte und Ratschläge zur Behandlung von Warzen. Diverse Milchsäfte, etwa von Schöllkraut, Mauerpfeffer oder Wolfsmilch, werden auf die Warze getropft und die Hautschichten durch die meist zellschädigenden Inhaltstoffe nach und nach entfernt. Auf die Behandlung von Warzen zielen bis heute auch die verbliebenen Reste magischer Handlungen in den Alpentälern. Aus Altaussee ist ein Spruch bekannt, der bei diesen Ritualen gesprochen wird, während in einen Faden so viele Knöpfe gebunden werden, wie Warzen vorhanden sind:

—

> Es sind nicht 7, es sind 6,
> es sind nicht 6, es sind 5,
> es sind nicht 5, es sind 4 [und so weiter],
> es ist nicht eine, es ist gar keine.

Bärlapp → Das Teufelshosenband

Lycopodium sp.

Auch bekannt unter:

SÜDTIROL: Hexenkraut, Weidmann
NORDTIROL: Teufelshosenband
OSTTIROL: Läusekraut, Seihgras
VORARLBERG: Luschrut, Siegchrut, Siegschupp
KÄRNTEN: Bäckengras, Schlangenmoos, Seichkraut
STEIERMARK: Krahstupp, Teufelsstrumpfbandl
SALZKAMMERGUT: Schlangenmias
OBERÖSTERREICH: Krammkraut, Krampfkraut

Bärlapp ist eine typische Pflanze Mittel- und Nordeuropas und war dementsprechend den antiken Kulturen im Mittelmeerraum unbekannt. Der römische Naturphilosoph Plinius beschrieb aber vor etwa 2.000 Jahren ein Sammelritual der keltischen Druiden, die nach seinen Aufzeichnungen Bärlapp (keltisch = *selago*) als Heilpflanze und Zaubermittel verwendeten.
Bärlapp wurde früher zum Binden von Sonnwendgürteln zur Sommersonnenwende gebraucht. Da der Sonnwendgürtel von den vorchristlichen Heiden stammte, wurde im christlich geprägten Mittelalter versucht, diese heidnischen Rituale zu unterbinden, indem man den Bärlapp mit dem Teufel in Verbindung brachte. In ehemals keltischen Gebieten wie in Irland („Devil's garter"), in der Steiermark („Teufelsstrumpfbandl") und in Tirol nennt man den Bärlapp bis heute noch „Teufelshosenband". In Rivamonte Agordino in den Belluneser Dolomiten findet man bis heute Reste der kultischen Verehrung: Hier wird der wiederkehrende Frühling mittels eines vollständig in Bärlapp gehüllten Mannes, der Birkenzweige trägt, symbolisch begrüßt und gefeiert. Und im Kärntner Mölltal gilt ein Kranz aus Bärlapp bis heute als Schutzmittel vor Blitzschlägen.

Alpine Volksmedizin

Aus den Sporen wird eine Salbe hergestellt, die Wunden zum Abheilen bringen sollen. Die Sporen selbst werden als Kinder- und Wundpuder, bei unreiner Haut, bei Krätze und früher auch zur Nabelpflege von Neugeborenen verwendet.
In der Volksheilkunde werden die oberirdischen Teile als Abkochung, Kaltwasserauszug, Schnaps, Salbe oder als Auflage äußerlich bei Kopfläusen („Läusekraut"), schmerzenden Füßen, Krampfadern, Muskel- und Wadenkrämpfen („Krampfkraut"), Ischias, Gelenkschmerzen und bei Gicht verwendet.

Früher wurden der Tee, der Schnapsansatz und der Milchauszug aus den oberirdischen Teilen bei Leber- und Gallenleiden getrunken. Dies ist nach heutigem Verständnis wegen der mitunter giftigen Alkaloide nicht empfehlenswert. Einzig das Auflegen eines mit Bärlapp gefüllten Kissens bei Magenkrämpfen und Leberleiden kann in dieser Hinsicht als unbedenklich eingestuft werden.
Im Alpenraum wird bei unruhigem Schlaf, Bluthochdruck, Schwerhörigkeit, Migräne und Kopfschmerzen ein Kissen mit den oberirdischen Teilen des Bärlapps gefüllt und dieses während des Schlafes unter den Kopf gelegt. Bei Blasen- und Nierenentzündung und Menstruationsschmerzen wird ebenfalls ein mit frischem Bärlapp gefülltes Kissen auf die schmerzenden Stellen aufgelegt.
In der Tierheilkunde wird eine Abkochung aus den oberirdischen Teilen des Bärlapps als Einreibung bei Läusen empfohlen.

Aus der Forschung

Bärlappextrakten, insbesondere dem enthaltenen Apigenin, konnten in Tierversuchen regenerative Effekte auf Hautzellen nach einer vorangegangenen Zellschädigung nachgewiesen werden. Das wäre ein erster Ansatzpunkt für die positiven Wirkungen bei Wunden und irritierter Haut. Für ethanolische Bärlappextrakte wurde zudem eine Hemmung der Prolyl-Endopeptidase, welche die Hirn- und Gedächtnisleistungen beeinflusst, bestätigt. In Tierversuchen konnte zudem eine leberschützende Wirkung festgestellt werden. Zusätzlich stehen mögliche krebshemmende Wirkungen dieser Heilpflanze im Raum. Hierzu sind aber weitere Untersuchungen nötig.
Vorsicht→ Einige der im Bärlappkraut enthaltenen Alkaloide wirken toxisch, brechreizerregend, abführend und schleimhautreizend. Daher sollte Bärlapp nicht innerlich verwendet werden. Zubereitungen aus Bärlappkraut sollten äußerlich nur auf intakter Haut, d. h. nicht auf offene Wunden, aufgetragen werden. **Sammelzeitpunkt**→ Die oberirdischen Teile werden Mitte April bis Mai gesammelt. Die Sporen sammelt man im Herbst.

Zum Selbermachen: Sarntaler Bärlappsalbe bei Rückenschmerzen

Zutaten→ 10 g Bärlappkraut; 10 g Arnikablüten; 100 g Murmeltierfett (Alternativ 90 ml Olivenöl und 10 g Bienenwachs)
Zubereitung→ Arnika und Bärlapp zusammen mit dem Murmeltierfett oder dem Olivenöl/Bienenwachs in einem Topf 10 Minuten leicht erwärmen. Das Ganze über Nacht stehen lassen und am nächsten Tag nochmals kurz unter mehrmaligem Umrühren erhitzen. Dann die Salbe abfiltrieren und in einen Tiegel füllen. Die Haltbarkeit liegt bei 6 Monaten. Die Bärlappsalbe eignet sich bei Gelenk- und Rückenschmerzen.

Erdbeere → Hilft bei Erfrierungen

Fragaria vesca

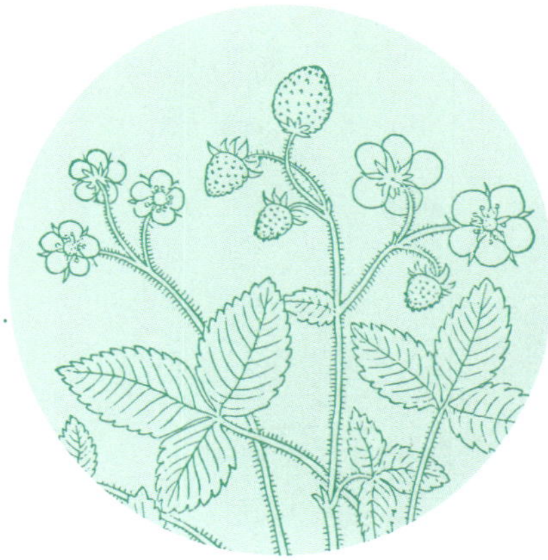

Auch bekannt unter:

SÜDTIROL: Roatbeer
OSTTIROL: Hroiber
KÄRNTEN: Roapa
STEIERMARK: Alpia, Andelbeere, Beaandl, Roupia
OBERÖSTERREICH: Roipa
NIEDERÖSTERREICH: Hagbeer
BAYERN: Robba

Die Erdbeere bereicherte bereits seit Urzeiten das Nahrungsangebot der Menschen (lat. *vesca* = essbar). Dementsprechend wurde diese Pflanze bereits sehr früh in die Mythenwelt aufgenommen. Der römische Dichter Ovid nannte Erdbeeren um Christi Geburt als Seelenspeisen im goldenen Zeitalter. Hildegard von Bingen schätzte die von ihr als „erpercrut" benannte Erdbeere allerdings nicht sonderlich. Dies könnte aber auch damit zusammenhängen, dass die Erdbeere stets mit Sinnlichkeit (lat. *fragere* = duften) in Verbindung stand und dies dem mittelalterlichen Klosterleben widerstrebte.

Alpine Volksmedizin

Die reifen Früchte werden in der Volksheilkunde bei Erfrierungen und Entzündungen aufgelegt. Hier kann auch der Erdbeersaft verwendet werden. Der Kiendler empfahl bei eiternden Wunden zu Asche verbranntes Erdbeerkraut als wundheilendes Mittel.
Erdbeerblätter entfalten auch im Magen-Darm-Trakt hilfreiche Effekte. So wird einem Weinauszug aus den Blättern eine appetitanregende Wirkung zugesprochen. Als Teeaufguss werden diese bei Durchfall und Bauchschmerzen empfohlen. Der Tee wird auch gerne bei Mundsoor, also bei einem Pilzbefall im Mundraum von Kindern, zum Reinigen und Gurgeln verwendet.
Der Tee aus den Blättern wird zusätzlich bei Fieber, Keuchhusten, Erkältungskrankheiten und bei Nachtschweiß angeraten.
Die Volksheilkunde schreibt Erdbeerblättern aber auch Wirkungen auf Blase und Niere sowie auf die Blutbildung zu. Dementsprechend wird der Tee aus den Blättern bei Eisenmangel, Nierenleiden, zur Entwässerung und zur Blutreinigung getrunken. Bei Anämie werden auch die Früchte angeraten.

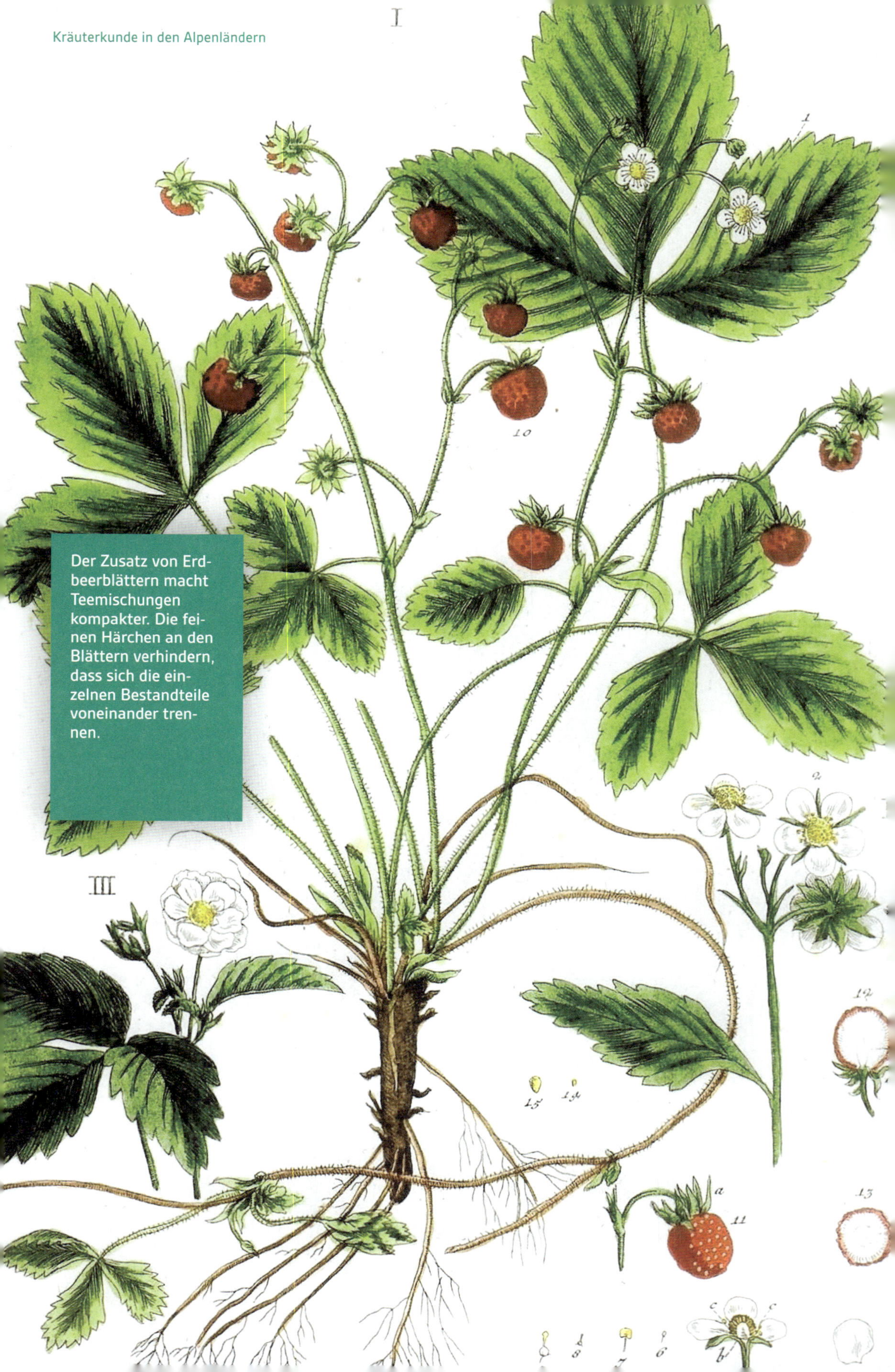

Der Zusatz von Erdbeerblättern macht Teemischungen kompakter. Die feinen Härchen an den Blättern verhindern, dass sich die einzelnen Bestandteile voneinander trennen.

In Osttirol trinkt man bei ausbleibender Menstruationsblutung ebenfalls Tee aus den Erdbeerblättern.
Erdbeerblätter werden auch gerne als Haustee getrunken. Die Blätter sollten hierzu heiß übergossen, der Tee aber kalt getrunken werden.

Aus der Forschung

Die Heilkraft der Erdbeerblätter beruht auf den enthaltenen Gerbstoffen, die mit entzündeten Schleimhäuten reagieren und diese dadurch unempfindlicher gegen äußere Reize machen. Deshalb ist eine Anwendung als Tee bei Durchfällen und als Spülung bei Entzündungen des Mund- und Rachenraumes sinnvoll.
Tagesdosierung→ 2-mal täglich 2 Teelöffel (2 g) der getrockneten Blätter als Tee oder Mundspülung. Der Tee sollte etwas länger ziehen. **Vorsicht**→ Personen mit einer bekannten Allergie auf Erdbeeren sollten sowohl Früchte als auch Blätter meiden.
Sammelzeitpunkt→ Die Blätter werden von Mai bis Juli gesammelt.

Zum Selbermachen: Hausteemischung

Zutaten→ 40 g Erdbeerblätter; 30 g Brennnesselblätter; 30 g Melissenblätter
Zubereitung→ 1 Esslöffel der Teemischung pro Tasse kann täglich als Haustee getrunken werden.

Klette → Gegen Haarausfall

Arctium lappa

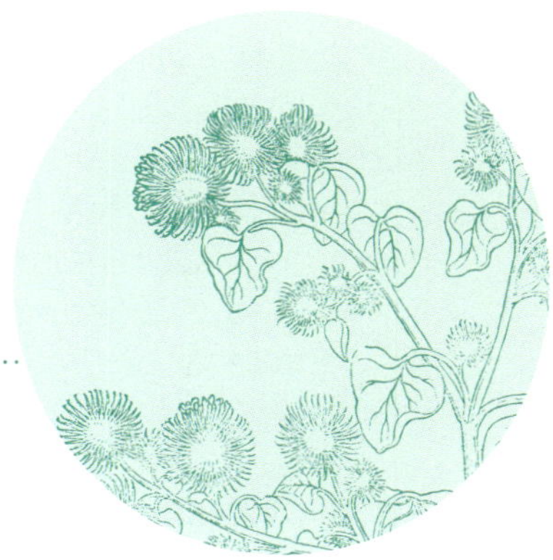

Auch bekannt unter: Picker

LADINIEN: Lavace
KÄRNTEN: Keanzl, Kienzlwurz, Klinz'l
SALZKAMMERGUT: Kleppm
SCHWEIZ: Chlebchrut
BAYERN: Klepper, Bettläus

Die Klette hat in der Behandlung von Hauterkrankungen eine sehr lange Tradition. Mehrere antike Kräuterbuchautoren, z. B. Marcellus von Bordeaux, beschrieben die Klette als Heilmittel bei Hautproblemen. Und auch die mittelalterliche Heilkundige Hildegard von Bingen empfahl die Kletten bei Krätze und Ekzemen an der Kopfhaut. So war die Klette über Jahrhunderte fester Bestandteil der europäischen

Heilkunde – kein Wunder, dass sie auch in der Volksmagie häufig genannt wird. Nach einer Kärntner Sage wurde Klette zusammen mit Eberraute und Widertat (Frauenhaarfarn) ins menschliche Haar bzw. in den Schweif der Kühe eingeflochten, um die Macht böser Geister und sogar den Teufel zu bannen. Im Kärntner Gitschtal war es Brauch, den Mutterkühen nach dem Kalben drei Kletten in den Schweif zu hängen, um Schadzauber abzuwehren.

Ganz nach der Tradition des magischen Analogiegedankens, wonach alles miteinander verbunden ist, benutzte in Gschreit in der Gemeinde Fresach in Kärnten ein Bauerndoktor die Klette zum Erkennen des Heilungsprozesses bei Verletzungen: Nach der Behandlung des Patienten ritzte er eine Klettenstaude an. Sobald die Pflanze wieder genesen war, wurde auch dem Patienten der Verband abgenommen.

Alpine Volksmedizin

Die Klettenwurzel wird vor allem bei Haarausfall und Hauterkrankungen verwendet. Man benutzt eine Abkochung, einen Essigauszug oder einen Ölauszug als Einreibung bei Haarausfall, Milchschorf, Hautunreinheiten, Hautausschlägen, Flechten, Krätze (hier auch innerlich), offenen Füßen, Wunden, Geschwüren und bei Kopfläusen. Die Blätter werden ebenfalls als Abkochung oder frisch auf Geschwüre, Hämorrhoiden, Entzündungen und Brandwunden aufgetragen. In Kärnten und Südtirol wird der Ölauszug aus der Wurzel auch bei Knochenbrüchen und Verrenkungen benutzt.

Der Tee der Blätter gilt als ein Mittel gegen Magenentzündung, Magengeschwüre und Verdauungsprobleme – Anwendungen, die auch vom Pfarrer und Heiler Sebastian Kneipp propagiert wurden. Der Tee der Wurzel gilt zudem als blutreinigend und galletreibend.

Auch bei Gicht und rheumatischen Schmerzen wird ein Tee aus den Blättern und der Wurzel empfohlen. Die jungen Triebe der Wurzel und der Blätter gelten außerdem als gesundes Gemüse und werden, besonders bei rheumatischen Erkrankungen und Gicht, als Nahrungsmittel und als Weinabkochung angeraten.

In Südtirol wird der Tee der Blätter zur Anregung der Nierentätigkeit empfohlen; eine Anwendung, die auch Hildegard von Bingen beschrieben hat.

Aus der Forschung

Die in der Wurzel nachgewiesenen Sesquiterpenlactone und Lignane wirken entzündungshemmend und neutralisieren zellschädigende Radikale. In einer 2014 veröffentlichten Untersuchung von Bae et al. konnten für das in der Wurzel vorkommende Lignan Arctiin neben entzündungshemmenden und antimikrobiellen Effekten zellschützende Wirkungen an der Haarwurzel nachgewiesen werden, die mit einer Reduktion von Haarverlust einhergehen. Somit kann der volksmedizinische Einsatz bei Haarausfall im Ansatz erklärt werden. Zusätzlich wird die Leber- und Gallenfunktion durch Klettenwurzelextrakte angeregt.

Tagesdosierung→ 2 bis 3-mal täglich 2 Teelöffel (2,5 g) der Wurzeln auf eine Tasse Wasser. **Vorsicht**→ Keine Einschränkung bekannt. **Sammelzeitpunkt**→ Die Wurzel kann im Frühling oder im Herbst gesammelt werden. Am wirksamsten sind dabei Wurzeln aus dem Herbst des ersten Jahres und aus dem Frühjahr des zweiten Vegetationsjahres.

Zum Selbermachen: Klettenöl gegen juckende Kopfhaut

Zutaten→ 20 g Klettenwurzel; 200 ml Mandelöl **Zubereitung**→ Die zerkleinerten Wurzeln mit dem Mandelöl übergießen und gut verschlossen für 4 Wochen an einen dunklen Ort stellen. Anschließend abfiltrieren und in eine saubere Flasche umfüllen. Im Kühlschrank gelagert, liegt die Haltbarkeit dieses Öls bei 1 Jahr. Das Klettenwurzelöl eignet sich besonders bei trockener juckender Kopfhaut und Haarausfall. Hierzu massiert man einen Teelöffel des Öls in die Kopfhaut ein und lässt es über Nacht einwirken.

Ringelblume → Balsam für die Haut

Calendula officinalis

Auch bekannt unter: Sonnenwendblume, Wucherblume

SÜDTIROL: Danielkraut, Trendalan
LADINIEN: Ciof di morc
VORARLBERG: Gelringle
KÄRNTEN: Ringelrose
STEIERMARK: Feuerröserl, Gelbsuchtsröserl
SALZKAMMERGUT: Totenbleaml
OBERÖSTERREICH: Studentenblume
NIEDERÖSTERREICH: Goldblume

Die Ringelblume trägt viele Namen. In der Steiermark nennt man sie unter anderem „Gelbsuchtsröserl“, weil Ringelblume früher auch bei Lebererkrankungen verwendet wurde. Ein anderer sehr häufiger volkstümlicher Name ist „Totenblume“, was sich auch im ladinischen „Ciof di morc“ wiederfindet. Der Name steht für die Symbolik, die die Ringelblume in der christlich geprägten Vorstellung der Menschen spielte. Die Ringelblume ist eine Pflanze, die sehr stark und üppig wächst („Wucherblume“) und deshalb als das Gegenstück zum Tod stand. Dementsprechend pflanzte man sie sehr häufig auf Gräbern, um den Glauben an die Wiedergeburt auch symbolisch zu untermauern.

In der Antike und im Mittelalter galt die Ringelblume als Mittel, um die Liebe zu fördern, und wurde häufig für Liebeszauber verwendet. So beschrieb der berühmte Hieronymus Bock in „Das Kreütter Buch“ (1539), dass Ringelblume zu Liebestränken verarbeitet wurde. Eine in alten Kräuterbüchern erhobene Vermutung, es handle sich bei der Ringelblume um ein Abtreibungsmittel beziehungsweise um ein Heilmittel, um die Menstruation zu fördern, konnte bis heute nicht bewiesen werden. Zur Anregung der Menstruation werden Ringelblumen jedenfalls bis heute in der Volksheilkunde verwendet.

Die Ringelblume eignet sich zur kurzfristigen Wettervorhersage, denn bei fallendendem Luftdruck, der Regen ankündigt, schließen sich die Knospen.

Alpine Volksmedizin

Die Ringelblumensalbe ist bereits seit Langem fester Bestandteil der Hausapotheke. So empfiehlt sie bereits Hildegard von Bingen zusammen mit Speck. Meist mit Schweinschmalz, Olivenöl und Bienenwachs oder mit Vaseline selbst zubereitet, ist sie das Hausmittel bei Hauterkrankungen. So benutzt man im Alpenraum die Salbe zur Wundheilung, bei Geschwüren, Wundliegen, Narben, Insektenstichen, Gürtelrose, Fußpilz, trockener und unreiner Haut, als Windelsalbe bei Säuglingen, bei Hautausschlag, Verbrennungen, Frostschäden, Ekzemen, Neurodermitis, Krampfadern, Venenentzündungen, Fieberblasen, Hämorrhoiden, Nervenentzündungen und bei Warzen. Hierzu wird in der Volksheilkunde auch die Tinktur, ein Ölauszug oder der Tee als Umschlag verwendet. In der Steiermark wird Ringelblumenschnaps auch zur Blutstillung eingesetzt. Das reine Ringelblumenöl wird außerdem zur Behandlung von Milchschorf bei Kindern genutzt.

Ringelblume wird auch sehr häufig in der Frauenheilkunde verwendet. Die Salbe und der Ölauszug werden äußerlich bei Brustentzündung, Brustgeschwüren, Gebärmutterentzündung und zur Vorbeugung gegen Schwangerschaftsstreifen aufgetragen. Der Tee und der Milchauszug aus den Blüten werden bei ausbleibender Menstruation und in den Wechseljahren getrunken – in Südtirol auch, damit die Menstruationsblutungen in den Wechseljahren aufhören.

Bei Erkrankungen der Atemwege wird die Ringelblumensalbe bei Halsschmerzen und Keuchhusten auf die Brust aufgetragen. Den Tee trinkt man bei Husten und Angina. Bei Halsschmerzen wird damit auch inhaliert.

Im Bereich der Verdauungsorgane wird der Ringelblumentee bei Magengeschwüren, krampfartigen Magenschmerzen, Durchfall und bei Leberleiden getrunken.

Der Ringelblumensalbe, der Tinktur und dem Ölauszug wird auch ein positiver Effekt bei Prellungen, rheumatischen Schmerzen, müden Beinen, Hexenschuss, Rückenschmerzen, Gicht, Sehnenscheidenentzündung, Ischias und bei Sportverletzungen nachgesagt.

Ringelblume wird in der Volksheilkunde auch häufig zur Vorbeugung von Krebserkrankungen empfohlen. In diesem Bereich war Ringelblume bereits im 19. Jahrhundert im deutschen Sprachraum und Nordeuropa sehr populär. Dies könnte

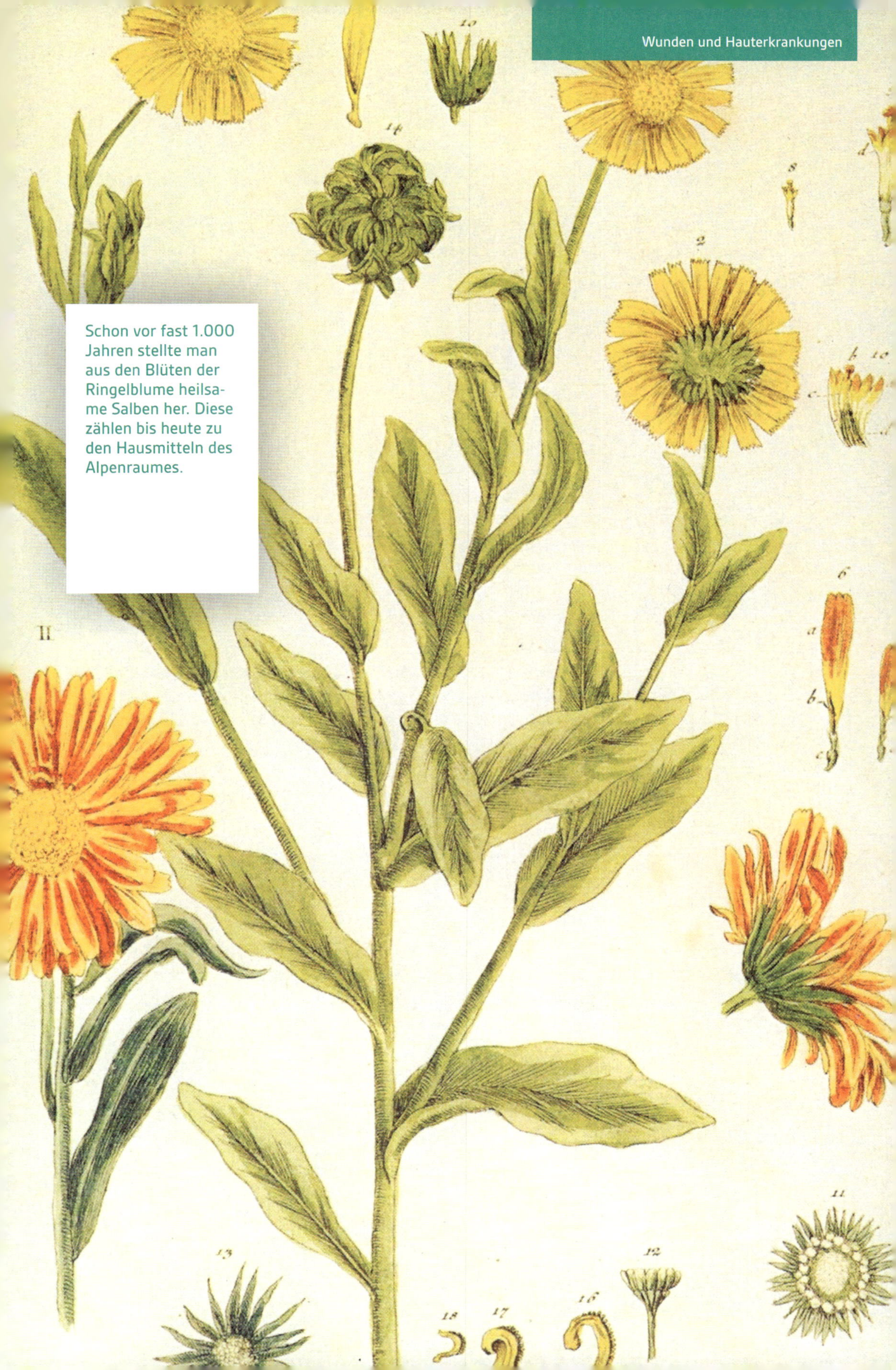

Schon vor fast 1.000 Jahren stellte man aus den Blüten der Ringelblume heilsame Salben her. Diese zählen bis heute zu den Hausmitteln des Alpenraumes.

allerdings auch mit der reinigenden Wirkung, die man Ringelblume im Allgemeinen nachsagt, zusammenhängen.
In der Tierheilkunde verwendet man die Ringelblumensalbe zur Euterpflege, bei Euterentzündung und bei Nabelentzündung der Kälber. Der Tee wird den Tieren bei Durchfall eingeflößt.

Aus der Forschung

Zubereitungen aus den Blüten der Ringelblume wirken durch die enthaltenen Flavonoide und das ätherische Öl keimhemmend, pilzhemmend und antiviral (auch gegen Influenza- Herpesviren). Die ebenfalls vorhandenen Triterpensaponine wirken stark entzündungshemmend. Des Weiteren wird die Neubildung von Zellen angeregt und die Reifung der Zellen beschleunigt, wodurch sich die Haut schneller regeneriert. Verletzungen an der Haut werden durch die antimikrobielle Wirkung vor Krankheitserregern geschützt und heilen schneller ab. Deshalb wird Ringelblume meist in Form von Salben und Umschlägen bei schlecht heilenden Wunden, wie beim Unterschenkelgeschwür (*Ulcus cruris*), auch von verschiedenen Fachgesellschaften empfohlen. Die Salbe sollte dabei aber immer nur an den Wundrändern aufgetragen werden. Bei Abszessen sollten warme Ringelblumenkompressen aufgelegt werden.
Tagesdosierung→ 3-mal täglich 2 Teelöffel (2 bis 3 g) Ringelblumenblüten auf 1 Tasse Wasser oder 3- bis 4-mal täglich 20 Tropfen Ringelblumentinktur in einem halben Glas Wasser. Die Ringelblumensalbe sollte mehrmals täglich aufgetragen werden.
Vorsicht→ Bei einer bekannten Allergie auf Korbblütler sollte man Ringelblumen meiden. **Sammelzeitpunkt**→ Die gelben Blütenblätter werden von Juni bis Oktober gesammelt.

Zum Selbermachen: Ringelblumentinktur bei Hautverletzungen

Zutaten→ 5 g Ringelblumenblüten; 84 ml Weingeist; 35 ml Wasser **Zubereitung**→ Die Ringelblumenblüten mit dem Weingeist und dem Wasser übergießen und gut verschlossen für 2 Wochen an einen dunklen Ort stellen. Anschließend abfiltrieren und in eine saubere Flasche abfüllen. Die Haltbarkeit der Tinktur liegt bei 2 Jahren. Man kann sie etwas verdünnt mit Wasser als Umschlag bei Hautverletzungen verwenden oder daraus zusammen mit Olivenöl und Bienenwachs eine Ringelblumensalbe herstellen (siehe unten).

Zum Selbermachen: Ringelblumensalbe bei Hautverletzungen

Zutaten→ 20 ml Ringelblumentinktur (siehe oben); 90 g Olivenöl; 10 g Bienenwachs **Zubereitung**→ Das Olivenöl und das Bienenwachs erwärmen. Sobald das Bienenwachs geschmolzen ist, die Ringelblumentinktur hinzugeben und umrühren. Unter mehrmaligem Umrühren abkühlen lassen und die fertige Salbe in Tiegel abfüllen. Die Salbe ist 6 Monate haltbar.

Rosskastanie → Das Venenmittel

Aesculus hippocastanum

Auch bekannt unter:

SÜDTIROL: Kästbaum, Wilde Köstn
LADINIEN: Castania mata
SCHWEIZ: Vexirkescht

Ursprünglich stammt dieser Baum aus dem Balkan. Spätestens 1575 kam er von der Türkei nach Wien und wurde sehr schnell zu einem beliebten Parkbaum in den europäischen Gärten. Heute kommt er im Alpenraum auch verwildert in den Wäldern vor. Der deutsche Name soll von der Anwendung als Hustenmittel für Pferde stammen, wie dies auch der italienische Arzt und Botaniker Matthiolus (1501–1577) in seinem 1562 in Prag erschienenen Kräuterbuch beschrieben hat.

Die Rosskastanie gilt im Alpenraum als beliebtes Heilmittel bei Hauterkrankungen und Gelenkschmerzen. Die Wirkstärke wurde dabei früher derart überzeichnet, dass behauptet wurde, allein das Bei-sich-Tragen von drei Rosskastanien könne die Beschwerden bessern. In Südtirol legte man drei Kastanien unter das Bett, um die Beine zu kräftigen und in Oberösterreich galten drei Kastanien in der Hosentasche ebenfalls als vorbeugendes Mittel gegen Gicht und Krämpfe.

Alpine Volksmedizin

Besonders bei Venenleiden haben sich Zubereitungen der Rosskastanie bewährt. Hierzu wird zu einer Abkochung aus den Samen oder zu einem Rosskastanienschnaps als Umschlag, Sitzbad oder als Einreibung geraten. Man verwendet dies bei Hämorrhoiden, Krampfadern, Venenentzündung, aber auch bei Kopfläusen und Frostbeulen. Der Tee aus den Blüten wird zur Vorbeugung und Linderung von Venenerkrankungen getrunken.

Darüber hinaus werden ein Rosskastanienschnaps, eine Abkochung aus den Samen und ein Ölauszug wiederum äußerlich als Umschlag oder Einreibung bei rheumatischen Erkrankungen, Gicht, Rückenschmerzen, Ischias, Arthrose, Gelenkschmerzen, müden Beinen, Wadenkrämpfen, Muskelkater, Verstauchungen und Knochenbrüchen empfohlen. In Kärnten und Oberösterreich wird auch dem Schnaps aus den Blüten der Rosskastanie eine Wirkung bei Rheuma und Gicht nachgesagt.

Aus der Forschung

Hauptverantwortlich für die Wirkung bei Venenerkrankungen ist das in den Samen vorkommende Wirkstoffgemisch Aescin. Dieses Saponingemisch senkt die

Durchlässigkeit feiner Blutgefäße, sogenannter Kapillaren. Dadurch wird die Entstehung von Ödemen, d. h. von Wassereinlagerungen, erschwert, beziehungsweise bestehende Ödeme werden verringert. Aescin wirkt darüber hinaus entzündungshemmend. Zusätzlich werden durch eine kräftigende Wirkung auf den Venenfluss in den Beinvenen Beschwerden wie die sogenannte chronische venöse Insuffizienz, die mit Krampfadern und Thrombosen einhergeht, verbessert. Die positive Wirkung tritt bereits nach 1 bis 2 Wochen auf. Positive Wirkungen sind durch diesen Wirkmechanismus auch bei Hämorrhoiden zu erwarten.
Tagesdosierung→ Äußerlich sollten Rosskastanienzubereitungen 2- bis 3-mal täglich aufgetragen werden. Für die innerliche Anwendung, die im Hinblick auf die Effizienz der äußerlichen Anwendung überlegen ist, bieten sich Präparate mit einem standardisierten Gehalt an Aescin an. **Vorsicht**→ Bei der innerlichen Anwendung können Übelkeit und Magenbeschwerden auftreten. **Sammelzeitpunkt**→ Die Samen werden im September und Oktober gesammelt.

Zum Selbermachen: Rosskastanienschnaps bei Krampfadern

Zutaten→ 15 Rosskastanien; 1 l 40%iger Alkohol **Zubereitung**→ Die Kastanien mit einem Hammer etwas zerkleineren, mit dem Alkohol übergießen und gut verschlossen für 4 Wochen an einem dunklen Ort stehen lassen. Dann abfiltrieren und in eine saubere Flasche abfüllen. Die Haltbarkeit liegt bei 2 Jahren. Der alkoholische Auszug eignet sich als Einreibung bei müden, schweren Beinen und Krampfadern.

Sanikel → Das Hoalblattl

Sanicula europaea

Auch bekannt unter: Bruchkraut, Heil aller Schäden, Heildolde, Sanigl

SÜDTIROL: Niklaswurzel, Scharnigel
KÄRNTEN: Schanikel
STEIERMARK: Sangel
SALZKAMMERGUT: Jagerläus (Früchte)
NIEDERÖSTERREICH: Weißa Danikl
SCHWEIZ: Zaniggeli
BAYERN: Fünfwundenblattl, Hoalblattl

Sanikel ist eines der ältesten Wundheilungsmittel Europas. Dies verdeutlicht auch der wissenschaftliche Name *Sanicula*, der sich auf das lateinische Wort für „heilen" (*sanare*) bezieht. Auch die Namen „Heil aller Schäden", „Heildolde", „Fünfwunden-

blattl“ und „Höalblattl“ gehen auf diese altbewährte Anwendungsmöglichkeit zurück. Dementsprechend hatte Sanikel bei den berühmten Heilern der Traditionellen Europäischen Medizin einen festen Platz. Hildegard von Bingen empfahl den ausgepressten Saft des Sanikelkrautes bei Wunden und einen Sanikelkrauttee bei Magenbeschwerden. Paracelsus lobte Sanikel als Heilmittel bei Wunden und Knochenbrüchen und empfahl ihn neben Beinwell und Frauenmantel als Wundtrank bei inneren Wunden. Und der Kräuterbuchautor Adamus Lonicerus (1528–1586) schrieb in seinem 1557 erschienenen „Kreuterbuch“, Sanikel wirke derart stark wundheilend, dass es im Topf sogar das Fleisch wieder zusammenfüge.
Diese Darstellung hat sich in der Volksheilkunde auf eine etwas derbe Art bis heute erhalten. So wird eine Heilsalbe der Mockbäuerin bei Gleinstätten in der Steiermark, die neben Sanikel noch Lärchenpech, Beinwellwurzel, Liebstöckel, Fette Henne und Schmerzwurz enthielt, als derart wirksam beschrieben, dass davor gewarnt wurde, weil damit sogar der Hintern zusammenheilt.
Besonders bei Leistenbrüchen sagt man der Sanikelsalbe („Bruchkraut“) hervorragende Erfolge nach. So gibt es gleich von mehreren Bauerndoktoren Rezepte, die eine solche Bruchsalbe erwähnen: bei Sebastian Ragginer und beim Lackmüller aus Südtirol und bei Mathias Schlicklgruber aus der Steiermark.
Besonders in der Volksheilkunde Ostösterreichs scheint Sanikel häufig mit der Neunblatt-Zahnwurz (*Dentaria enneaphyllos*) verwechselt worden zu sein, beziehungsweise die nachgesagten Wirkungen wurden von Sanikel auf die Zahnwurz (volkstümlich „Sanigl“) übertragen.

Alpine Volksmedizin

In der alpinen Volksheilkunde wird Sanikel entsprechend der Tradition am häufigsten bei Wunden und Hauterkrankungen eingesetzt. Die Salbe und der Tee vom Sanikelkraut und der Wurzel werden als hervorragende Heilsalbe beziehungsweise als Umschlag bei Wunden, Geschwüren, Quetschungen, Hautausschlägen und Entzündungen empfohlen. Daneben wird Sanikel vor allem als Salbe bei Leisten- und Beinbrüchen angeraten. Ein Ölauszug wird im Kärntner Mölltal als Einreibung sogar zur Nachbehandlung bei Unterleibsoperationen erwähnt.
Wie bereits bei Hildegard von Bingen gilt Sanikel in der Volksheilkunde auch als hervorragendes Heilmittel im Verdauungstrakt. Das Kraut wird als Tee oder auch als Zusatz zur täglichen Nahrung, zur Anregung von Appetit und Verdauung verwendet. Der Tee aus der Wurzel gilt im Kärntner Nockgebiet als Heilmittel bei Durchfall. Sanikel wird darüber hinaus auch bei Atemwegserkrankungen meist in Form eines Tees aus der Wurzel und den Blättern bei Husten und Tuberkulose angeraten.
Der Tee aus dem Sanikelkraut wird bei Halsgeschwüren, Entzündungen des Gaumens und des Rachens sowie bei Zahnfleischschwund gegurgelt. Im Vorarlberger Montafon wird Sanikelkraut auch die Heilung innerer Geschwüre nachgesagt.
In der Tierheilkunde wird die Sanikelsalbe, wie beispielsweise in Oberösterreich üblich, zusammen mit Lärchenpech bei Knochenbrüchen aufgetragen.

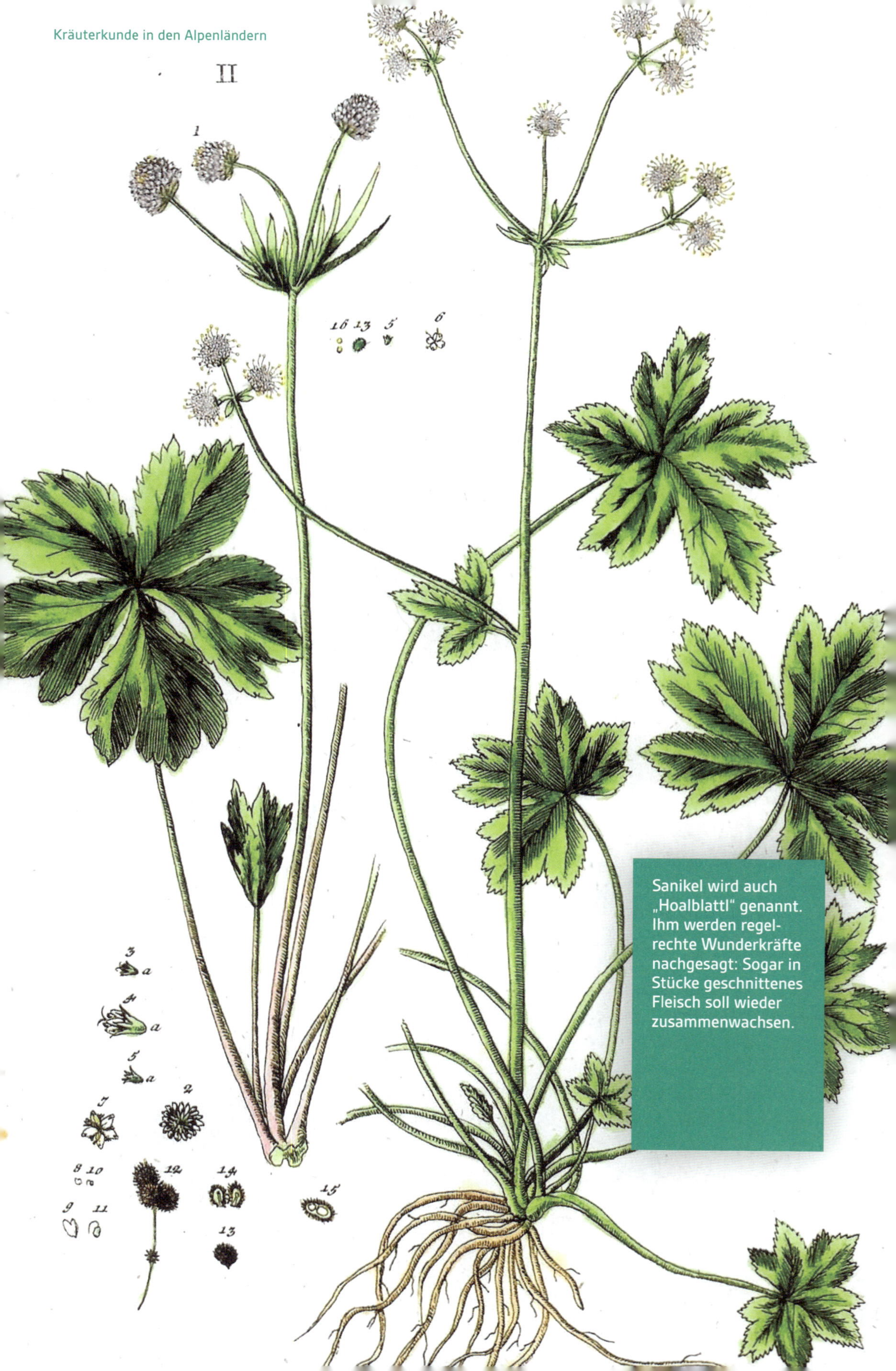

Sanikel wird auch „Hoalblattl" genannt. Ihm werden regelrechte Wunderkräfte nachgesagt: Sogar in Stücke geschnittenes Fleisch soll wieder zusammenwachsen.

Aus der Forschung

Als relevante Wirkstoffe konnten im Sanikelkraut Saponine, Gerbstoffe und Flavonoide nachgewiesen werden. Dem Gesamtextrakt aus dem Kraut konnten bei Husten auswurffördernde, antibakterielle, antivirale und pilzhemmende Wirkungen bestätigt werden. Es konnten sogar Wirkungen gegen Influenzaviren nachgewiesen werden, wobei hierfür die Saponine verantwortlich sein dürften. Dementsprechend wird Sanikelkraut von Fachgesellschaften wie der Kommission E in Deutschland als Mittel bei leichten Infektionen der oberen Atemwege empfohlen. Zusätzlich nachgewiesene adstringierende Effekte – sie machen die Haut und Schleimhäute unempfindlicher gegen äußere Reizungen – und die breiten antimikrobiellen Effekte erklären im Ansatz die Anwendung bei der Wundversorgung.
Tagesdosierung→ 3-mal täglich 2 Teelöffel (2 g) des getrockneten Krautes. **Vorsicht**→ Keine Einschränkungen bekannt. **Sammelzeitpunkt**→ Das Kraut wird zur Blütezeit im Mai und Juni, die Wurzel im Frühling oder Herbst gesammelt.

Zum Selbermachen: Bruchsalbe

Zutaten→ 10 g Beinwellwurzel; 10 g Sanikelkraut; 90 ml Olivenöl; 10 g Bienenwachs **Zubereitung**→ Die Beinwellwurzel zusammen mit dem Sanikelkraut, dem Olivenöl und dem Bienenwachs in einem Topf leicht erwärmen und über Nacht stehen lassen. Am nächsten Tag das Ganze nochmals erwärmen und in flüssigem Zustand in Tiegel abfiltrieren. Die Salbe sollte während des Abkühlens immer wieder umgerührt werden, denn so wird ihre Konsistenz viel weicher. Im Kühlschrank gelagert, liegt die Haltbarkeit der Salbe bei 6 Monaten. 2-mal täglich aufgetragen, eignet sich die Salbe bei geröteter, aber intakter Haut sowie bei Prellungen. Früher verwendete man die Salbe zur unterstützenden Behandlung von Knochenbrüchen.

Sauerampfer → Hilft bei Sonnenbrand

Rumex acetosa & alpinus

Auch bekannt unter: Sauergras

SÜDTIROL: Böcksbartlan, Butterplätschen, Fußpletschn, Mistkönig, Pfabesplätschen, Sauronza, Seiratstingel, Sauplotschen
NORDTIROL: Foissen
OSTTIROL: Hampletschen, Schmalzplätschen
VORARLBERG: Schmalzblaka, Sürla, Schwiblaka
KÄRNTEN: Almrhabarber, Hausplotschen, Natterzungen
STEIERMARK: Hummakraud, Sauramsen
SALZKAMMERGUT: Strupfen, Himmelbrot
OBERÖSTERREICH: Gugatzakraut, Wilde Roß
SCHWEIZ: Gugger-Chrut, Sürlig
BAYERN: Rhabarber

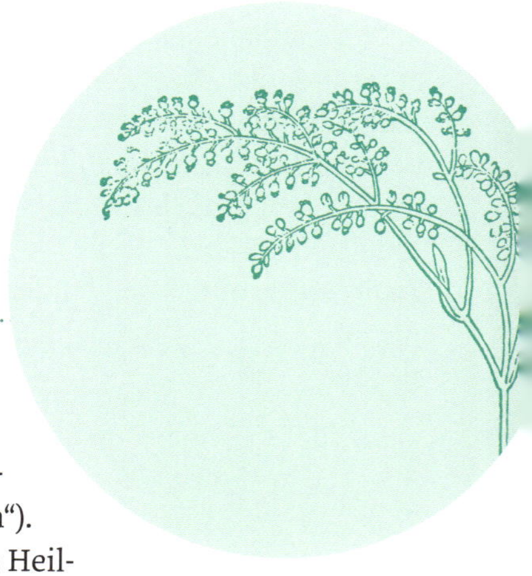

Der Sauerampfer ist eine nährstoffliebende Pflanze und kommt deshalb vor allem in der Nähe menschlicher Siedelungen vor („Mistkönig", „Scheißplotschn"). Sauerampfer kann als Gemüse (Spinatersatz) und als Heilmittel verwendet werden. Daher ist es sehr wahrscheinlich, dass die einheimischen Ampferarten bereits sehr früh von unseren Vorfahren genutzt wurden. Als Heilmittel wird es sowohl in den antiken als auch in den mittelalterlichen Kräuterbüchern bei Fieber, Durst, Verdauungsbeschwerden und bei Hauterkrankungen empfohlen.
Heutzutage geraten die Ampferarten immer mehr in Vergessenheit. Nur mehr wenige Kinder wissen, dass man die sauren Stängel („Seiratstingel") gegen Durst kauen kann. Früher wurden die Blätter zum Einwickeln der Butter benutzt, weil dadurch die Haltbarkeit verlängert werden konnte („Butterplotschen"). Sauerampfer ist auch ein wichtiger Vitamin-C-Lieferant, sodass dieser in Grönland gegen Skorbut, eine Krankheit, die bei Vitamin-C-Mangel auftritt, gegessen wird.

Alpine Volksmedizin

Sauerampfer wird in der Volksheilkunde besonders bei Hauterkrankungen verwendet. Frische Sauerampferblätter werden auf Sonnenbrände, Wunden, Abszesse und Furunkel aufgelegt. Der Tee wird bei Hautausschlägen und Ekzemen getrunken. Das Kraut gilt als blutreinigend, appetitanregend und entschlackend und wird deshalb besonders bei Frühjahrskuren gegessen. Der Tee aus der Wurzel gilt als abführend und die Samen werden bei Wurmbefall eingenommen.

In Osttirol und in Vorarlberg wird Sauerampferkraut auch den Tieren bei Verletzungen aufgelegt.

Aus der Forschung

Das Kraut des Sauerampfers enthält Gerbstoffe (bis 10 %), Flavonoide, Anthracenderivate, Vitamin C und Oxalate. In wissenschaftlichen Tests konnte eine entwässernde und schleimlösende Wirkung nachgewiesen werden. Dem Sauerampfer konnten in Kombination mit Eisenkraut, Enzianwurzel und Holunder auch positive Effekte bei der Behandlung von Nasennebenhöhlenentzündungen zugeschrieben werden. Des Weiteren verfügen Sauerampferextrakte über eine antivirale Komponente gegen *Herpes-simplex*-Infektionen, die bei frühzeitiger Behandlung der Fieberbläschen mit jener von Aciclovir, einem Standardmedikament gegen Fieberblasen, vergleichbar ist. Auch bei *Influenza*, also dem Grippevirus, finden sich Hinweise auf eine therapeutische Option. Man nimmt an, dass sogenannte Proanthocyanoide die Adhäsionsproteine der Viren inaktivieren, sodass diese am Eindringen in die Zellen gehindert werden.

Als Mundspüllösung bei Zahnfleischentzündung konnte ebenfalls ein positiver Nachweis erbracht werden. Sauerampferextrakte zerstörten dabei den Biofilm, der für die Entzündung verantwortlichen Bakterien. Sauerampfer vermag es auch, große Mengen an Eisen aufzunehmen und diese in organische und somit für den menschlichen Körper verwertbare Verbindungen umzuwandeln. Das frische Kraut und die Wurzel wirken durch die Anthracenderivate abführend.

Tagesdosierung→ 2-mal täglich 1 Teelöffel (1 g) des getrockneten Krautes als Tee. **Vorsicht**→ Die Oxalsäure kann bei Kindern, falls diese zu viel davon essen, zu Erbrechen, Durchfall und Kreislaufschwäche führen. In der Schwangerschaft sollte auf Sauerampfer gänzlich verzichtet werden. **Sammelzeitpunkt**→ Man sammelt das Kraut kurz vor der Blüte im Mai und Juni.

Zum Selbermachen: Entschlackende Teemischung

Zutaten→ 30 g Sauerampferkraut; 30 g Löwenzahnwurzel; 20 g Brombeerblätter; 20 g Stiefmütterchen **Zubereitung**→ 2-mal täglich eine Tasse Tee trinken. Pro Tasse 1 Esslöffel der Teemischung verwenden.

Erkrankungen der Verdauungsorgane

Magen- und Darmerkrankungen kamen in „Vor-Kühlschrank-Zeiten" wesentlich häufiger vor als heute. Lebensmittel waren auch durch eine nicht vorhandene Lebensmittelaufsicht oft verdorben oder für heutige Begriffe in einem nicht genießbaren Zustand. Pfeffer war beispielsweise auch deshalb im Mittelalter ein derart populäres Gewürz, weil man durch seine Würze den Geschmack verdorbenen Fleisches kaschieren konnte. Dementsprechend ist die Liste der Heilmittel des Magen-Darm-Traktes sehr lang und vielfältig. Vor allem in bitteren Pflanzen sah man ein starkes Gegenmittel bei Verdauungsproblemen und Darmirritationen.

Für den bitteren Geschmack sind die in vielen Pflanzen enthaltenen Bitterstoffe, wie man sie vor allem in Tausendgüldenkraut, Wermut, Bitterklee, Enzian und Schafgarbe findet, verantwortlich. Sie verursachen eine reflektorische Steigerung der Verdauungssäfte, die in der Folge Verdauungsbeschwerden abmildert beziehungsweise sogar beseitigt.

Ausgehend vom Mittelalter waren bis ins vorige Jahrhundert vor allem Kräuterweine bei Magenproblemen äußerst beliebt. Der sogenannte Hypokras war beispielsweise ein Gewürzwein aus Honig, Zimt und Gewürznelken, der besonders im Mittelalter in den gehobenen Kreisen als Heilmittel gegen Verdauungsschwierigkeiten getrunken wurde. Bis heute ist der Basler Hypokras in der Schweiz ein beliebter Trunk an Silvester und auch der Glühwein geht letztlich darauf zurück.

Heilpflanzen haben gegenüber synthetischen Wirkstoffen sehr oft den Vorteil, dass sie meist nicht nur auf ein Organ wirken, sondern im gesamten Verdauungstrakt ihre Wirkung entfalten. So steigern Enzian und Meisterwurz nicht nur die Produktion von Verdauungssäften im Magen und Darm, sondern regen gleichzeitig den Appetit an und wirken blähungstreibend. Bei Erkrankungen wie Reizdarm oder unspezifischen Verdauungsproblemen bieten deshalb gerade Heilpflanzen in vielen Fällen eine wirksame Therapiemöglichkeit.

—

> Bitter durch den Mund,
> und der Magen bleibt gesund.
>
> Volksspruch aus Oberösterreich

Blutwurz → Stillt Blutungen

Potentilla erecta

Auch bekannt unter: Edle Blutwurz, Gänsekraut

SÜDTIROL: Martinshandl, Räuschel
VORARLBERG: Bluatworzli, Birkwurz, Teigwurz
SALZBURG: Peter-beiß-a-wurz
KÄRNTEN: Blutwürzeln, Ruhrwurz, Tormentille
SALZKAMMERGUT: Bauchwehwurzel

Die Wurzel der Blutwurz färbt sich rot, sobald sie mit Luft in Kontakt kommt, und auch ein angesetzter Schnaps und der Tee bekommen eine deutliche rote Färbung. Die Blutwurz ist somit ein Paradebeispiel der Signaturenlehre. Diese besagt, dass man bereits anhand äußerer Merkmale der Pflanze auf deren Einsatzgebiete in der Medizin schließen kann. Denn Blutwurz wird volksmedizinisch, wie bereits der Name suggeriert, zum Stillen von Blutungen benutzt.
Paracelsus schätzte die Blutwurz als die beste blutstillende Wurzel, wobei sie diesen Ruf bis heute in der Volksheilkunde genießt. Dabei wurde ihr im Volksglauben eine derart starke Wirkung nachgesagt („Edle Blutwurz"), dass allein das Festhalten dieser Wurzel Blutungen, beispielsweise Nasenbluten, stoppen sollte.
Hildegard von Bingen empfahl die Wurzel gegen Fieber, das von schlechtem Essen kommt, wobei „Fieber" in der damaligen Zeit nicht zwingend mit erhöhter Körpertemperatur zu tun hatte, sondern Unwohlsein meinte. In der heutigen Auffassung würde man in diesem Fall wohl von Durchfall sprechen. Interessanterweise nannte Hildegard von Bingen die Blutwurz „Birkwurz", wie es heute noch in Vorarlberg üblich ist. Der Name „Tormentill" kommt ebenfalls von dieser weitverbreiteten Anwendung (lat. *tormina* = Durchfall).

> Tormentill macht das Bauchweh still
>
> Volksspruch aus dem Kärntner Nockgebiet

Alpine Volksmedizin

In der Volksheilkunde wird die Blutwurz in erster Linie bei Erkrankungen der Verdauungsorgane eingesetzt. Der Tee, der Presssaft, das getrocknete Pulver, der Schnaps, ein Milchauszug oder der Weinauszug werden innerlich bei Durchfall, inneren Blutungen, Verdauungsstörungen, Magengeschwüren, Magenschmerzen,

Blähungen und Gelbsucht verwendet. Der Bauerndoktor Lackmüller empfahl Blutwurz vor allem gegen Durchfall bei Kindern.
Daneben gilt die Blutwurz als hervorragendes Mittel bei Hauterkrankungen. Der Tee, ein Schnapsansatz oder ein Essigauszug werden äußerlich als Umschlag oder Sitzbad bei Blutungen, Hämorrhoiden, Verbrennungen und Geschwüren angeraten. Im Mölltal verwendet man einen Ölauszug der Wurzel sogar als Sonnenschutzmittel. Bei Nasenbluten wird das Pulver der getrockneten Wurzel oder auch der Tee über die Nase aufgezogen.
Bei Zahnfleischbluten, Zahnfleischentzündung und bei Mundfäule werden Blutwurztee und der Presssaft als Spülung empfohlen.
In der Tierheilkunde wird Blutwurz als Tee oder Schnapsansatz bei Durchfall der Kälber verwendet.

Aus der Forschung

Durch die in der Wurzel reichlich enthaltenen Catechin- und Gallotannin-Gerbstoffe (bis zu 22 %) kann ein großer Teil der volksmedizinischen Anwendungen erklärt werden. Gerbstoffe machen die obersten Hautschichten unempfindlich gegen äußere Reizungen. Haut und Schleimhaut werden regelrecht abgedichtet, womit auch der Eintritt von Krankheitserregern vermindert wird. Des Weiteren führen diese zu entzündungshemmenden Effekten. Dem Extrakt konnten aber auch antibakterielle, antivirale sowie blutdrucksenkende Effekte nachgewiesen werden. Letztlich kann besonders die Anwendung bei Durchfallerkrankungen als sinnvoll erachtet werden.
Tagesdosierung→ Die mittlere Tagesdosierung für Erwachsene und Kinder ab 12 Jahren beträgt 3-mal täglich 1 Teelöffel (1,5 g) der getrockneten Wurzel. In der Volksheilkunde wird die Wurzel hierzu zuerst eine Stunde in Wasser angesetzt und anschließend aufgekocht. **Vorsicht**→ Bei empfindlichen Personen kann es bei Überdosierung zu Magenbeschwerden und Erbrechen kommen. In Schwangerschaft und Stillzeit sollte Blutwurz nicht verwendet werden. **Sammelzeitpunkt**→ Die Wurzel wird im Frühling oder Herbst gesammelt.

Zum Selbermachen: Teemischung bei Durchfall

Zutaten→ 40 g Blutwurz; 40 g Heidelbeerfrüchte; 20 g Brombeerblätter **Zubereitung**→ 3-mal täglich eine Tasse Tee trinken. Pro Tasse 1 Esslöffel der Teemischung verwenden.

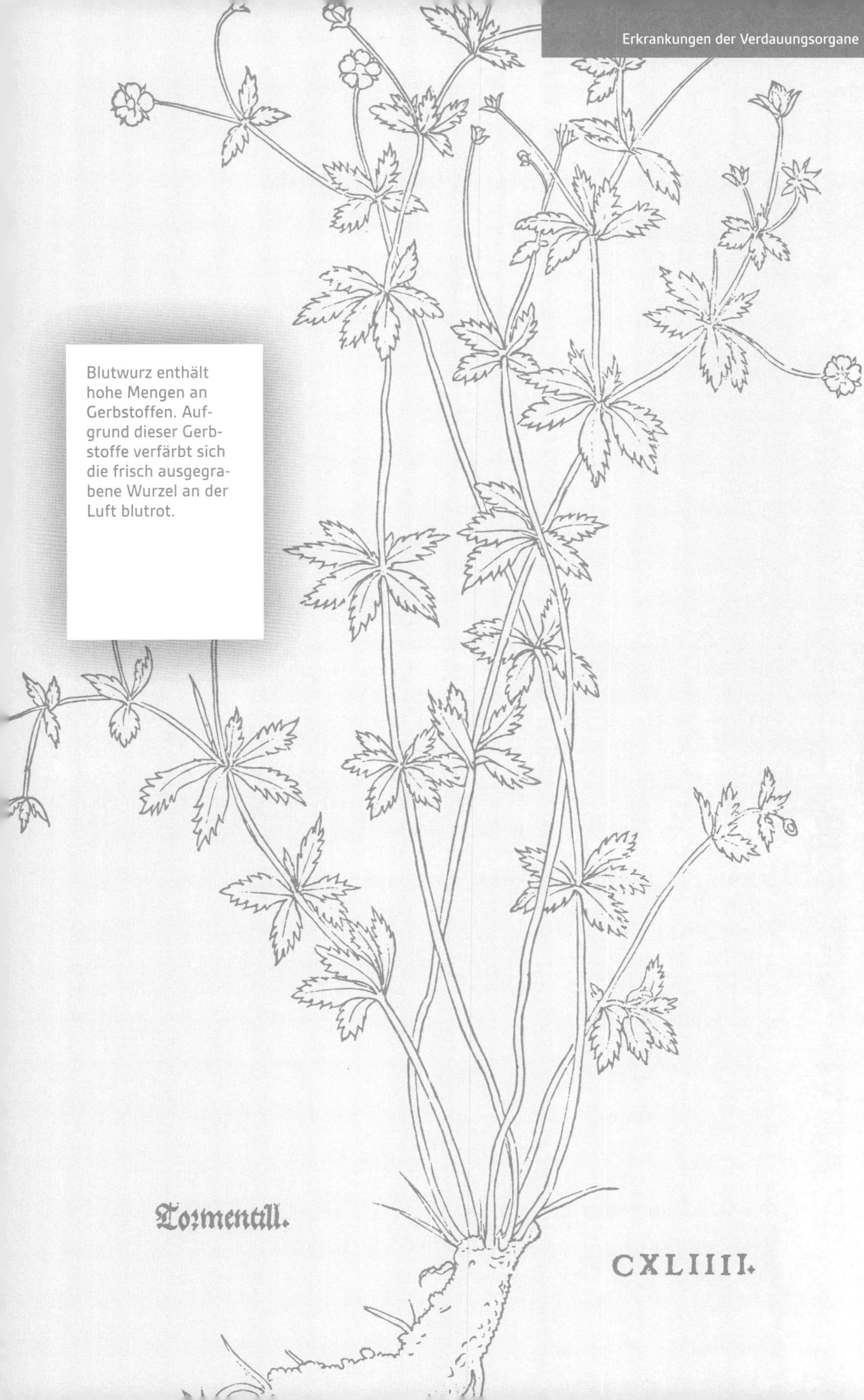

Blutwurz enthält hohe Mengen an Gerbstoffen. Aufgrund dieser Gerbstoffe verfärbt sich die frisch ausgegrabene Wurzel an der Luft blutrot.

Edelweiß → Das Bauchwehblüml

Leontopodium alpinum

Auch bekannt unter: Königin der Blumen

SÜDTIROL: Bauchwehblüml, Irlweiss, Strahliges Ruhrkraut
LADINIEN: Edelbeis, Stëila da mont, Stëila dla elpes
VORARLBERG: Chatzatöäpli
RÄTOROMANISCHE SCHWEIZ: Alv etèrn

Die erste gesicherte Erwähnung des Edelweiß findet sich im „Codex bellunensis" aus dem 15. Jahrhundert. Später, 1586, nannte sie der Kräuterbuchautor Matthiolus eine heilende und zusammenziehende Pflanze, die man nach seiner Beschreibung in den österreichischen und Schweizer Bergen „Wollblume" nannte.
Im Volksglauben steht das Edelweiß als Symbol für die Unschuld und die Liebe. So besagt etwa eine Legende aus dem Münstertal, dass Edelweiß zusammen mit Edelraute zu kunstvoll geflochtenen Brautkränzen verarbeitet wurde. Besonders im 19. Jahrhundert wurde das Edelweiß deshalb immer mehr zum Symbol des aufkommenden Alpinismus und zum Symbol der Alpenromantik.
Das Edelweiß galt aber auch als ein wichtiges Schutzmittel. So wurde im Zillertal neben Edelraute auch Edelweiß geräuchert, um böse Geister aus dem Stall fernzuhalten. Und wohl aus demselben Grund konnte Edelweiß noch im 19. Jahrhundert häufig als Hutschmuck der Tiroler Bauern beachtet werden. Die nachgesagte Zauber abwehrende Wirkung ist wohl auch der Grund, weshalb man Edelweiß in Milch gekocht auch gegen Fraisen, einer von Krampfanfällen gekennzeichneten Kinderkrankheit, empfahl.
Im Alpenraum gilt Edelweiß als Heilmittel gegen Durchfall („Alpenruhrkraut"). Im Südtiroler Etschtal werden hierzu 2 Teelöffel des Krautes zur Hälfte in Wasser eingekocht und bei Durchfall getrunken. Und aus dem Kärntner Mölltal ist der etwas derbere Spruch erhalten:

> Edelweiß gegen den Scheiß

Alpine Volksmedizin

Hauptanwendungsgebiet des Edelweiß ist in der Volksheilkunde eindeutig der Verdauungsapparat. Hier wird der Milchauszug oder auch der Tee aus den Blüten bei

Durchfall, Erbrechen, Magenvergiftung, Bauchschmerzen, Blähungen und bei Magenkrämpfen empfohlen.
Der Tee aus den Blüten gilt zudem als schleimlösend und wird im Vorarlberger Montafon auch zur Senkung des Fiebers getrunken. Im 19. Jahrhundert gebrauchte man Edelweißtee in Tirol auch gegen Tuberkulose.
Der Milchauszug und eine Abkochung aus den Blüten sowie das frische Kraut wurden als Waschung beziehungsweise Umschlag bei Schlangenbissen und bei Blutvergiftung verwendet.
In der Tierheilkunde wurde den Kühen bei Durchfall ebenfalls ein Milchauszug aus den Edelweißblüten eingeflößt.

Aus der Forschung

Edelweißblüten enthalten Gerbstoffe und Antioxidantien. Die Gerbstoffe reagieren mit Proteinen von Haut und Schleimhäuten und machen diese dadurch unempfindlicher gegenüber äußeren Reizen. Zusätzlich konnten Edelweißzubereitungen antibakterielle Wirkungen, wie beispielsweise gegen *Enterococcus faecium*, nachgewiesen werden. Durch die Kombination aus Gerbstoffen und antibakteriellen Wirkstoffen lässt sich die Anwendung bei Durchfallerkrankungen als plausibel erklären.
Tagesdosierung→ 3-mal täglich 1 bis 2 Teelöffel (1,5 g) als Tee oder Milchauszug. **Vorsicht**→ Keine Einschränkung bekannt. **Sammelzeitpunkt**→ Edelweiß steht unter Naturschutz! Man kann Edelweiß aber über Gärtner beziehen und die Pflanzen selbst anbauen. Diese Pflanzen stammen aus angebauten Kulturen und belasten dadurch nicht die heimischen Bestände.

Zum Selbermachen: Edelweißsalbe gegen trockene Hände

Zutaten→ 20 Edelweißblüten; 100 g Olivenöl; 10 g Bienenwachs **Zubereitung**→ Die Edelweißblüten mit dem Olivenöl übergießen und gut verschlossen für 2 Wochen an einen dunklen Ort stellen. Dann das Öl abfiltrieren und in einem Topf zusammen mit dem Bienenwachs unter mehrmaligem Umrühren erwärmen. Sobald das Bienenwachs vollständig geschmolzen ist, die Salbe vom Herd nehmen. Während des Abkühlens sollte sie immer wieder umgerührt werden, anschließend in Tiegel abfüllen. Die Haltbarkeit liegt bei 6 Monaten. Die Edelweißsalbe eignet sich als Handsalbe bei trockenen Händen.

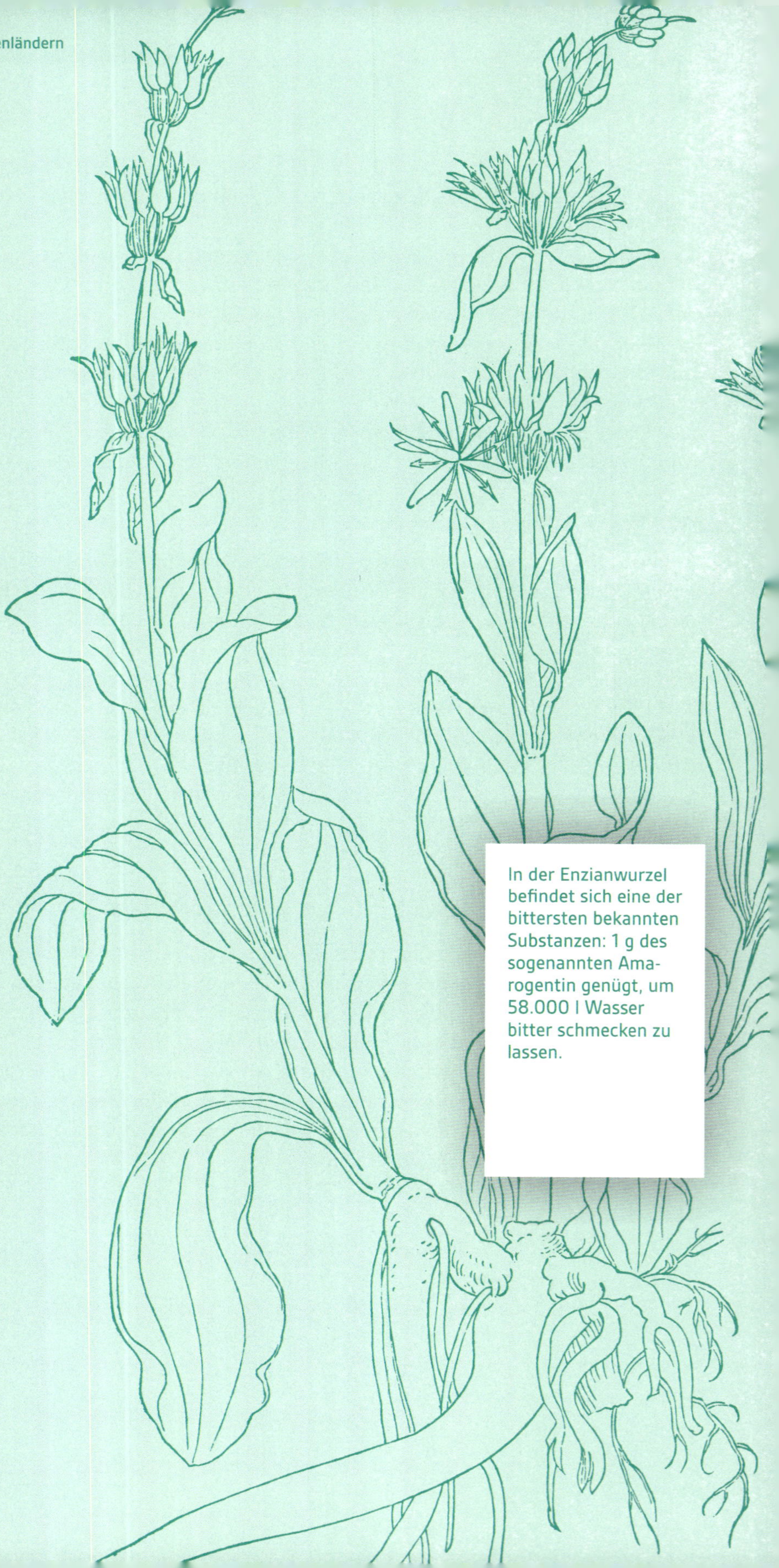

In der Enzianwurzel befindet sich eine der bittersten bekannten Substanzen: 1 g des sogenannten Amarogentin genügt, um 58.000 l Wasser bitter schmecken zu lassen.

Enzian → Die Bitterwurz

Gentiana lutea

Auch bekannt unter:

SÜDTIROL: Bitterwurz, Königswurz, Meisterwurz
LADINIEN: Dënzia, Ënzia, Radìz anziana, Stlupët ghiël
NORDTIROL: Hochwurz, Zinnzallwurz
VORARLBERG: Jensawurzel
KÄRNTEN: Sabradillenkraut
OBERES DRAUTAL: Zergang
STEIERMARK: Enzagan, Gallbecherl, Galglockn
SALZKAMMERGUT: Guggn
SCHWEIZ: Enzio, Jäuse, Jenzene, Wiess-Enza

Im Altertum war Enzian unter anderem eine geschätzte Heilpflanze gegen Augenleiden. Hildegard von Bingen empfahl Enzian gegen Fieber im Magen, was wohl nach unserer Vorstellung Magenschmerzen beziehungsweise Mageninfektionen bedeutet. Im Mittelalter wurde Enzian von vielen Kräuterbuchautoren, z. B. von Hieronymus Bock, sogar als beste Magenarznei gerühmt.
Auch Marx Sittich von Wolkenstein schreibt in seiner Landesbeschreibung von Südtirol, dass Enzian gegen Brüche, Magenprobleme, Husten und Gift wirksam sei. Ihm zufolge sei Enzian zum ersten Mal von einem deutschen König namens Enz genannt worden. Daher erkläre sich der Name „Enzian". Ähnliches erfahren wir von Dioskurides, der den heute wissenschaftlichen Namen *Gentiana* auf einen illyrischen König namens Gentius (500 v. Chr.) zurückführt, der Enzian als Erster gebraucht haben soll. Er soll mittels eines Enziansirups Magenleiden kuriert haben. Zahlreiche Rezepte von Bauerndoktoren und Kräuterfrauen zeugen bis heute von der Hochschätzung (Königswurz), die dem Enzian bis zum heutigen Tag zukommt. Dies führte allerdings zu einer intensiven Sammeltätigkeit, weshalb Enzian in vielen Gegenden des Alpenraumes bereits im 18. Jahrhundert rar geworden war. Durch Naturschutzbemühungen erholen sich die Bestände nun langsam wieder.

Alpine Volksmedizin

Enzian ist äußerst bitter und eignet sich somit laut volksheilkundlichem Verständnis bereits deshalb als Magenarznei. So ist es nicht verwunderlich, dass Enzian vor allem bei Magen- und Darmerkrankungen eingesetzt wird. Der Schnaps, der Tee, der Sirup, der Weinauszug und auch die getrocknete Wurzel werden bei Magenverstimmung, Magenschmerzen, schlechter Verdauung, Übelkeit, Völlegefühl, bei Verstopfung, Durchfall, Magengeschwür, Blähungen, Bandwurm, Gastritis, Sodbrennen, Gallenbeschwerden, Gelbsucht und zur Appetitanregung innerlich verwendet. Enzian gilt aber auch als Heilmittel bei Schlangenbissen. Dabei legt man die Wurzel auf. Mit dem Tee werden bei Geschwüren, schlecht heilenden Wunden, Haarausfall und bei Kopfläusen Waschungen und Umschläge bereitet. In der Steiermark legte man noch Anfang des 20. Jahrhunderts die Blätter des Enzians auf offene Wunden. Der Tiroler Bauernarzt Kiendler riet bei Quetschungen zu einem Pflaster aus Enzianwurzelpulver und Olivenöl.

Enzianschnaps und Tee werden zudem bei ansteckenden Krankheiten, Husten, Halsschmerzen und Fieber angeraten. Früher verwendete man diese sogar bei Malaria und Kinderlähmung.

Bei Muskelschwäche, Rheuma, Knochen- und Gelenkschmerzen, Verstauchung, Verspannung und Hexenschuss verwendet man den Schnaps und den Tee als Einreibung oder als Umschlag.

Enzian wird eine kräftigende Wirkung nachgesagt und er ist deshalb in zahlreichen alpinen Lebensessenzen enthalten. In der Schweiz heißt der Enzianschnaps deshalb „Eau de Vie" (Lebenswasser). Man verwendet ihn sowohl innerlich als auch äußerlich zur Kräftigung, bei Ohnmacht und bei müden Beinen.

Aufgrund der hochgeschätzten Wirkung fehlt Enzian natürlich auch nicht in der Tierheilkunde. Hier gebraucht man einen Tee oder auch einen Weinauszug bei Verdauungsstörungen und Durchfall bei Rindern. Johann Ragginer verabreichte Kühen, wenn diese an Verdauungsstörungen litten, Enzianschnaps mit Lorbeeröl.

Aus der Forschung

Der bittere Geschmack der Enzianwurzel ist auf die Bitterstoffe zurückzuführen. Dabei ist erwähnenswert, dass das in ihr enthaltene Amarogentin als eine der bittersten uns bekannten Substanzen gilt. 1 g dieses Stoffes vermag 58.000 l Wasser bitter schmecken zu lassen. Mit den Bitterstoffen erklärt sich auch die ausgesprochen effektive Wirkung der Enzianwurzel bei Verdauungsbeschwerden. Denn durch die Bitterstoffe werden Verdauungssäfte angeregt und in der Folge der Appetit gesteigert sowie Blähungen und Völlegefühl vermindert. Zusätzlich konnten positive Effekte bei *Morbus Crohn* und *Colitis ulcerosa* festgestellt werden. Ein Bitterstoffanteil, das Gentiopikrosid, wirkt nämlich im Darm entzündungshemmend. Erfolgreiche Behandlungen konnte man auch mit einer Spülung bei Entzündungen im Mund- und Rachenraum durchführen. Schleimlösende Effekte in den Bronchien sowie in den Nasennebenhöhlen sind ebenfalls bestätigt.

Tagesdosierung→ 3-mal täglich 1 Teelöffel (1 g) der getrockneten Wurzel als Tee. **Vorsicht**→ Bei Magen- und Zwölffingerdarmgeschwüren sollte man Enzianwurzel wegen einer Erhöhung der Magensäure vermeiden. **Sammelzeitpunkt**→ Enzian steht in allen Alpenländern unter Naturschutz! Enzianwurzel kann aber über Apotheken bezogen werden. Diese Pflanzen stammen aus angebauten Kulturen und belasten dadurch nicht die heimischen Bestände.

Zum Selbermachen: „Gemeiner Theriak“ zur Verdauung nach einem Rezept der Ragginer

Zutaten→ 5 g Enzianwurzel; 5 g Galgantwurzel; 5 g Wacholderbeeren; 2 Esslöffel Honig; 0,7 l Rotwein **Zubereitung**→ Enzianwurzel, Galgantwurzel und die Wacholderbeeren mit dem Wein übergießen und gut verschlossen für 2 Wochen an einen dunklen Ort stellen. Anschließend abfiltrieren, den Honig dazugegeben und in eine saubere Flasche abfüllen. Der Wein ist 6 Monate haltbar. Ein Gläschen des „Theriak“ kann 1-mal täglich nach dem Essen zur Unterstützung der Verdauung genossen werden.

Zum Selbermachen: Enziansirup gegen Verdauungsbeschwerden

Zutaten→ 10 g Enzianwurzel; 200 ml Wasser; 200 g Zucker **Zutaten**→ Die grob zerkleinerten Wurzeln mit kochendem Wasser übergießen und 20 Minuten bei leichter Hitze köcheln lassen. Anschließend abfiltrieren und die Lösung mit Zucker zu einem Sirup einkochen. Den Sirup noch heiß in eine Flasche abfüllen und nach Abkühlung in den Kühlschrank stellen. Hier ist der Sirup 6 Monate haltbar. Etwas Enziansirup eignet sich, ganz in der Tradition des König Gentius in Wasser oder Wein verdünnt, als Heilmittel bei Verdauungsbeschwerden.

Heidelbeere → Hilfreich bei Durchfall

Vaccinium myrtillus

Auch bekannt unter: Blaubeere, Moschbeer, Schwarzbeer, Waldbeere

SÜDTIROL: Hoanber, Jakobsbeere, Zwoschba
NORDTIROL: Mochstbörn
PINZGAU: Moosbeegstaid
SALZKAMMERGUT: Zepper
OBERÖSTERREICH: Hoabeer, Schwarzäugelbeer
SCHWEIZ: Heiberi
BAYERN: Aiglbeeren

Die Heidelbeere wurde erst sehr spät als Heilpflanze erwähnt. Dies hat auch sicherlich damit zu tun, dass sie im Mittelmeerraum nicht vorkommt und den antiken Autoren einfach nicht bekannt war. Bei den europäischen Kräuterbuchautoren des Mittelalters galt die Heidelbeere als Heilmittel bei Atemwegsbeschwerden und bei Magenleiden.

Alpine Volksmedizin

In der Volksheilkunde des Alpenraumes werden die getrockneten Früchte bei Durchfall und Bauchschmerzen gegessen oder als Tee getrunken. Die frischen Früchte werden dagegen bei Verstopfung, Bandwürmern und zur Regeneration des Darms gegessen. Der aus den frischen Früchten bereitete Saft wird bei Magengeschwüren und Durchfall getrunken sowie bei Mundfäule als Mundspülung angepriesen. Der Schnaps, der Milch- und der Weinauszug aus den Früchten werden bei Magenverstimmung, Verdauungsstörungen, Völlegefühl, Appetitlosigkeit, Bauchschmerzen, Blähungen und Durchfall empfohlen. Eine heilende Wirkung bei Durchfall und Magenkrämpfen wird auch dem Tee aus den Blättern nachgesagt.

Ganz der Tradition der mittelalterlichen Kräuterbuchautoren entsprechend, werden der Saft und der Weinauszug aus den Früchten auch heute noch bei Erkältungen, Kehlkopfentzündung und bei Lungenentzündung heiß getrunken und gegurgelt.

In der Volksheilkunde sagt man den Früchten eine günstige Wirkung auf das Augenlicht, besonders für das nächtliche Sehvermögen, nach.

Den Heidelbeerblättern wird im Alpenraum eine blutzuckersenkende Wirkung nachgesagt.

Wohl wegen der roten Färbung der Früchte gelten diese frisch gegessen als Heilmittel gegen Blutarmut, Eisenmangel und Bluthochdruck.

Aus der Forschung

In den Beeren finden sich bis zu 12 % Gerbstoffe. Die Gerbstoffe wirken abdichtend auf die Schleimhäute im Magen-Darm-Trakt sowie stopfend und desinfizierend. Dadurch kommt es bei Durchfall zu einer Verbesserung der Beschwerden. Da getrocknete Heidelbeerfrüchte sehr gut verträglich sind, eignen sich diese auch gegen Durchfall bei Säuglingen und Kleinkindern. Zusätzlich sind weitere Wirkstoffe, wie Anthocyanidine und Flavonoide, gefäßschützend, cholesterinsenkend und leicht blutverdünnend.

Anthocyanidine unterstützen außerdem die Wundheilung innerlicher Geschwüre, sodass man heutzutage eine mit Anthocyanidinen angereicherte Lösung zur Abheilung von Magen-Darm-Geschwüren einsetzt.

Heidelbeerblätter enthalten ebenfalls Gerbstoffe (bis zu 7 %) und eignen sich deshalb grundsätzlich auch zur Therapie von Durchfallerkrankungen. Sie werden derzeit hinsichtlich antidiabetischer Wirkungen stark untersucht. Möglicherweise sind der hohe Chromgehalt in den Blättern beziehungsweise Flavonoide oder das Neomyrtillin hierfür verantwortlich. Bisweilen konnte allerdings noch kein eindeutiges Ergebnis geliefert werden.

Tagesdosierung→ Für Erwachsene und Kinder ab 10 Jahren 3- bis 4-mal täglich 3 Teelöffel (6 g) der getrockneten Früchte als Tee, für Kinder ab 1 Jahr 3-mal täglich 1 bis 2 Teelöffel (3 g). Von den Heidelbeerblättern kann ein Erwachsener 2- bis 3-mal täglich 2 Teelöffel (1 g) als Tee trinken. **Vorsicht**→ Große Mengen an frischen Heidelbeeren wirken abführend. Heidelbeerblätter sollte man nur über kurze Zeiträume verwenden. **Sammelzeitpunkt**→ Die Früchte werden im Juli und August gesammelt, die Blätter dagegen im Frühjahr.

Zum Selbermachen: Heidelbeerschnaps gegen Magenverstimmung

Zutaten→ 80 g frische Heidelbeerfrüchte; 160 ml Weingeist; 380 ml Wasser
Zubereitung→ Die frischen Früchte in eine Flasche füllen, mit dem Weingeist und dem Wasser übergießen und das Ganze für 8 Wochen gut verschlossen an einen dunklen Ort stellen. Nach dieser Zeit abfiltrieren und den gewonnenen Auszug in eine saubere Flasche abfüllen. Die Haltbarkeit liegt bei 2 Jahren. Der Heidelbeerschnaps eignet sich bei Magenverstimmung und Völlegefühl.

Kalmus → Die stärkende Magenwurz

Acorus calamus

Auch bekannt unter:

SÜDTIROL: Magenwurz
STEIERMARK: Galmasn-Wirzn
SALZKAMMERGUT: Koimas
SCHWEIZ: Chalmis

Kalmus stammt ursprünglich aus Südostasien, war aber bereits in der indischen und ägyptischen Heilkunde eine hochgeschätzte Heilpflanze. Die getrocknete Wurzel wurde bereits sehr früh über Handelsbeziehungen nach Europa importiert und wird in den Kräuterbüchern der Antike als Magenarznei genannt. Die Kalmuspflanze als solche kam dagegen erst im 16. Jahrhundert nach Europa. 1574 soll sie beispielsweise nach Wien gebracht und hier in den Gärten der Adeligen angepflanzt worden sein. Heute wächst Kalmus wild an Flussufern und Teichen in ganz Europa. Kalmus hat bis heute den Ruf eines Stärkungsmittels. So soll die Kalmuswurzel gekaut nicht nur gegen Müdigkeit helfen, sondern es werden auch Magen, Stimmbänder, ja sogar die Sehkraft gestärkt. Schwächelnden Kindern wird er als Badezusatz empfohlen und bis heute gilt Kalmus als eines der am häufigsten genannten Potenzmittel. Hierzu wird er täglich gekaut, oder, wie im oberösterreichischen Alpenvorland, als Weinauszug genossen.

Alpine Volksmedizin

Im Alpenraum findet Kalmus bis heute vielfältig Anwendung. Besonders im Bereich der Verdauungsorgane wird Kalmus häufig empfohlen. So kaut man die getrocknete Wurzel, bereitet aus dieser einen Tee, einen Milchauszug, einen Schnaps oder einen Weinauszug. Besonders häufig wird die Wurzel bei Magenschmerzen, Gastritis, zur Anregung der Gallentätigkeit, bei Appetitlosigkeit, nervösem Magen, Blähungen und zur allgemeinen Stärkung des Magens empfohlen.
Die Kalmuswurzel wird auch bei Atemwegsproblemen mit Husten gekaut. In Osttirol wird Kalmus bei Schnupfen als Räucherung eingesetzt und der Rauch an die Nase gefächert.
Kalmus soll gekaut auch bei der Raucherentwöhnung helfen. Diese in mehreren Gegenden des Alpenraumes genannte Anwendung soll insgesamt das Suchtverhalten dämpfen und das Selbstbewusstsein stärken. Hierzu wird beim Verlangen nach einer Zigarette ein Stück Kalmus gekaut.
In Südtirol setzt man den Saft bis heute bei schwacher Sehkraft ein – eine Anwendung, die bereits in der Antike empfohlen worden war.
Gekaut oder als Tee soll Kalmus Zahnfleischbluten, Zahnschmerzen und Zahnfleischschwund lindern.
Als kräftigend gilt der Tee auch bei Ohnmacht und schwachem Kreislauf.

Aus der Forschung

Kalmuswurzel enthält als wirksame Bestandteile ätherisches Öl (bis 9 %) und Bitterstoffe. Diese Inhaltstoffe führen zu einer Erhöhung von Magensäften und dadurch zu einer Anregung des Appetits und der Verdauung. Kalmus wirkt darüber hinaus krampflösend und durchblutungsfördernd. Ebenfalls enthaltene Schleimstoffe wirken reizlindernd.
Tagesdosierung→ 2-mal täglich je 1 Teelöffel (1,5 g) der getrockneten Wurzel als Tee.
Vorsicht→ Das in manchen Kalmuswurzeln enthaltene beta-Asaron wirkt im Tierversuch krebserregend. Je nach Herkunft variiert der beta-Asaron-Gehalt dabei sehr stark, sodass besonders Kalmus aus China und Indien mit Vorsicht zu verwenden ist. Bisher konnten aber diese Ergebnisse nicht durch Beobachtungsstudien auf Menschen übertragen werden, sodass Kalmus mit einem geringen Gehalt an beta-Asaron, wie er in Europa und Nordamerika vorkommt, als unbedenklich gilt. Kalmus sollte aber nur kurzfristig angewandt werden. **Sammelzeitpunkt**→ Die Wurzel wird von Juni bis Juli gesammelt.

Zum Selbermachen: Verdauungstee

Zutaten→ 30 g Kalmuswurzel; 30 g Himbeerblätter; 20 g Wermutkraut; 20 g Bitterorangenschale **Zubereitung**→ Bei Blähungen und Völlegefühl 2-mal täglich eine Tasse Tee trinken. Pro Tasse 1 Esslöffel der Teemischung verwenden.

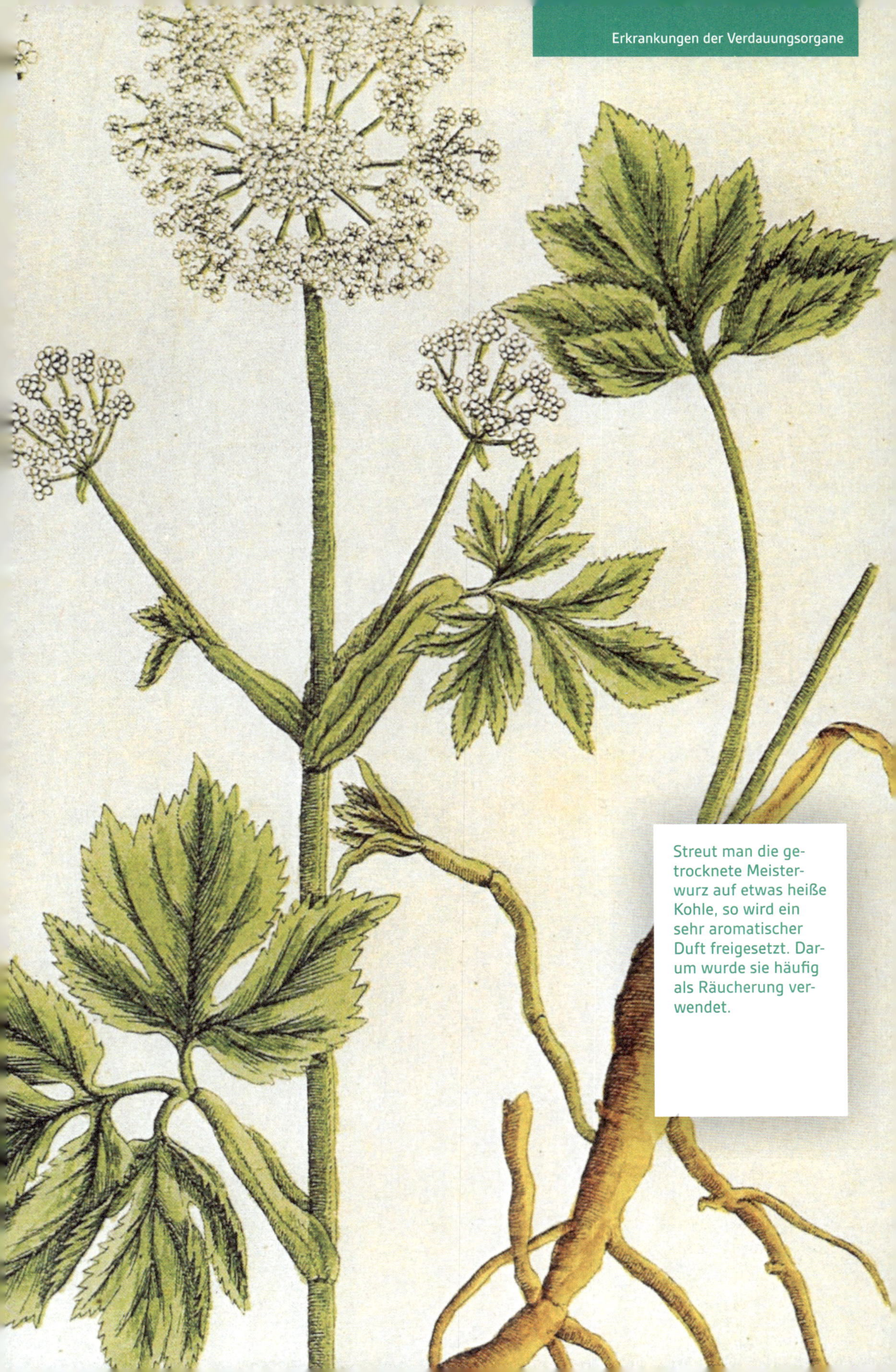

Streut man die getrocknete Meisterwurz auf etwas heiße Kohle, so wird ein sehr aromatischer Duft freigesetzt. Darum wurde sie häufig als Räucherung verwendet.

Meisterwurz → Das Räuchermittel

Peucedanum ostruthium

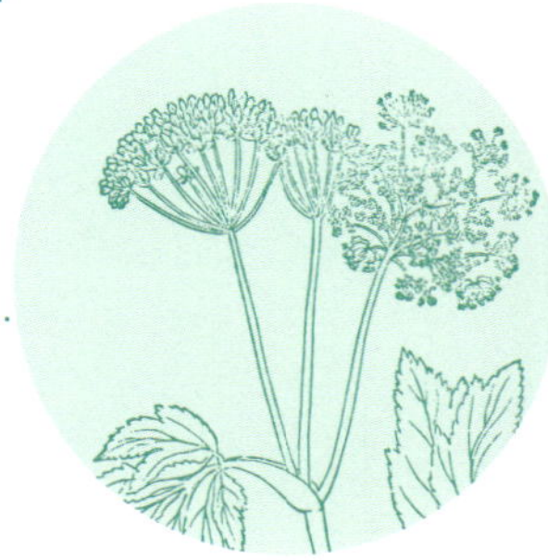

Auch bekannt unter:

SÜDTIROL: Hirschwurz, Moasterwurz, Thomas-Wurzen
LADINIEN: Imperatòria
VORARLBERG: Bergwurzel, Hoarstrienza, Ostrenza
KÄRNTEN: Haarwurzen

Die Meisterwurz ist bis heute eines der beliebtesten Heilmittel der Bauerndoktoren und Kräuterfrauen des alpinen Raumes. Sie gilt regelrecht als Allheilmittel, was auch folgender Spruch aus Südtirol verdeutlicht:

> Meister bin ich,
> Meister bleib ich
> und alle Übel vertreib ich.
>
> Pickl-Herk, 1995

Die Hochschätzung dieser Pflanze kannte keine Grenzen. Man sah in ihr nicht nur ein Heilmittel gegen vielerlei Krankheiten, sondern auch ein Schutzmittel vor magischen Kräften und Vergiftungen. Dies kommt auch in der Landesbeschreibung Südtirols von Marx Sittich von Wolkenstein zum Ausdruck, in der er die Meisterwurz als wirksames Mittel gegen Zauberei und Gifte nannte. Auch der Bauerndoktor Lackmüller empfahl Meisterwurz in Wein bei Magenvergiftungen.
Am Alpenhauptkamm wird die Meisterwurz auf Südtiroler Seite im Antholzer- und im Gsieser Tal und in Osttirol im Defreggental in den Rauhnächten statt Weihrauch geräuchert. Der volkstümliche Name „Thomas-Wurzen“ bezieht sich wohl auf den Thomastag, den 21. Dezember, der den Beginn der zwölf Rauhnächte definierte. Geräuchert wurde gegen eine Vielzahl an Krankheiten. Besonders in der Tierheilkunde wird bis heute bei Infektionen im Stall, beispielsweise bei Maul- und Klauenseuche, geräuchert.
Als aromatische Heilpflanze war Meisterwurz auch eine wichtige Heilpflanze gegen die Pest. So lautet ein Rezept in der Annenberger Handschrift aus dem Kloster Annenberg im Vinschgau: 1 Lot (16 g) Meisterwurz, 1 ½ Lot (8 g) Bibernell, ½ Lot (8 g) Tormentill, etwas Zimt und Zucker. Es handelte sich dabei möglicherweise um Kräuterwein, das ist aber nicht eindeutig feststellbar. Bis ins 20. Jahrhundert hieß es in Südtirol, dass man mit einer Meisterwurz in der Hosentasche sicher vor ansteckenden Krankheiten sei.

Alpine Volksmedizin

Meisterwurz wird als Allheilmittel betrachtet, dementsprechend vielfältig sind auch die Anwendungsgebiete. Allen voran gilt sie als Heilmittel bei Erkrankungen der Verdauungsorgane. Man gebraucht den Meisterwurzschnaps, daneben aber auch den Tee und das getrocknete Pulver, innerlich bei schlechter Verdauung, Magenverstimmung, Bauchschmerzen, Sodbrennen, Blähungen, zur Appetitanregung, bei Durchfall und bei Bandwürmern.
Daneben benutzt man den Schnaps und den Tee (auch als Gurgelmittel) sowie das getrocknete Pulver innerlich bei Angina, Halsschmerzen, Schnupfen, Bronchitis, Erkältung, Fieber, Grippe und bei Heuschnupfen. Bei Fieber sind neben Essigwickeln auch Wickel mit Meisterwurztee sehr beliebt.
Der Meisterwurzschnaps wird bei Herz- und Kreislaufstörungen wie Bluthochdruck, zur Blutdruckregulierung und bei Arteriosklerose getrunken.
Meisterwurz wird, ähnlich wie der Kalmuswurzel, die Rolle eines Kräftigungsmittels zugeschreiben. Sie soll nicht nur das Herz stärken, sondern wird auch als Potenzmittel beschrieben. In Vorarlberg gilt sogar die Räucherung als kräftigend.
Meisterwurz soll bei Menstruationsbeschwerden normalisierend auf die Regelblutung wirken sowie Wechseljahrbeschwerden bessern. Früher gebrauchten sie beispielsweise die Ragginer zur Anregung der Wehen bei Geburtsschwierigkeiten.
Bei Hauterkrankungen sind die Anwendungen ebenfalls zahlreich. Vor allem der Schnaps, Bäder mit einer Abkochung sowie das getrocknete Pulver werden äußerlich bei oberflächlichen Entzündungen, Wunden, Blutvergiftung, zur Blutstillung, bei Hautausschlägen und Geschwüren empfohlen. Als Räucherung gebraucht man Meisterwurz bei schlecht heilenden Wunden und in Vorarlberg bei Flechten.
In der Tierheilkunde verwendet man die Meisterwurz bei Geburtsschwierigkeiten bei Kühen, damit die Nachgeburt leichter abgeht und nach einer Fehlgeburt, damit sich die Gebärmutter besser zurückbildet. Alois Mantinger empfahl sie, um den Geschlechtstrieb und die Milchproduktion zu steigern. Man gibt sie den Tieren auch bei Durchfall und Fieber. Außerdem hängt man beispielsweise im Kärntner Mölltal Meisterwurz im Stall auf, damit die Kühe nicht krank werden.

Aus der Forschung

In der Meisterwurz konnten als relevante Wirkstoffe ätherisches Öl, Bitterstoffe, Furanocumarine und Gerbstoffe nachgewiesen werden. Meisterwurz führt zu einer Anregung von sämtlichen Verdauungssäften, womit ein Teil der nachgesagten Wirkungen im Verdauungstrakt erklärt werden kann. Vor allem die Anwendung bei Völlegefühl, Blähungen und Appetitlosigkeit scheint sinnvoll. Eine nachgewiesene Hemmung der 5-Lipoxygenase erklärt zudem entzündungshemmende Effekte. **Tagesdosierung**→ 3-mal täglich 1 Teelöffel (1 g) der getrockneten Wurzel als Tee. **Vorsicht**→ Bei hellhäutigen Personen kann Meisterwurz die UV-Empfindlichkeit steigern. **Sammelzeitpunkt**→ Die Wurzel sollte im April oder von September bis November gesammelt werden.

Zum Selbermachen: Rituelle Räuchermischung

Zutaten→ 20 g Meisterwurz; 20 g Wacholdernadeln und -sprossen **Zubereitung**→ Die Bestandteile fein zerkleinern und vermischen. Etwas Glut oder entzündete Räucherkohle in ein feuerfestes Gefäß geben und die Räuchermischung daraufstreuen. Sobald der entstehende Rauch seinen aromatischen Geruch verliert, etwas von der Mischung nachstreuen. Traditionellerweise eignet sich diese Räuchermischung als Weihrauchersatz in den Rauhnächten zwischen 21. Dezember und Dreikönig.

Minze → Lindert Übelkeit

Mentha sp.

Auch bekannt unter:

LADINIEN: Pulió (*Mentha pulegium* - Poleiminze)
STEIERMARK: Braminzen, Poißn (*Mentha spicata* - Ährenminze, Krauseminze)

Bereits im Altertum waren Minzen für krampflösende Effekte bekannt. Bei Kopfschmerzen legte man Minzblätter auf die Schläfen. Hildegard von Bingen unterschied bereits mehrere Arten. Wasserminze (*Mentha aquatica*) empfahl sie gegen Atemnot und Kurzatmigkeit, die Rossminze (*Mentha longifolia*) riet sie als Einreibung bei Milben und die Ackerminze (*Mentha arvense*) sollte bei Verdauungsbeschwerden gegessen sowie bei Augenproblemen aufgelegt werden.

Heutzutage gibt es eine unüberschaubare Anzahl an Minze-Arten. Minzen neigen nämlich zur Bastardisierung, das heißt, sie bilden sehr leicht Kreuzungen mit anderen Minzen, woraus wiederum neue Arten entstehen. Die Pfefferminze entstand spätestens im 17. Jahrhundert durch eine Kreuzung von Wasserminze und Krauseminze. Auch im Alpenraum werden diese hier ursprünglich nicht heimischen Pflanzen seit vielen Jahrhunderten angebaut beziehungsweise wurden wie die Wasserminze vor Jahrhunderten importiert. Die Poleiminze (*Mentha pulegium*) wächst im Mittelmeerraum und in klimatisch günstigen Gebieten des Alpenraumes. Man nannte sie auch „Flohminze", weil sie gegen Flöhe helfen soll. Alle Minze-Arten werden im Alpenraum bis heute gegen Motten in den Kleiderschrank gelegt.

Bei den Bauernärzten waren die verschiedenen Minzen sehr beliebt. Der Lackmüller verwendete sie beispielsweise bei Appetitlosigkeit. Sebastian Ragginer hatte folgendes Rezept zur Herstellung eines sogenannten Magenpflasters in seiner Rezeptsammlung: „Gegen Gebrechen des Magens. Nimm Sauerteig, gestoßenen Wacholder

Beeren, klein zerschnittene Minzen, diese Stücke zu einem Pflaster gemacht, in einer Pfanne gewärmt, und wohl warm des Tages 3-mal auf den Magen gelegt." (Asche/Schulze, 1996)

Alpine Volksmedizin

Minze wird in der Volksheilkunde vor allem bei Magen- und Darmbeschwerden verwendet. Dabei werden der Tee und der Pfefferminzschnaps bei Magengeschwüren, Magenkrämpfen, Appetitlosigkeit, Blähungen, Leberleiden, Übelkeit, Gallensteinen, Gallenkolik, Durchfall und bei Bauchgrippe empfohlen. Der Weinauszug soll sowohl in der Human- als auch in der Tierheilkunde bei Durchfall helfen. Bei einer schlechten Verdauung sollte man besonders mit Pfefferminzblättern würzen. Im Kärntner Nockgebiet wird die Wasserminze im Rohr gewärmt und bei Magenschmerzen aufgelegt.

Pfefferminze wird auch häufig im Zusammenhang mit Kopfschmerzen erwähnt. Einen Tee innerlich genießen, die Blätter erwärmt auf den Kopf auflegen oder das ätherische Öl auf die Schläfe auftragen, werden immer wieder als Heilmittel genannt. Die Brunnbeschauerin aus Werfen, eine Heilerin aus dem Salzburger Pongau, riet bei Kopfschmerzen zu einer Einreibung mit einem Schnaps aus Minze und Kampfer. In einem Rezept vom Bauerndoktor Alois Mantinger aus Villnöß aus dem 19. Jahrhundert findet sich die Poleiminze im Wundtrank gegen Kopfverletzungen.

Verschiedene Minze-Arten werden häufig im Zusammenhang mit Beschwerden des Nervensystems beschrieben. Ein Tee der Pfefferminze soll die Nerven stärken, wirkt belebend und aufmunternd. Gegen Depressionen sollte Pfefferminze auch in die Speisen gegeben werden. Bereits die Schule von Salerno hatte im 11. Jahrhundert Poleiminze gegen Melancholie angeraten. Gegen Schwindel sollte man einen Weinauszug aus der Pfefferminze trinken und ein Ölauszug wird äußerlich bei einer Nervenentzündung propagiert. Ein angesetzter Schnaps der Rossminze sollte bei Bettnässen helfen.

Aufgrund der nachgesagten krampflösenden Wirkung wird bei Asthma zu einem Tee aus Pfefferminze und Gänsefingerkraut geraten.

In der Zahnheilkunde werden Pfefferminze und Krauseminze als Mundspülung gegen Mundgeruch verwendet, gleichzeitig aber auch gegen Zahnfleischentzündung empfohlen.

Der Ratschlag, bei Unterleibsbeschwerden von Frauen zu einem Pfefferminztee zu greifen, beruht wohl wiederum auf den krampflösenden Effekten. Zum Abstillen werden die Brustwarzen mit Pfefferminztee benetzt.

In der Tierheilkunde wird Pfefferminze als Weinauszug den Kühen bei Durchfällen eingeflößt. Bienenstöcke werden mit Pfefferminztee besprüht, um die Bienen zu beruhigen und die Bienenvölker leichter zu vereinen.

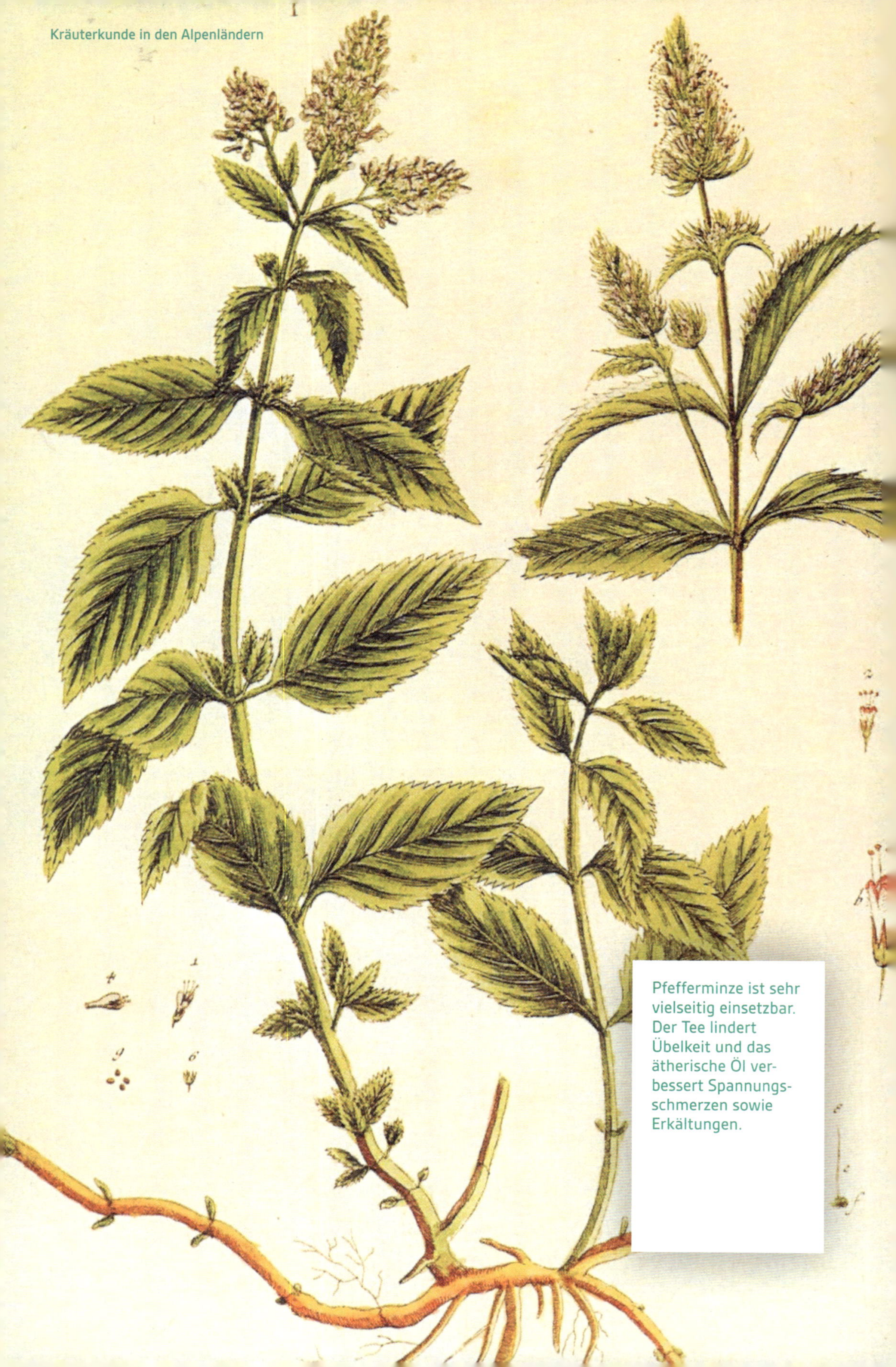

Pfefferminze ist sehr vielseitig einsetzbar. Der Tee lindert Übelkeit und das ätherische Öl verbessert Spannungsschmerzen sowie Erkältungen.

Aus der Forschung

In wissenschaftlichen Untersuchungen konnten der Pfefferminze zahlreiche Wirkungen auf den menschlichen Organismus nachgewiesen werden. So wirken das enthaltene ätherische Öl und die Flavonoide gallentreibend. Zusätzlich haben Zubereitungen aus Pfefferminze krampflösende Effekte auf die glatte Muskulatur im Bereich von Magen und Darm. Dadurch können Koliken und Blähungen gebessert werden. Außerdem regt Pfefferminze die Produktion von Speichel- und Verdauungssäften an, wodurch sie insgesamt verdauungsfördernd wirkt. Pfefferminzöl wirkt des Weiteren Übelkeit und Brechreiz entgegen, da sie eine leicht betäubende Wirkung auf die Magenschleimhaut hat – ein Anwendungsgebiet, das sonst in der Pflanzenheilkunde nicht wirklich abgedeckt wird.
In klinischen Untersuchungen konnte zusätzlich eine Wirkung bei Spannungskopfschmerzen bestätigt werden. Dabei ist eine 10%ige alkoholische Lösung, äußerlich auf die Schläfen aufgetragen, in Wirksamkeit und Wirkungseintritt vergleichbar mit Paracetamol, einem gängigen Schmerzmittel.
Zudem wurde dem ätherischen Öl eine krampflösende Wirkung in den Bronchien nachgewiesen, was wiederum eine Anwendung bei Erkältungskrankheiten der oberen Atemwege rechtfertigt.
Tagesdosierung→ 3-mal täglich 1 Teelöffel (1,5 g) für Erwachsene, für Kinder ab 4 Jahren 2-mal täglich ½ Teelöffel (1 g) getrocknete Pfefferminzblätter als Tee. Für die Inhalation sollten 3 bis 4 Tropfen in heißes Wasser gegeben werden. Kinder sollten allerdings erst ab 6 Jahren mit Pfefferminz inhalieren. **Vorsicht**→ Säuglinge und Kleinkinder sollten nicht mit dem ätherischen Öl beziehungsweise mit mentholhaltigen Präparaten zur Inhalation oder Einreibung behandelt werden, da es hier zu einem reflektorischen Atemstillstand kommen kann. Da Pfefferminze auch die Magenklappe entspannt, kann Magensäure leichter in die Speiseröhre gelangen. Deshalb sollte bei Refluxösophagitis auf Pfefferminzzubereitungen verzichtet werden. Pfefferminze sollte auch bei Gallenbeschwerden nicht angewandt werden. Größere Mengen der Poleiminze können abtreibend wirken. **Sammelzeitpunkt**→ Die Blätter werden kurz vor dem Aufblühen in der Zeit von Juni bis September gesammelt.

Zum Selbermachen: Teemischung bei Erbrechen

Zutaten→ 40 g Pfefferminzblätter; 30 g Melissenblätter; 20 g Kamillenblüten
Zubereitung→ 2-mal täglich eine Tasse Tee trinken. Pro Tasse 1 Esslöffel der Teemischung verwenden.

Rhabarber → Lieblingsmittel der Säftelehre

Rheum palmatum

Auch bekannt unter: Deutscher Rhabarber

Rhabarber stammt aus Asien und wurde dort bereits 2.600 v. Chr. in einem chinesischen Kräuterbuch erwähnt. Rhabarberwurzel ließ sich leicht über weite Strecken transportieren und so verwundert es nicht, dass sie bereits den antiken Mittelmeerkulturen bekannt war und sehr geschätzt wurde. Die Rhabarberwurzel wurde sowohl in der Antike als auch im Mittelalter – gleich der heutigen Anwendung – als Abführmittel benutzt. Die Popularität bei den Kräuterbuchautoren des Mittelalters und bei den Volksheilern verdankt er der Säftelehre. Um die menschlichen Säfte ins Gleichgewicht zu bringen, dienten Abführmittel neben Brechmitteln und Aderlass als universales Heilmittel – und Rhabarber ist eines der effektivsten Abführmittel.
Rhabarber wird auch als Wehenmittel angesehen und soll früher zu Abtreibungen gebraucht worden sein.

Alpine Volksmedizin

Volksmedizinisch verwendet man die Wurzel und den Stängel des Rhabarbers als Abführmittel. Daraus bereitet man einen Sirup, einen Tee, einen alkoholischen Auszug oder verwendet ihn frisch. Auch in den Gerichtsprotokollen gegen den Bauernarzt Johann Schulter, alias Müllerhansl, aus Kleinpreding in der Steiermark, wird gleich in mehreren Rezepten der Rhabarber als Abführmittel erwähnt. Nach seiner Deutung, die der Säftelehre entspricht, kühlt Rhabarber das Geblüt und treibt das Kranke durch den Urin aus dem Körper. Die berühmten Ragginer waren bekannt für ihren selbst angebauten Rhabarber. Noch 1980, als Sebastian Ragginer bereits etwa seit 80 Jahren nicht mehr lebte, wuchs Rhabarber im verwilderten Kräutergarten.
In Osttirol legt man die Blätter des Rhabarbers bei Sonnenbrand auf.
Auf den ersten Blick etwas verwunderlich scheint die Anwendung in der Tierheilkunde, wonach der Tee aus der Wurzel bei Durchfallerkrankungen bei Kälbern Anwendung findet.

Aus der Forschung

Im medizinischen Rhabarber sind es vor allem die Anthracenderivate, die für die abführende Wirkung verantwortlich sind. Sie führen zu einer Anregung der Darmtätigkeit bei gleichzeitiger Steigerung der Sekretion von Flüssigkeit in den Darm. Der bei uns übliche Gartenrhabarber enthält allerdings wesentlich weniger Anthracenderivate als die asiatische Variante. Daneben konnte man den Gerbstoffen im Rhabarber zusammenziehende und appetitanregende Effekte nachweisen. So kommt es

zu diesem scheinbar widersprüchlichen Effekt, dass kleine Dosen stopfend, größere Dosen aber abführend wirken. Zudem wirken die Gerbstoffe entzündungshemmend und schmerzstillend. Mit Rhabarberextrakten konnten auch innere Blutungen bei Magen- und Zwölffingerdarmgeschwüren gestillt werden. Zudem konnten positive Effekte bei Fieberblasen erzielt werden, die auf antiviralen Effekten beruhen.
Tagesdosierung→ 1 Teelöffel (1 bis 2 g) der Rhabarberwurzel als Tee. **Vorsicht**→ Bei häufigem Gebrauch und bei zu hohen Dosen kann es zu Elektrolyt- und Flüssigkeitsverlusten kommen, was sich schädlich auf Herz- und Nierenfunktion auswirken kann. Zudem kann durch regelmäßige Anwendung die Darmtätigkeit verlangsamt und das Auftreten von Verstopfung begünstigt werden. In der Schwangerschaft und in der Stillzeit sollte auf Rhabarber verzichtet werden. **Sammelzeitpunkt**→ Die Rhabarberwurzel wird von September bis Oktober geerntet.

Zum Selbermachen: Rhabarbersirup gegen Verstopfung

Zutaten→ 50 g Rhabarberwurzel; 1 l Weißwein; 500 g Zucker **Zubereitung**→ Die Rhabarberwurzel mit dem Weißwein so lange aufkochen, bis der Weißwein etwa auf die Hälfte eingekocht ist. Dann den Zucker hinzugeben. Sobald der Zucker gelöst ist, den Sirup abfiltrieren, noch heiß in Gläser abfüllen und nach dem Abkühlen in den Kühlschrank stellen. Der Sirup ist 6 Monate haltbar und eignet sich als Abführmittel bei Verstopfung. Hierzu gebraucht man einen Teelöffel des Sirups gelöst in etwas Wasser.

Schlehdorn → Mildes Abführmittel

Prunus spinosa

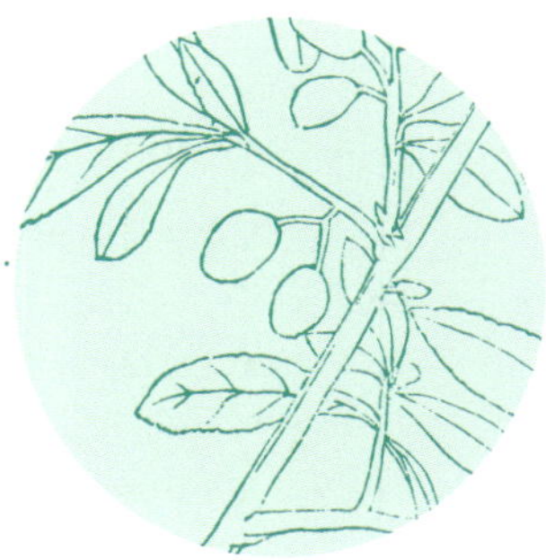

Auch bekannt unter: Dornstrauch, Schlehenpflaume, Schwarzdorn

SÜDTIROL: Brame, Schleachen
PINZGAU: Schleedaa
KÄRNTEN: Schleachn
STEIERMARK: Schlechendorn
SALZKAMMERGUT: Dörndlstaudn
SCHWEIZ: Hageldorn
BAYERN: Dornschlea

Die Schlehe gehört zu den ältesten Nahrungs- und Heilmitteln Mitteleuropas. Man entdeckte beispielsweise Schlehenfrüchte in Funden bei jungsteinzeitlichen Pfahlbauten in der Schweiz. Das Wort „Schlehe“ ist altgermanischen Ursprungs und bedeutet „blau“.

Hildegard von Bingen erwähnte Schlehen gegen Gicht und Verdauungsbeschwerden. Im Mittelalter, das wissen wir nicht zuletzt durch Oswald von Wolkenstein, galt Schlehdornwein als regelrechtes Modegetränk und Heilmittel gegen Bauchschmerzen und Durchfall. Schlehen waren bis ins 15. Jahrhundert wegen ihrer Dornen beliebte Pflanzen an Burgmauern und Wehranlagen. Diese ehemalige Schutzfunktion ist mitunter ein Grund, weshalb Schlehdorn neben Weißdorn und der Heckenrose als schlaffördernde Heilpflanze gilt.
Schlehdorn ist durch diese lange mittelalterliche Tradition Bestandteil vieler Rituale der Volksmagie. In Südtirol band man sich beispielsweise früher eine Schlehenfrucht zusammen mit der gelben Wurzelrinde über die linke Brustseite, um die Gelbsucht zu vertreiben. In Oberbayern räucherte man in der Walpurgisnacht Schlehdornzweige, Rauten und Wacholder, um sicher vor Hexen und Zauberei zu sein.

Alpine Volksmedizin

Schlehdorn wird bis heute vor allem im Bereich des Verdauungstraktes eingesetzt. Der Tee und der Sirup aus den Blüten werden besonders bei Verstopfung bei Kleinkindern als milde Abführmittel und bei Magenkrämpfen empfohlen. Hierzu hatte bereits Sebastian Kneipp geschrieben: „Schlehdornblüten sind das schuldloseste Abführmittel und sollten in jeder Hausapotheke zu finden sein." Der Tee aus den Früchten gilt als appetitanregend und verdauungsfördernd.
Bei Atemwegserkrankungen gilt der Tee aus den Blüten als hilfreich bei Husten und Halsgeschwüren. Den Früchten wird eine immunstärkende Wirkung zugeschrieben. Der Tee aus den Blüten gilt des Weiteren als blutreinigend und entwässernd. Folglich wird er bei Hautunreinheiten und als Frühjahrstee getrunken. Der Sirup aus den Früchten gilt als herzstärkend.

Aus der Forschung

In den Schlehdornfrüchten finden sich vor allem Gerbstoffe und Vitamin C. Die Gerbstoffe reagieren mit den Proteinen in den entzündeten Schleimhäuten, sodass diese vor äußeren Einflüssen geschützt sind und dadurch schneller heilen. Daher gilt die in der Volksmedizin übliche Verwendung bei Entzündungen im Mund und Rachen als durchaus sinnvoll. Die Schlehdornblüten enthalten als relevante Wirkstoffe Flavonoide, allerdings sind diese bisher wenig untersucht.
Tagesdosierung→ 2 Teelöffel der getrockneten Blüten auf 1 Tasse Wasser (auch als Kaltwasserauszug) oder 2 Teelöffel (2 bis 4 g) der getrockneten Früchte. **Vorsicht**→ Frische Blüten sollten wegen der vorhandenen Blausäureglykoside gemieden werden. Getrocknete Blüten sind unbedenklich. **Sammelzeitpunkt**→ Die Blüten werden im Frühling, die Früchte nach dem ersten Frost geerntet.

Zum Selbermachen: Schlehenwein zum Steigern der Abwehrkräfte

Zutaten→ 300 g frische Schlehenfrüchte; 50 g Honig; 1 l Rotwein; 1 Stange Zimt; Zitronenschale **Zubereitung→** Die entstielten Schlehenfrüchte gut waschen und ein wenig zerdrücken. Dann gibt man diese zusammen mit einer Stange Zimt und einigen Zitronenschalen in 1 l guten Wein. Das Ganze an einem dunklen Ort etwa 3 Tage stehen lassen. Dann abfiltrieren und mit dem Honig versetzen. Im Kühlschrank gelagert, ist der Schlehenwein 6 Monate haltbar. Er eignet sich als Genussmittel und steigert die Abwehrkräfte.

Zum Selbermachen: Teemischung zur Blutreinigung

Zutaten→ 30 g Schlehenblüten; 30 g Brennnesselblätter; 20 g Enzianwurzel; 20 g Löwenzahnwurzel **Zubereitung→** 2-mal täglich eine Tasse Tee trinken. Pro Tasse 1 Esslöffel der Teemischung verwenden.

Erkrankungen von Leber und Galle

Leberkranke bekommen bei fortgeschrittener Erkrankung durch einen Überschuss an Bilirubin gelb verfärbte Haut und Augen. Entsprechend der Signaturenlehre und des magischen Analogiedankens, spielte bei Gallen- und Lebererkrankungen in der Volksheilkunde die Farbe Gelb eine wichtige Rolle. Deshalb zählten gelb blühende Pflanzen (Odermennig, Löwenzahn) sowie gelbe Pflanzensäfte (Schöllkraut) oder auch gelbe Bastrinden und Wurzeln (Curcuma, Berberitze) traditionell zu den möglichen Heilpflanzen.

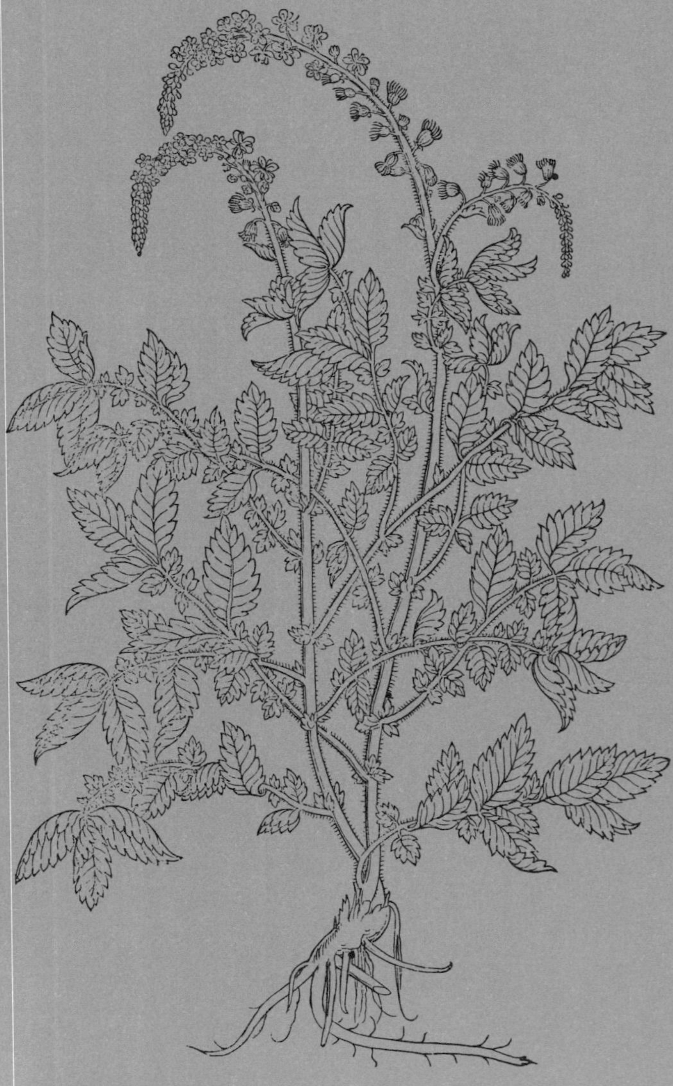

Odermennigtee wird gerne von Sängern zur Stimmbandpflege benutzt. Daneben wird er häufig bei Leberbeschwerden und Hauterkrankungen getrunken.

→ S. 168

Löwenzahn → Erhöht den Gallenfluss

Taraxacum officinale

Auch bekannt unter:

SÜDTIROL: Facknpluim, Feldblumen, Krotteblume, Kuhblumen, Maidnplieml, Pfaffenröhrlein, Ringelblüml, Röhrlkraut, Tag- und Nachtblume
LADINIEN: Ciof dla eves, Lum, Pulëntes, Radiča, Sofiòn
OSTTIROL: Pfeggl
VORARLBERG: Schwibluama, Schwimeiha, Todtenliechtle
PINZGAU: Saubleame
KÄRNTEN: Krätzenblume, Sauroasen
STEIERMARK: Bettseichel, Pletzen, Röhrlsalat, Weghansel
SALZKAMMERGUT: Milibleaml, Rahmbleaml
WIEN/NIEDERÖSTERREICH: Maibleaml, Mairöhrl, Maistöckl, Moabaschn
SCHWEIZ: Hundszunge, Milachblacka, Rossbluem, Schmalzbluema

Löwenzahn wurde erstmals eindeutig in der arabischen Medizin des Mittelalters erwähnt. Bei den mittelalterlichen Kräuterbuchautoren war neben der Anwendung bei Gliederschmerzen, Fieber und als Schönheitsmittel der Gebrauch bei Augenerkrankungen von zentraler Bedeutung. Diese Anwendung des Milchsaftes ist auch aus dem Alpenraum bekannt. Interessant scheint in diesem Zusammenhang, dass Heilpflanzen, die auf die Leber und Galle Einfluss nehmen, in der Volksheilkunde häufig auch bei Augenerkrankungen verwendet werden. Dieser Zusammenhang ist auch aus der Traditionellen Chinesischen Medizin bekannt, in der Auge und Leber auf demselben Meridian liegen und dementsprechend ähnlich behandelt werden.
Die Fülle an volkstümlichen Namen zeugt von einer langen Tradition dieser Heilpflanze im Volksglauben des Alpenraumes. Die volkstümlichen Namen „Saubleame", „Sauroasen", „Kuhblumen", „Rossbluem", „Schmalzbluema" und „Facknpluim" dürften wohl auf die Verwendung als Futterpflanze zurückzuführen sein. Löwenzahn war früher auch eine beliebte Orakelblume bei Kindern. Die Menge der Flugsamen auf dem Blütenboden entsprach der Anzahl der Jahre, die man beispielsweise auf die große Liebe warten musste. Oder die Anzahl der weggepusteten Flugsamen entsprach der Menge an Jahren, die man noch zu leben hatte.

Alpine Volksmedizin

So wie dies die Signaturenlehre vorwegnimmt, wird Löwenzahn vor allem bei Leber- und Gallenerkrankungen verwendet. Der Tee von Kraut und Wurzel, der Saft, die Frischpflanzen, der Schichtsirup oder auch der alkoholische Auszug werden bei Leberschäden, Gelbsucht, Leberentzündung, Gallensteinen und Gallenkolik verwendet.

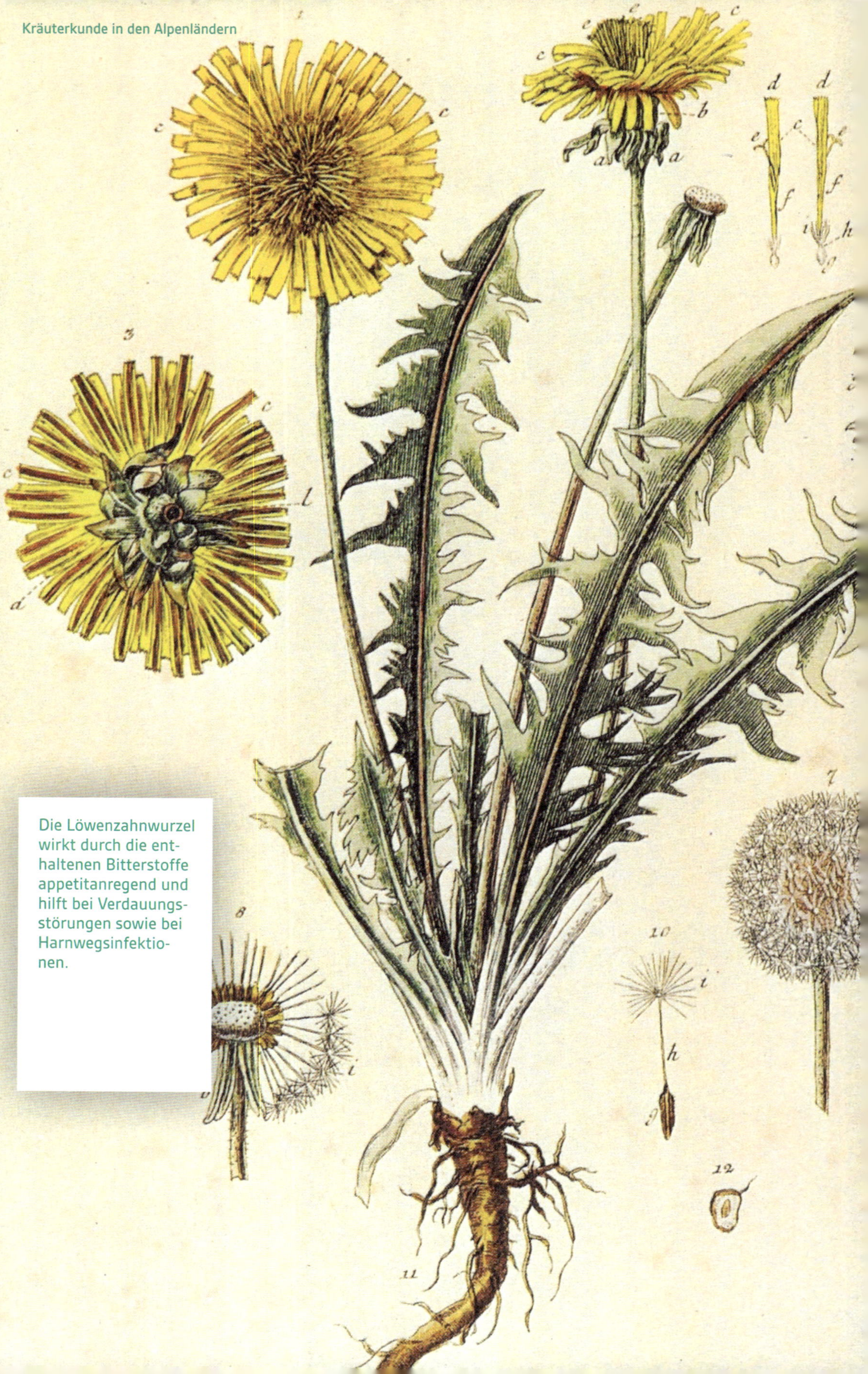

Die Löwenzahnwurzel wirkt durch die enthaltenen Bitterstoffe appetitanregend und hilft bei Verdauungsstörungen sowie bei Harnwegsinfektionen.

Daneben gebraucht man sie auch bei Verdauungsproblemen, Durchfall, Blähungen und bei Milzleiden. Der Schichtsirup, volkstümlich auch als „Honig“ bezeichnet, sowie der Tee aus der Wurzel und dem Kraut werden bei Halsschmerzen, Grippe, verschleimten Atemwegen, Husten und zur Stärkung der Abwehrkräfte benutzt.
Die Anwendung des Pflanzensaftes und des Tees als Schönheitsmittel, wie dies bereits bei Hieronymus Bock 1551 beschrieben wurde, findet sich in der Volksheilkunde ebenso wie die Verwendung bei unreiner Haut, Hautjucken, Flechten, Abszessen und bei Hämorrhoiden. Der Milchsaft wird auf Warzen aufgetragen.
Löwenzahntee gilt als hervorragendes Heilmittel bei unreinem Blut, zur Frühjahrskur, zur Entschlackung, bei Bluthochdruck und bei Blutmangel.
Daneben gilt der Tee als nützlich bei Nierenleiden und Diabetes.

Aus der Forschung

Die positiven Effekte der Löwenzahnwurzel verdanken wir hauptsächlich den enthaltenen Bitterstoffen. Diese wirken appetitanregend und fördern die Produktion von Verdauungssäften. Vor allem der Gallenfluss wird erhöht. Deshalb ist die Anwendung bei verringerter Gallenflüssigkeit und daraus resultierenden Verdauungsstörungen sinnvoll. Daneben bewirkt die Löwenzahnwurzel auch eine vermehrte Harnausscheidung und wirkt krampflösend. Der wassertreibende Effekt der Wurzel, der einer der stärksten in der Pflanzenheilkunde ist, wird mit dem hohen Kaliumgehalt erklärt. Aufgrund dieser Wirkungen erscheint eine Anwendung bei zu geringer Gallentätigkeit, zur Anregung des Appetits, bei Verdauungsbeschwerden und bei Harnwegsinfektionen als berechtigt.
Bei rheumatischen Erkrankungen kommt die Löwenzahnwurzel durch die erwiesenen entzündungshemmenden Effekte als mögliche Therapieoption in Betracht. Hier scheint die kurmäßige Anwendung über 4 Wochen sinnvoll.
Tagesdosierung→ 3-mal täglich 2 Teelöffel (4 g) der getrockneten Wurzel. **Vorsicht**→ Bei Magengeschwüren sollte auf Löwenzahn verzichtet werden, da er auch die Produktion von Magensäure anregen kann. Auch bei Gallensteinen sollte Löwenzahn vermieden werden. **Sammelzeitpunkt**→ Die Löwenzahnwurzel und das Kraut werden im April und Mai gesammelt.

Zum Selbermachen: Löwenzahnsirup nach Großmutters Art

Zutaten→ 2 Hände voll Löwenzahnblüten; 1 Zitrone; 1 l Wasser; 1 kg Zucker
Zubereitung→ Die Löwenzahnblüten und die halbierte Zitrone mit dem Wasser langsam erhitzen und bei leichter Hitze 10 Minuten köcheln lassen. Anschließend das Ganze über Nacht stehen lassen. Am nächsten Morgen die Blüten abfiltrieren. Zur gewonnenen Lösung den Zucker hinzugeben und diese zu einem Sirup aufkochen. Den Sirup noch heiß in die Flaschen abfüllen und, sobald abgekühlt, in den Kühlschrank stellen. Der Sirup ist 6 Monate haltbar und eignet sich, mehrmals täglich teelöffelweise eingenommen, bei Atemwegserkrankungen und zur Anregung der Gallentätigkeit.

Zum Selbermachen: Lebertee nach Hans Neuner, dem Enkel vom Kiendler Alois Neuner

Zutaten→ 15 g Löwenzahnwurzel; 15 g Erdbeerblätter; 15 g Pfefferminzblätter; 15 g Wermut; 25 g Kamille; 15 g Johanniskraut **Zubereitung**→ Alle 3 Stunden eine Tasse Tee trinken. Pro Tasse 1 Teelöffel der Teemischung verwenden und 10 Minuten ziehen lassen.

Odermennig → Das Königskraut

Agrimonia eupatoria

Auch bekannt unter: Heil aller Welt

SÜDTIROL: König aller Kräuter
STEIERMARK: Goldstangerl
OBERÖSTERREICH: Königskraut
SCHWEIZ: Acker-Männli, Brustchrut

Eupator (134-63 v. Chr.), der König von Pontus, der auch das berühmte Gegengift Mithridat kreiert haben soll, ist der wissenschaftliche Namensgeber dieser Heilpflanze. Dioskurides nannte sie folglich noch im 1. Jahrhundert n. Chr. *eupatorios* und pries sie als Heilmittel gegen Durchfall, schwer vernarbende Geschwüre und gegen Schlangenbisse. Odermennig war auch eine Lieblingspflanze der mittelalterlichen Klosterheilkunde. Hildegard von Bingen erwähnte ihn als schleimlösendes Mittel in Wein, als Umschlag gegen das Erblinden und – entsprechend der antiken Anwendung – als ein Heilmittel gegen Geschwüre bei Lepra.

> Verben [Eisenkraut], Agrimonia [Odermennig]
> und Madelger [Kreuzenzian]
> Karfreitag graben hilft dir sehr,
> dass dir die Frauen werden hold,
> doch brauch kein Eisen, grab's mit Gold.
>
> Matscher, 1982

Ähnlich wie bei diesem Spruch, der vom Südtiroler Volkskundler Hans Matscher überliefert ist, schreibt auch der Kärntner Bauerndoktor Michael Pertl, dass demjenigen, der Odermennig bei sich trägt, die Liebe einer Frau zukommt.

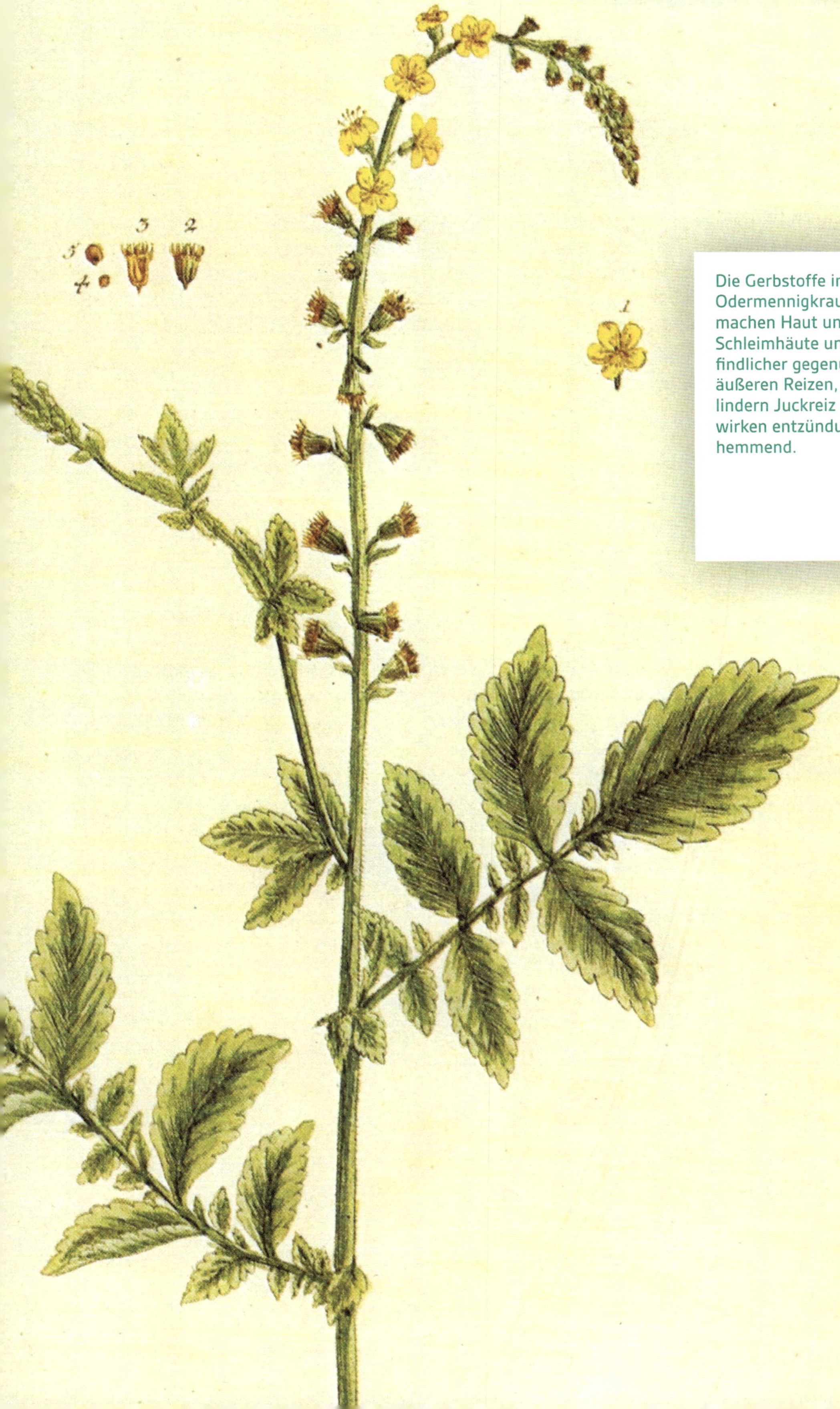

Die Gerbstoffe im Odermennigkraut machen Haut und Schleimhäute unempfindlicher gegenüber äußeren Reizen, lindern Juckreiz und wirken entzündungshemmend.

Alpine Volksmedizin

In der Volksheilkunde des Alpenraumes gilt der Tee des Odermennigkrautes als hervorragendes Heilmittel gegen Erkrankungen von Leber und Galle, bei Übersäuerung des Magens und bei Verdauungsbeschwerden.
Bei Hauterkrankungen wird bis heute vor allem der Milchauszug empfohlen. Dieser soll auch das Haarwachstum fördern. Der Tee wird dagegen als Waschung zur Wundheilung angeraten und Michael Pertl legte frischen zerkleinerten Odermennig auf Geschwüre, um die Wundheilung zu beschleunigen.
Der Tee wird bei Halsschmerzen und Angina gegurgelt und der Sirup bei verschleimten Atemwegen getrunken. Wegen der sehr guten Wirkung auf die Stimmbänder wird Odermennigtee auch von professionellen Sängern zur Stimmbandpflege benutzt.
Dem Tee und dem Schnapsansatz werden zudem blutreinigende Wirkungen und heilende Effekte bei Blasen- und Nierenleiden nachgesagt.
Im Mariazellerland wird Odermennig bis heute zur Beruhigung verwendet, eine Anwendung, die auch bei Hildegard von Bingen angedeutet wird, wenn sie Odermennig gegen Schrecken und Zittern empfiehlt.

Aus der Forschung

Odermennigkraut enthält bis zu 10 % Gerbstoffe und wirkt dementsprechend adstringierend, d. h. zusammenziehend, und entzündungshemmend. Die Gerbstoffe verbinden sich nämlich mit den Proteinen von Haut und Schleimhäuten und machen diese dadurch unempfindlicher gegen äußere Reize, lindern Juckreiz und lassen Entzündungen schneller abheilen. Für die ebenfalls enthaltenen Flavonoide konnten zusätzlich membranstabilisierende Effekte nachgewiesen werden. Außerdem wirkt Odermennigtee hemmend auf das Wachstum mehrerer Bakterienstämme, wie beispielsweise auf den Tuberkuloseerreger *Mycobacterium tuberculosis*. Deshalb gilt die Anwendung bei Durchfall, Entzündungen im Mund- und Rachenraum sowie bei Entzündungen der Haut als sinnvoll. Zusätzlich konnten mit dem Einsatz von Odermennigkraut auch Lebererkrankungen gebessert werden.
Tagesdosierung→ 2- bis 3-mal täglich 2 Teelöffel (2 g) des getrockneten Krautes als Tee. **Vorsicht**→ Keine Einschränkungen bekannt. **Sammelzeitpunkt**→ Das blühende Kraut wird von Juni bis September gesammelt.

Zum Selbermachen: Lebertee

Zutaten→ 40 g Odermennigkraut; 20 g Pfefferminzblätter; 20 g Labkraut; 20 g Mariendistelfrüchte **Zubereitung**→ 2-mal täglich eine Tasse Tee trinken. Pro Tasse 1 Esslöffel der Teemischung verwenden.

Rettich → Die Farzwurzen

Raphanus sativus

Auch bekannt unter: Radi, Winterrettich

KÄRNTEN: Bierrettich, Farzwurzen, Rattig

Rettich stammt ursprünglich aus Asien, gehört aber bereits seit Jahrtausenden zu den Kulturpflanzen Europas und des Mittelmeerraumes. Laut dem griechischen Geschichtsschreiber Herodot soll im 5. Jahrhundert v. Chr. auf den Mauern der Pyramiden von Gizeh noch die Menge an Rettich, Zwiebel und Knoblauch verzeichnet gewesen sein, die beim Bau der Pyramiden für jeden Arbeiter vorgesehen war. Dies ist verständlich, wenn man sich die antibakteriellen Effekte, die diese drei Pflanzen aufweisen, verdeutlicht. Man kann Rettich neben Brunnenkresse, Kapuzinerkresse und Meerrettich wegen des antimikrobiellen Wirkspektrums, das diese Pflanzen besitzen, zu Recht als pflanzliche Antibiotika bezeichnen. Rettich findet sich infolgedessen auch in den Kräuterbüchern des Mittelalters, wie in jenem des Abtes Walahfried Strabo aus Reichenau am Bodensee aus dem 16. Jahrhundert, gegen Husten und innere Leiden.
Hildegard von Bingen beschrieb den Rettich als reinigende Pflanze und als solche wird er im Alpenraum noch heute angesehen. Man verwendet ihn dementsprechend vor allem bei Gallen- und Nierensteinen. So lautet ein Spruch aus der Steiermark:

> Da Rettich ist für'n menschlichen Körper so viel
> als a Ruaßkiahra für'n Ofen.

Der Kärntner Name „Farzwurzen" resultiert aus der stark blähenden Eigenschaft dieser Wurzel, der Name „Bierrettich" aus der früher üblichen Beilage des Rettichs zum Bier.

Alpine Volksmedizin

Rettich wird bis heute vor allem bei Gallensteinen verwendet. Dabei wird dieser gegessen oder als Presssaft empfohlen. Besonders populär ist hierzu in der Volksheilkunde die Rettichsaftkur, bei der 6 Wochen täglich 400 ml des Presssaftes getrunken werden.

Auch bei Nieren- und Blasensteinen wurde im Rettich eine Therapieoption gesehen. Zusätzlich wurde ihm eine blutreinigende und entwässernde Wirkung zugesprochen.
Daneben wird Rettich meist als Sirup bei Halsschmerzen, Asthma, Husten und bei Keuchhusten empfohlen.
Im Alpenraum wurde früher, wie auch vom Kiendler, Rettichsaft als Einreibung des Kropfes empfohlen.

Aus der Forschung

Rettich enthält bis zu 0,1 % Senfölglycoside. Dies sind Stoffe, die enzymatisch zum flüchtigen Senföl gespalten werden. Heute schätzen wir diese Verbindungen wegen ihrer ausgeprägten antibiotischen Wirkungen gegen multiresistente Keime sowie wegen der antiviralen und pilzhemmenden Effekte. Senföle werden im oberen Darmabschnitt aufgenommen und in der Lunge abgeatmet sowie über die Nieren ausgeschieden. Dadurch eignen sie sich bei Atemwegs- und Harnwegsinfekten. Die weitverbreitete Anwendung von Rettich bei Gallen- und Verdauungsbeschwerden liegt in der gallentreibenden und verdauungsteigernden Wirkung dieser Heilpflanze. Diese resultiert aus einer vermehrten Durchblutung der Leber und verstärkten Darmbewegungen. Zusätzlich konnten in klinischen Untersuchungen Entzündungen in den Gallenwegen abgemildert werden.
Tagesdosierung→ 50 bis 100 ml des Presssaftes. **Vorsicht**→ Rettich kann den Magen reizen und sollte deshalb nicht bei Magengeschwüren und Sodbrennen verwendet werden. Bei Gallensteinen kann es, sofern es durch die gallentreibende Wirkung zu einem Verschluss der Gallenwege kommt, zu einer dramatischen Verschlechterung des Krankheitsbildes kommen. **Sammelzeitpunkt**→ Die Wurzel wird von August bis Oktober geerntet.

Zum Selbermachen: Rettichsirup gegen Husten nach Sebastian Ragginer

Zutaten→ 1 Rettichwurzel; 60 bis 80 g Zucker **Zubereitung**→ Die Rettichwurzel schälen, in Scheiben schneiden und in eine Schale geben. Den Rettich nun mit dem Zucker vermischen. Das Ganze einen Tag im Kühlschrank stehen lassen und anschließend den gewonnenen Sirup in ein Glas füllen. Der Sirup ist im Kühlschrank einige Tage haltbar. Nach Sebastian Ragginer sollen bei Husten morgens und abends je 3 Teelöffel des Sirups eingenommen werden.

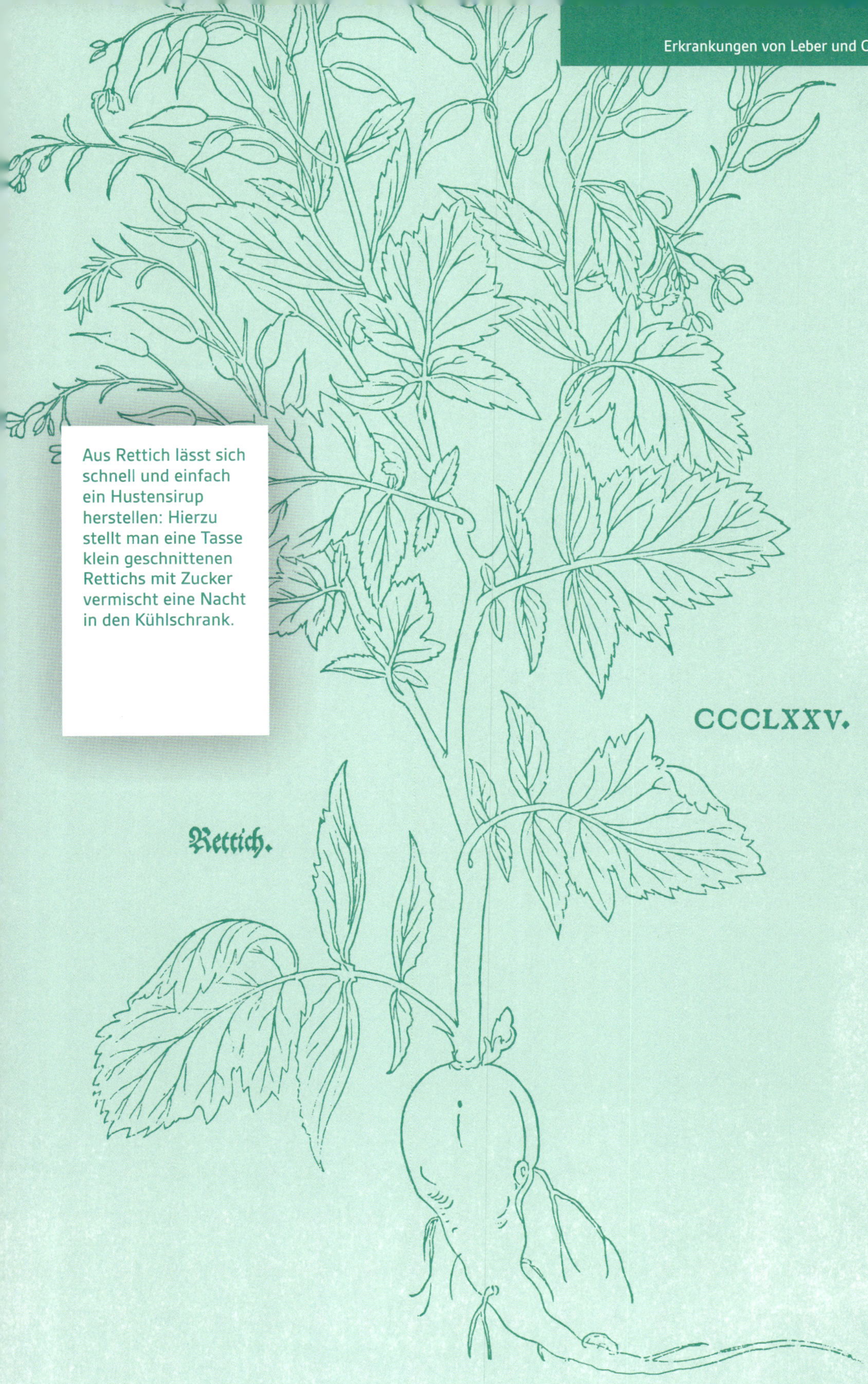

Aus Rettich lässt sich schnell und einfach ein Hustensirup herstellen: Hierzu stellt man eine Tasse klein geschnittenen Rettichs mit Zucker vermischt eine Nacht in den Kühlschrank.

Beruhigung und Nervenerkrankungen

Die Behandlung von neurologischen Erkrankungen ist eine Errungenschaft des 20. Jahrhunderts. Die Volksheilkunde hatte beispielsweise gegen Epilepsie, die auch „Fallsucht“ genannt wurde, wenig auszurichten. Schizophrenie wurde schon gar nicht als behandelbare Krankheit angesehen. Oft wurde stattdessen versucht, durch beruhigende und krampflösende Heilpflanzen eine Besserung der Symptome zu erreichen. Spannend sind die antidepressiven Effekte des Johanniskrautes, die als solche bereits im Mittelalter beschrieben wurden.

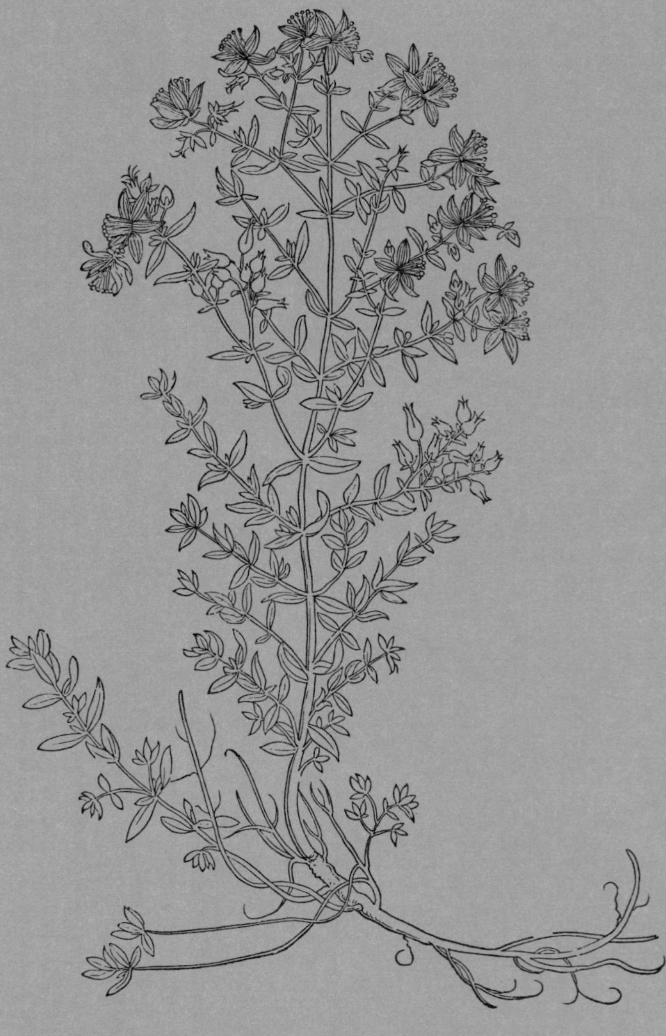

Das Johanniskraut ist eines der beliebtesten Heilmittel gegen Depressionen und Nervosität in der Volksheilkunde, es wird aber auch zur Wundheilung eingesetzt.

→ S. 180

Baldrian → Die Katzenwurzel

Valeriana officinalis

Auch bekannt unter: Augenwurz, Ballerjan, Hexenkraut, Katzenwurzel

SÜDTIROL: Aldrianwurzel
LADINIEN: Bòldrian, Valeriana
KÄRNTEN: Schlangenbisskraut
SCHWEIZ: Boldrian
GRAUBÜNDEN: Tammarg
ENGADIN: Risch Tamar

Eine der Ersten, die Baldrian in Mitteleuropa erwähnte, war Hildegard von Bingen. Interessanterweise nannte sie Baldrian „denemarcha", also den Markerweicher, und auch als Heilmittel bei Gicht: eine Anwendung, die im Alpenraum nur mehr selten in Ostösterreich anzutreffen ist. Hierzu wird Baldrian zerkleinert und als Brei auf die schmerzenden Gelenke aufgetragen.

Im getrockneten Zustand riecht Baldrianwurzel äußerst stark. Daher verwundert es nicht, dass sie früher – wie auch andere aromatische Heilpflanzen – als Schutz gegen Dämonen („Hexenkraut") und ansteckende Krankheiten angesehen wurde. Speziell in Zeiten der Pestepidemien galt Baldrian als ein prophylaktisches Heilmittel. Auch die Ragginer benutzten einen Essigauszug, um Pest zu kurieren.

Baldrian war bei den Volksheilern des Alpenraumes sehr beliebt und in nahezu jeder Rezeptsammlung vorhanden. Der Kiendler empfahl den durch das Zerstoßen der Baldrianwurzel gewonnenen Saft als Waschung von Wunden sowie zur Wundheilung. Wolfgang Mitterhofer heilte im 17. Jahrhundert Magenleiden mit getrocknetem Pulver aus Baldrianwurzel.

Früher gebrauchte man Baldrian auch als Aphrodisiakum. So heißt es in einer Handschrift aus dem 15. Jahrhundert aus Schloss Wolfsthurn im Südtiroler Sterzing, dass man gepulverten Baldrian in Wein Mann und Frau zu trinken geben sollte, wenn man diese zusammenbringen möchte.

Für die Menschen war früher sicher auch faszinierend, dass Baldrian ambivalente Wirkungen auf verschiedene Tierarten ausübt. Während Schaben und Würmer vertrieben werden, hält Baldrian Bienen im eigenen Stock beziehungsweise zieht sogar andere Bienenvölker an. Katzen werden ebenfalls stark angezogen („Katzenwurzel") und früher sollen angeblich auch Rattenfänger Ratten mit Baldrian gelockt haben. Man erzählt sich von einem Geheimmittel beim Fischfang in den Nordalpen. Dabei wurden Würmer über Nacht in Baldrian gelegt, um höhere Fangzahlen zu erreichen.

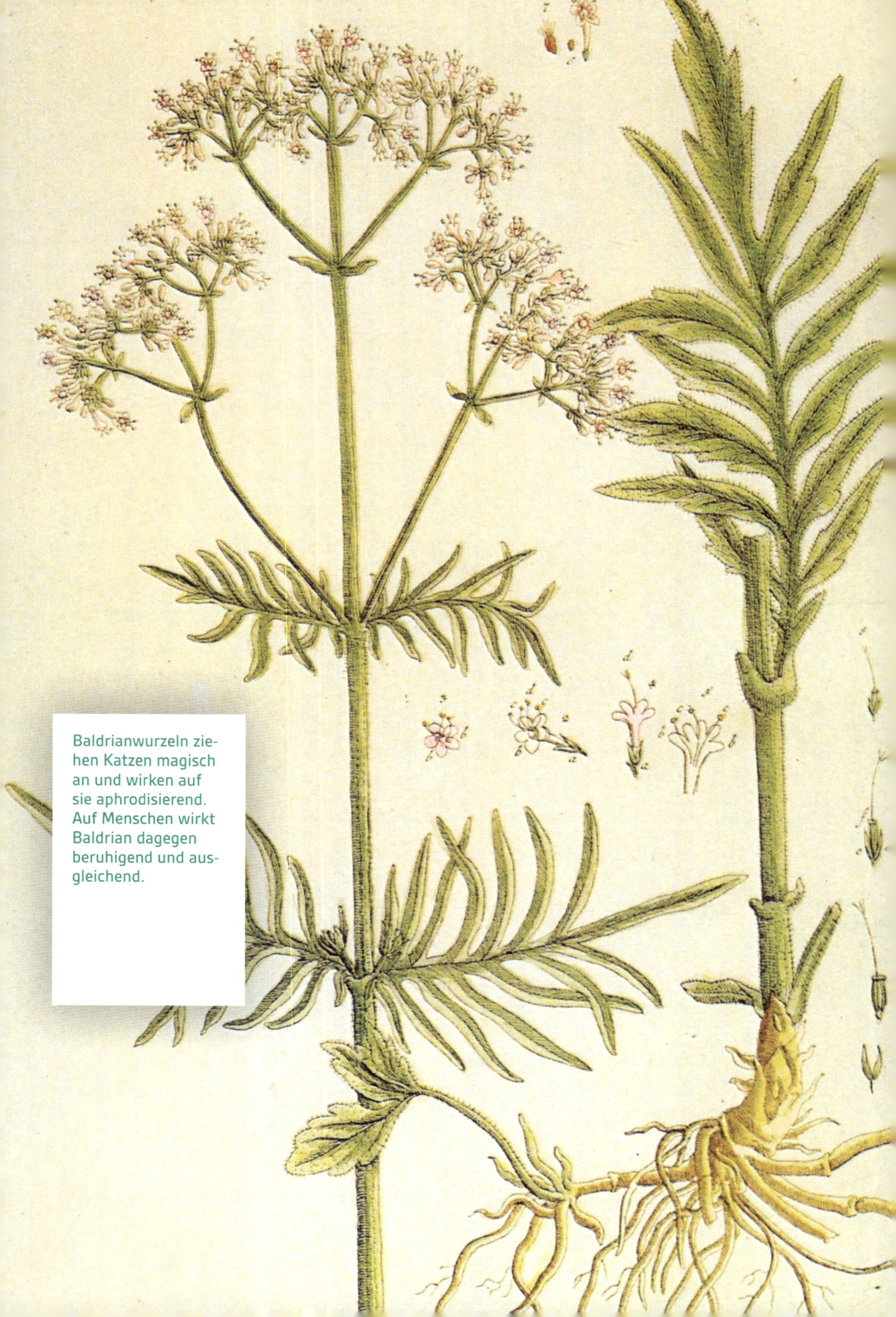

Baldrianwurzeln ziehen Katzen magisch an und wirken auf sie aphrodisierend. Auf Menschen wirkt Baldrian dagegen beruhigend und ausgleichend.

Alpine Volksmedizin

Die Baldrianwurzel gilt in erster Linie als Beruhigungsmittel. Der Tee und der alkoholische Auszug werden bei Nervosität, Schlafproblemen, Epilepsie, Alpträumen, Migräne, Krämpfen und bei Hysterie getrunken. Man sieht den Baldrian aber auch als nervenstärkendes Mittel, weshalb er bei Schwindel und Ohnmacht empfohlen wird.
Der Tee aus der Wurzel wird auch bei Magenschmerzen, Magenvergiftung, Blähungen und Magenkrämpfen verwendet.
In der Frauenheilkunde gebraucht man den Tee und die Tinktur bei Wechseljahrbeschwerden und ausbleibender Menstruation.
Bei Herz- und Kreislaufschwäche, Herzkrämpfen und bei nervösem Herzleiden wird ebenfalls zu Baldriantee oder Baldrianschnaps geraten.
In der Tierheilkunde wird Baldriantee den Kühen beim Kalben, bei Milchfieber und bei Koliken verabreicht.

Aus der Forschung

Für die Wirkung sind vor allem sogenannte Valepotriate verantwortlich. Diese wirken dämpfend auf das zentrale Nervensystem, woraus beruhigende und entspannende Effekte resultieren. Gleichzeitig wirkt Baldrian ausgleichend auf die Psyche. Dadurch hat die Einnahme auch antriebssteigernde und konzentrationserhöhende Wirkungen. Baldrian eignet sich deshalb besonders bei Prüfungsangst, weil Angst und Unruhe gedämpft, gleichzeitig die Konzentration aber erhöht wird. Daneben wirkt Baldrian auch entspannend auf die Muskulatur, wodurch nervöse Herz- und Magenbeschwerden verbessert werden können.
Tagesdosierung→ 2- bis 3-mal täglich 1 bis 2 Teelöffel (2 bis 3 g) der getrockneten Wurzel pro Tasse, oder 2 bis 3 ml der Tinktur. **Vorsicht**→ Keine Einschränkungen bekannt. **Sammelzeitpunkt**→ Die Wurzel wird im September gesammelt.

Zum Selbermachen: Baldriantinktur gegen Schlafstörungen

Zutaten→ 10 g getrocknete Baldrianwurzel; 100 ml 40- bis 50%iger Alkohol
Zubereitung→ Die getrocknete Wurzel mit dem Alkohol übergießen und gut verschlossen für 4 Wochen an einen dunklen Ort stellen. Anschließend die Lösung in eine saubere Flasche abfiltrieren. Die Baldriantinktur ist 2 Jahre haltbar. Man nimmt bei Unruhezuständen und Schlafstörungen, bis zu 3-mal täglich, 1 bis 2 ml (20 bis 30 Tropfen) verdünnt in etwas Wasser zu sich.

Echter Speik → Das Gold Kärntens

Valeriana celtica

Auch bekannt unter: Alpenbaldrian, Echter Speik, Keltischer Baldrian, Nardenbaldrian, Narde

OSTTIROL: Gelber Speik
KÄRNTEN: Marien-Magdalenen-Blume

Der Echte Speik ist eine hochalpine Pflanze, die jahrhundertelang intensiver Sammlung ausgesetzt war. Heute findet man Speik nur mehr in Kärnten, Salzburg, der Steiermark, im Tauferer Ahrntal in Südtirol, im Schweizer Saastal im Kanton Wallis sowie im Aostatal.

Erstaunlicherweise wurde mit dem Echtem Speik bereits in der Antike unter dem Namen *saliunca* Handel betrieben, sodass diese Alpenpflanze auch im Mittelmeerraum bekannt war. In der Antike wurde der Echte Speik auch bereits als oberitalienische *Valeriana celtica* beschrieben. Plinius erwähnte ihn in Wein gelegt gegen Magenprobleme und Übelkeit. Und auch Marcellus von Bordeaux schrieb im 5. Jahrhundert n. Chr., er sei ein Heilmittel bei Harnleiden, Leberproblemen, Schlangenbissen und Gicht. Eine Abkochung mit etwas Essig sollte zudem Magenblähungen kurieren. Und auch Hildegard von Bingen nennt Speik in Wein gekocht bei Atemwegsproblemen und Leberschmerzen.

Laut antiken Quellen wurde der Speik bei den Kelten im Königreich Noricum (Südtirol, Osttirol, Kärnten, Salzburg) als *tunicam orci* (lat. Hülle des Orcus) bezeichnet, was auf eine starke Personifizierung hindeutet. Der Orcus war eine mythologische Gestalt im Alpenraum und, interpretiert man die noch heute bekannten Sagen im Dolomitengebiet, ein mächtiger Walddämon. Speik ist also der Sitz dieses mächtigen Dämons und dadurch besonders wirksam.

So ist es nicht verwunderlich, dass man dieser Pflanze im Volksglauben starke antidämonische und beschützende Wirkungen zuschrieb. In Südtirol und Kärnten wurde mit Echtem Speik in den Rauhnächten und als Schutz vor Hexen geräuchert. In Kärnten band man auch, zusammen mit Edelraute, sogenannte Wetterkränze, um vor Hagelschlag und Blitze geschützt zu sein. Die nachfolgende Sage beschreibt ebenfalls die schützende Wirkung des Speiks:

Die Entstehung des Lesachtaler Kräuterbuschen

Vor vielen Jahren war das ganze Lesachtal nur eine von wenigen Hirten bewohnte Alm. Da kam einmal ein fremder Mann in grünem Gewande zu einer Hirtentochter und machte ihr ein Langes und Breites vom Heiraten vor. Einmal erschien er sogar in der Nacht und wollte das Mädchen „auf die schlechte Seite bringen", aber dieses gab nicht nach und bemerkte, dass der fremde Mensch der Teufel war. Das Mädchen begann sich zu fürchten und ging am nächsten Tage zum Pfarrer nach St. Daniel im Gailtal. Diesem erzählte es die ganze Geschichte und bat um seinen Rat. Der Geistliche erkannte die Gunst der Stunde und sagte: „Der Teufel ist nicht hinterlistig, sondern dumm. Wenn er wieder kommt, so lass es nicht merken, dass du ihn erkennst, und frage ihn, wovor sich denn der Teufel am meisten fürchte." Das Mädchen befolgte diesen Rat, der Teufel merkte die List nicht und antwortete auf die Frage: „Habrat (Schafgarbe), Widertat (Frauenhaarfarn) und Speik ist gut gegen den Teufel." Diese drei Kräuter nahm nun das Mädchen, ging damit zum Geistlichen, der die Kräuter weihte und dem heimkehrenden Mädchen um den Hals hing. Das nächste Mal, wenn der Teufel das Mädchen aufsuchte, machte er sofort kehrt und hinterließ einen schrecklichen Gestank. Seit dieser Zeit lassen die Leute alle Jahre zu Mariä Himmelfahrt einen Strauß Alpenkräuter weihen und eigentlich sollte in jedem Habrat, Widertat und Speik zu finden sein. (Graber, 1949)

In Kleiderkästen gilt Speik bis heute auch als Mottenmittel und einige Tropfen auf die Wollsocken des Jägers waren früher ein Hilfsmittel zum Anlocken der Füchse bei der Fuchsjagd.
Speik wurde wegen des aromatischen Geruches vom Mittelalter bis ins 20. Jahrhundert in den Orient exportiert und ähnlich wie die Indische Narde (*Valeriana jatamansi*) in der Parfümherstellung verwendet. Dabei soll Speik, glaubt man älteren Quellen, mit Gold aufgewogen worden sein. Judenburg war hierzu der wichtigste Umschlagplatz. Nach einer Legende soll sogar Maria Magdalena den Leichnam Jesu mit Speiköl gesalbt haben, daher stammt auch der in Kärnten gebräuchliche Name „Marien-Magdalenen-Blume". Die hohe Nachfrage führte dabei fast zur Ausrottung dieser Pflanze, sodass sie 1936 unter Naturschutz gestellt wurde. Heute ist es nur mehr zwei Bergbauernfamilien in den Kärntner Nockbergen gestattet, Speik zu sammeln. Und hier entwickelte er sich zu einer Touristenattraktion. Im Sommer gibt es geführte Speikwanderungen und in Bad Kleinkirchheim sogar ein Speikfest.

Alpine Volksmedizin

Der Echte Speik gilt in Milch gekocht als ein Beruhigungsmittel bei Kreislaufbeschwerden und zur Beruhigung der Nerven, ohne dass er dabei müde machen würde. Gleichzeitig gilt der Speik auch als nervenstärkend. Hierzu wird im Alpenraum auch der Schnaps aus den Blüten oder der Tee aus der Wurzel empfohlen. Bereits der römische Arzt Galen soll im 2. Jahrhundert n. Chr. ein Magenleiden beim römischen Kaiser Marc Aurel mit Echtem Speik kuriert haben. Jedenfalls wird der Tee

bis heute zur Stärkung des Magens sowie als krampflösendes Mittel bei Magenkrämpfen und Blähungen empfohlen. Der krampflösende Effekt soll dabei auch im Brustbereich zur Geltung kommen und auf diese Weise Reizhusten lindern.
Daneben gilt der Tee aus der Wurzel als wassertreibend und der Schnaps aus den Blüten als haarwuchsfördernd.
In der Tierheilkunde wird der Milchauszug aus dem Kraut bei Durchfallerkrankungen den Schweinen gegeben und im Kärntner Nockgebiet wird den Kühen nach dem Kalben zur Stärkung eine geriebene Wurzel verabreicht.

Aus der Forschung

Speik enthält vor allem ätherisches Öl und Valepotriate. Der Echte Speik ist allerdings eine Heilpflanze, die bisher, bezogen auf mögliche Heilanwendungen, leider nicht erforscht wurde. **Tagesdosierung→** In der Volksheilkunde wird jeweils nur eine kleine Menge des Krautes oder der Wurzel verwendet, da der Geschmack sonst sehr intensiv ausfällt. **Vorsicht→** Keine Einschränkungen bekannt. **Sammelzeitpunkt→** Speik steht unter Naturschutz! Kosmetika mit Speikextrakt, wie die berühmte Speikseife, sind bei der Firma Speick, die exklusiv Echten Speik von den beiden Bergbauernfamilien in Kärnten bezieht, bestellbar.

Johanniskraut → Vertreibt schlechte Gedanken

Hypericum perforatum

Auch bekannt unter: Hartheu, Jageteufel, Liebeskraut

SÜDTIROL: Herrgotts Wundkraut, Teufelsflucht
LADINIEN: Ciof dla mana, Fior da mile Krós, Ierba dla Madona, Parikón
NORDTIROL: Frauenpliester
KÄRNTEN: Labuch, Sonnwendkraut
STEIERMARK: Hansheischreaschl, Hanskräutl, Hexenkraut, Tausendlöcherlkraut, Weinkraitl
NIEDERÖSTERREICH: Färbákraut

Bereits im antiken Griechenland wurde Johanniskraut von Dioskurides als menstruationsauslösende Heilpflanze bezeichnet und bei Brandwunden und Ischias empfohlen. Spätestens im Mittelalter war das Johanniskraut vor allem wegen der nachgesagten beruhigenden und stimmungsaufhellenden Wirkung geschätzt. Paracelsus war von Johanniskraut überaus begeistert und verwendete es gegen „tolle Fantasien“, wobei er meinte, es könne kein wirkungsvolleres Heilmittel gegen Wunden gefunden werden. Man nannte es dementsprechend *fuga daemenorum* (lat. Teufelsflucht), weil es böse, bedrückende Gedanken vertreibt. Aus dem stimmungsaufhellenden Effekt entwickelte sich wohl der Glaube an eine dämonenabwehrende Wirkung. Dies ging so weit, dass man im entrückten Aberglauben des Mittelalters und der frühen Neuzeit den Beschuldigten in Hexenprozessen Johanniskrauttropfen gab, um sie dem Einfluss des Teufels zu entziehen und ihnen Geständnisse zu entlocken.

Die rote Farbe des Blütensaftes verband man in der Mythologie stets mit der Lebenskraft der Sonne und des Blutes („Herrgottsblut"). Johanniskraut spielte deshalb eine besondere Rolle im Sonnenkult der Völker Europas und es ist auch kein Zufall, dass es nach einem Heiligen benannt wurde, dessen Gedenktag (Johannistag, 24. Juni) eng mit dem Tag der Sommersonnenwende verbunden ist.

Alpine Volksmedizin

Johanniskraut hat sich in der Volksheilkunde vor allem bei Nervenerkrankungen bewährt. Meist als Tee wird Johanniskraut bei Depressionen, Schlaflosigkeit, Unruhe, Bettnässen, Sprachstörungen, Erschöpfungszuständen, zur Stärkung der Nerven, bei Nervenentzündung und bei nervösen Kopfschmerzen getrunken. Bettnässern wird auch ein Bad mit Johanniskraut angeraten. Der Ölauszug wird äußerlich bei Schlaflosigkeit, Migräne und Nervenschmerzen als Einreibung empfohlen.

Daneben wird das Johanniskrautöl bei diversen Hauterkrankungen wie Gürtelrose, Sonnenbrand, Brandwunden, Wunden, Dekubitus (Druckgeschwüre/Wundliegen), Erfrierungen, Fußschweiß, Hautausschlag, Juckreiz, trockenen Händen, Furunkeln, Abszessen, Venenverletzungen, Narben, Insektenstichen, Milchschorf und Fieberblasen verwendet. Bei Hämorrhoiden wird das Johanniskrautöl teelöffelweise getrunken und mit dem Kraut werden Sitzbäder bereitet.

Der Tee und der Ölauszug gelten auch als hilfreich bei Bandwürmern, Durchfall, Magenschmerzen, Gastritis, nervösem Magenleiden und bei Magengeschwüren.

Bei Erkrankungen der Atemwege werden das Johanniskrautöl und der Tee bei Halsschmerzen, Mandelentzündung und Bronchitis getrunken beziehungsweise gegurgelt. Das Öl wird auch bei Schnupfen in die Nase getropft. Bei Bronchitis wird die Brust mit dem Öl eingerieben.

In der Frauenheilkunde wird das Öl zur Versorgung der Geburtswunden, bei Brustentzündung, Milchstauung, Gebärmuttersenkung und bei irritierten Brustwarzen als Einreibung empfohlen. Der Tee wird in Nord- und Südtirol bei ausbleibender Menstruation und bei Wechseljahrbeschwerden getrunken.

Johanniskrautzubereitungen wird auch ein schmerzstillender Effekt zugesprochen. Der Ölauszug und die Tinktur werden bei rheumatischen Schmerzen, Gicht, Verstauchung, Nervenschmerzen, Ischias, Prellungen, Wadenkrämpfen, Bandscheibenleiden, Knochenbrüchen, Hexenschuss und Sehnenscheidenentzündung empfohlen. Johanniskrautöl wird auch bei Ohrenschmerzen ins Ohr geträufelt.

In der Tierheilkunde wird das Johanniskrautöl zur Euterpflege, bei Euterentzündung, Nabelentzündung und bei Klauenverletzung verwendet.

Aus der Forschung

Dem Johanniskrautextrakt konnten tatsächlich antidepressive Effekte zugeschrieben werden, die sogar mit der Wirkung von Antidepressiva mithalten können. Dies wird mit einer Beeinflussung, sprich Erhöhung von Botenstoffen wie Serotonin, Noradrenalin und Dopamin im Gehirn erklärt. Wenn auch für die Wirkung das gesamte Extrakt eine Rolle spielt, so kommt doch dem Hyperforin, Hypericin und den Flavonoiden eine entscheidende Rolle zu. Zusätzlich wirken Johanniskrautzubereitungen leicht angstlösend und beruhigend. Zur Behandlung von leichten bis mittelschweren Depressionen werden Fertigpräparate mit einem gleichbleibenden Gehalt von 300 mg bis 900 mg empfohlen.
Das Hyperforin wirkt sogar gegen multiresistente Staphylokokken antibakteriell, entfaltet aber auch antivirale Wirkungen. Die ebenfalls enthaltenen Gerbstoffe wirken entzündungshemmend, das Johanniskrautöl insgesamt durchblutungsfördernd und schmerzstillend. Besonders geeignet scheint Johanniskraut äußerlich bei Gürtelrose, Neuralgien und blauen Flecken, zur Wundheilung und bei Krampfadern. **Tagesdosierung**→ 2-mal täglich 1 bis 2 Teelöffel (2 g) des getrockneten Krautes als Tee. **Vorsicht**→ Bei der Einnahme von Johanniskrautpräparaten kann es zu fotosensibilisierenden Effekten kommen, die dazu führen, dass leichte Sonnenbrände auftreten. Bei der Einnahme von anderen Medikamenten sollte Arzt oder Apotheker bezüglich möglicher Wechselwirkungen kontaktiert werden. **Sammelzeitpunkt**→ Die Blüten und das Kraut werden im Juli und August gesammelt.

Zum Selbermachen: Johanniskrautöl bei Verbrennungen nach Kräuterpfarrer Künzle

Zutaten→ 2 Handvoll frische Johanniskrautblüten; 500 ml Olivenöl **Zubereitung**→ Die Blüten leicht zerdrücken, in eine Flasche geben und mit dem Olivenöl übergießen. Das Ganze für 6 Wochen an einen hellen Ort stellen. Anschließend das Öl in eine saubere Flasche abfiltrieren. Das gewonnene Johanniskrautöl ist 1 Jahr haltbar. Es eignet sich als Einreibung bei Nervenschmerzen und leichten Verbrennungen.

Zum Selbermachen: Schlaftee nach Hans Neuner, dem Enkel vom Kiendler Alois Neuner

Zutaten→ 20 g Johanniskraut; 10 g Bitterklee; 10 g Brombeerblätter; 20 g Frauenmantel; 20 g Hopfen; 10 g Schafgarbe; 10 g Schlüsselblumen **Zubereitung**→ Mittags und abends je eine Tasse Tee trinken. Pro Tasse 1 Esslöffel der Teemischung verwenden und 10 Minuten ziehen lassen.

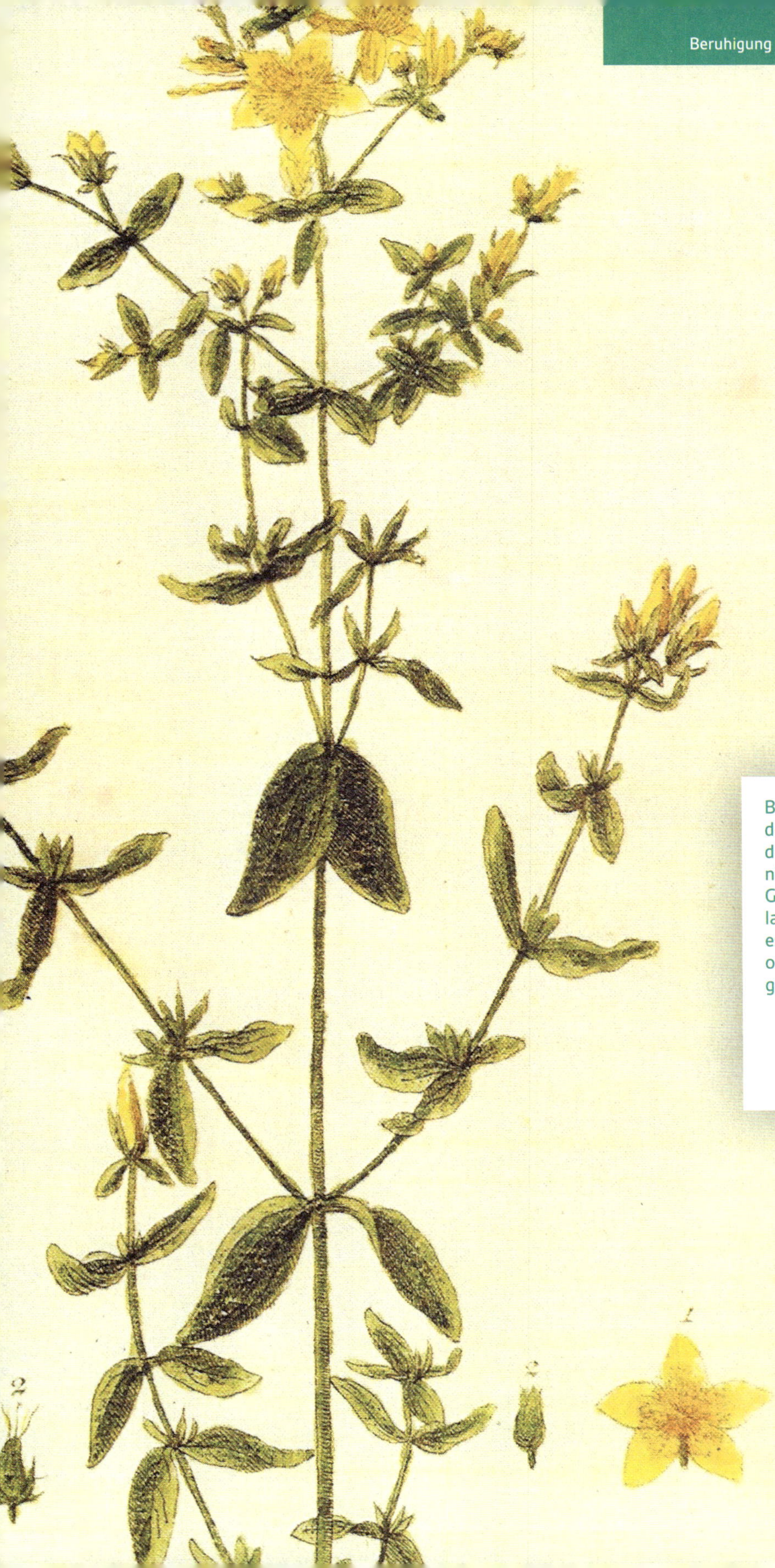

Bereits seit Jahrhunderten weiß man, dass sich mit Johanniskraut schlechte Gedanken vertreiben lassen. Darum wird es auch „Jageteufel" oder „Teufelsflucht" genannt.

Silberwurz → Der Schweizertee

Dryas octopetala

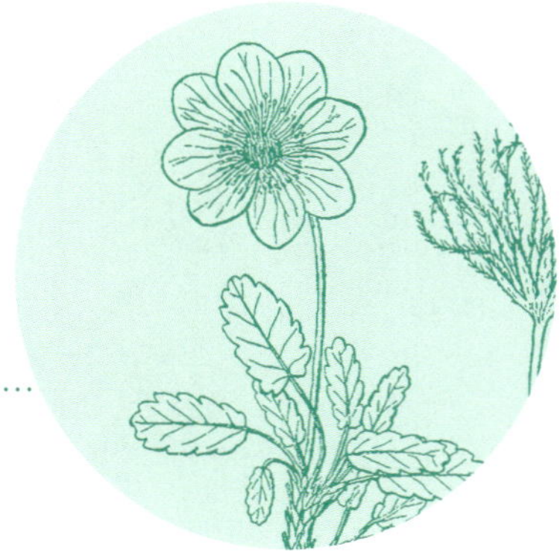

Auch bekannt unter: Schweizertee, Kaisertee

SÜDTIROL: Heiligkreuztee, Peitlertee
LADINIEN: Arjentel
NORDTIROL: Katheinl
KÄRNTEN: Frauenhaar, Frauenrosen
SCHWEIZ: Sillur, Stei-Chrüchere

Die Silberwurz ist eine Pflanze des hochalpinen und arktischen Raumes. Man findet sie vor allem oberhalb der Waldgrenze. Da sie kurz nach der letzten Eiszeit in ganz Mitteleuropa verbreitet war – man findet sie auch in unzähligen Fossilien –, nannte man dieses Erdzeitalter entsprechend dem wissenschaftlichen Namen der Silberwurz „Dryaszeit".
Früher wurden Silberwurzblätter auch als Teeersatz verwendet und waren neben dem Namen „Kaisertee" auch unter „Schweizertee" bekannt. In Südtirol wird er auch „Peitlertee" genannt, da die Silberwurz am Peitlerkofel in den Dolomiten gesammelt wird.
Im Karlbad an der Nockalmstraße in Kärnten wurde die Silberwurz für die Herstellung des „Kaisertees" verwendet. Dieser wurde den Kurgästen nach dem Baden und vor dem Schlafengehen angeraten. Der Tee wurde wegen der beruhigenden und den Schlaf fördernden Eigenschaften geschätzt.

Alpine Volksmedizin

Man verwendet die Silberwurzblätter im Alpenraum bis heute als nervenstärkenden Beruhigungstee. Dementsprechend gilt er als beliebter Abendtee.
Silberwurztee wurde früher bei inneren Blutungen und Durchfall getrunken, sowie bei Entzündungen der Mund- und Rachenschleimhaut als Mundspülung verwendet. Man benutzt den Tee bei Erkältung und Grippe sowie zum Erleichtern der Atmung. Zudem gilt der Tee als herzstärkend und harntreibend. Der Kräuterpfarrer Künzle benutzte Silberwurz, um Schlaganfällen vorzubeugen.

Aus der Forschung

Das Kraut enthält Catechingerbstoffe, Flavonoide und Triterpene. Die Silberwurz wurde bisher nicht ausreichend untersucht, deshalb sind Interpretationen der volksmedizinischen Anwendungen nahezu unmöglich. Einzig die Anwendung bei

Durchfall und Entzündungen der Mundschleimhaut scheint durch den Gehalt an Gerbstoffen erklärbar. Denn durch die Gerbstoffe werden entzündete Schleimhäute unempfindlicher gegenüber äußeren Reizen.

Tagesdosierung→ 1 Teelöffel pro Tasse als Tee. **Vorsicht**→ Keine Einschränkung bekannt. **Sammelzeitpunkt**→ Die Silberwurz steht als typische Pflanze des hochalpinen Raumes unter Naturschutz! Man kann diese aber über Gärtner beziehen und beispielsweise im eigenen Steingarten anpflanzen. Diese Pflanzen stammen aus angebauten Kulturen und belasten dadurch nicht die heimischen Bestände. Die Blätter werden im Juni und Juli gesammelt.

Zum Selbermachen: Nervenstärkender Abendtee

Zutaten→ 40 g Frauenmantelkraut; 40 g Silberwurzblätter; 20 g Meisterwurz
Zubereitung→ Abends eine Tasse Tee trinken. Pro Tasse wird 1 Teelöffel der Teemischung verwendet.

Augen- und Ohrenerkrankungen

Nach der Säftelehre und antiken Vorstellungen hing ein gutes Sehvermögen auch maßgeblich von einem guten Mischungsverhältnis der Körpersäfte ab. Daraus entstand der Glaube, dass ein goldener Ohrring das Sehvermögen verbessert. Früher glaubte man nämlich, dass durch die künstliche Öffnung im Ohrläppchen schlechte Säfte, die ansonsten das Sehvermögen mindern, abgeleitet werden können.

Bei der Therapie von Augenerkrankungen kommt man in der Volksheilkunde nicht an Augentrost vorbei. Vielfach wird diese Anwendung, die man von der italienischen bis in die baltische Volksmedizin wiederfindet, mit der Signaturenlehre erklärt. Denn die Blüte des Augentrosts ähnelt einem menschlichen Auge.

Wohl auch aufgrund der Signaturenlehre wird in der Volksheilkunde ein Pilz in Form eines Ohres, namentlich der Holunderschwamm, bei Ohrenerkrankungen verwendet. Bei feuchter Witterung wächst dieser auch als „Judasohr" betitelte Pilz am Stamm des Holunderbaums und wird volksmedizinisch im gesamten Alpenraum kurz in Milch gegeben und anschließend auf das Ohr aufgelegt.

—

Augentrost → Hilfreich bei Augenleiden

Euphrasia officinalis

Auch bekannt unter: Hirnkraut, Milchdieb, Milchschelm, weißes Ruhrkraut, Ziegerkraut

SÜDTIROL: Milchraber
LADINIEN: Ciof dala nëif, Flëures dal lat
NORDTIROL: Hörbes greggn
ZILLERTAL: Spöttlich
KÄRNTEN: Magentrost, Milchtötteln, Wiesengrind, Wiesenwolf
SALZKAMMERGUT: Baubleaml, Heristbleaml, Hoada
OBERÖSTERREICH: Röserlbleaml
SCHWEIZ: Heuscheln, Weidieb

Wie es der Name bereits suggeriert, handelt es sich hier um die Heilpflanze bei Augenerkrankungen. Der antike Name *Euphrasia* bedeutet „erfreuen" bzw. „Frohsinn", dementsprechend galt Augentrost stets als Sinnbild für etwas Erheiterndes, als eine regelrechte Augenweide.
Ein Teil der im Alpenraum gebräuchlichen Namen bezieht sich, auf den ersten Blick etwas unverständlich, auf die Milch und den Schnee. Das lässt sich folgendermaßen erklären: Da Augentrost im August blüht, wenn naturgemäß der Milchertrag saisonbedingt zurückgeht, kam es zur Ansicht, Augentrost („Milchdieb", „Milchraber", „Flëures dal lat") sei für den Milchrückgang verantwortlich. Augentrost hat insofern mit einem schlechteren Futterertrag zu tun, als es sich bei ihm um einen Halbschmarotzer handelt, der andere Wurzeln anzapft und dadurch umliegende Pflanzen schwächt („Wiesengrind", „Wiesenwolf").
Augentrost wird zudem seit Jahrhunderten zur Wettervorhersage verwendet. Erscheinen die Blüten zuerst an der Spitze der Pflanze, dann kommt nach der weitverbreiteten Volksmeinung ein früher Winter. In vielen Gebieten wurde sogar der Zeitpunkt der Winteraussaat nach dieser Beobachtung ausgerichtet. Im Salzkammergut heißt es hierzu: Wenn viel Hoada (Augentrost) blüht, kommt ein harter Winter. Und auch der ladinische Name „Ciof dala nëif" bringt Augentrost mit dem Schnee in Verbindung.

Alpine Volksmedizin

Das überwiegende Ziel der volksheilkundlichen Anwendungen betrifft die Augen. Der Tee wird als Umschlag oder auch getrunken bei Augenschmerzen, Augenentzündung, zur Stärkung der Sehkraft, bei tränenden Augen, Augenverletzungen, geröteten Augen, grauem Star und bei Lidrandentzündung verwendet. Im Kärntner Mölltal wird hierzu auch ein Milchauszug als Umschlag empfohlen. Das getrocknete

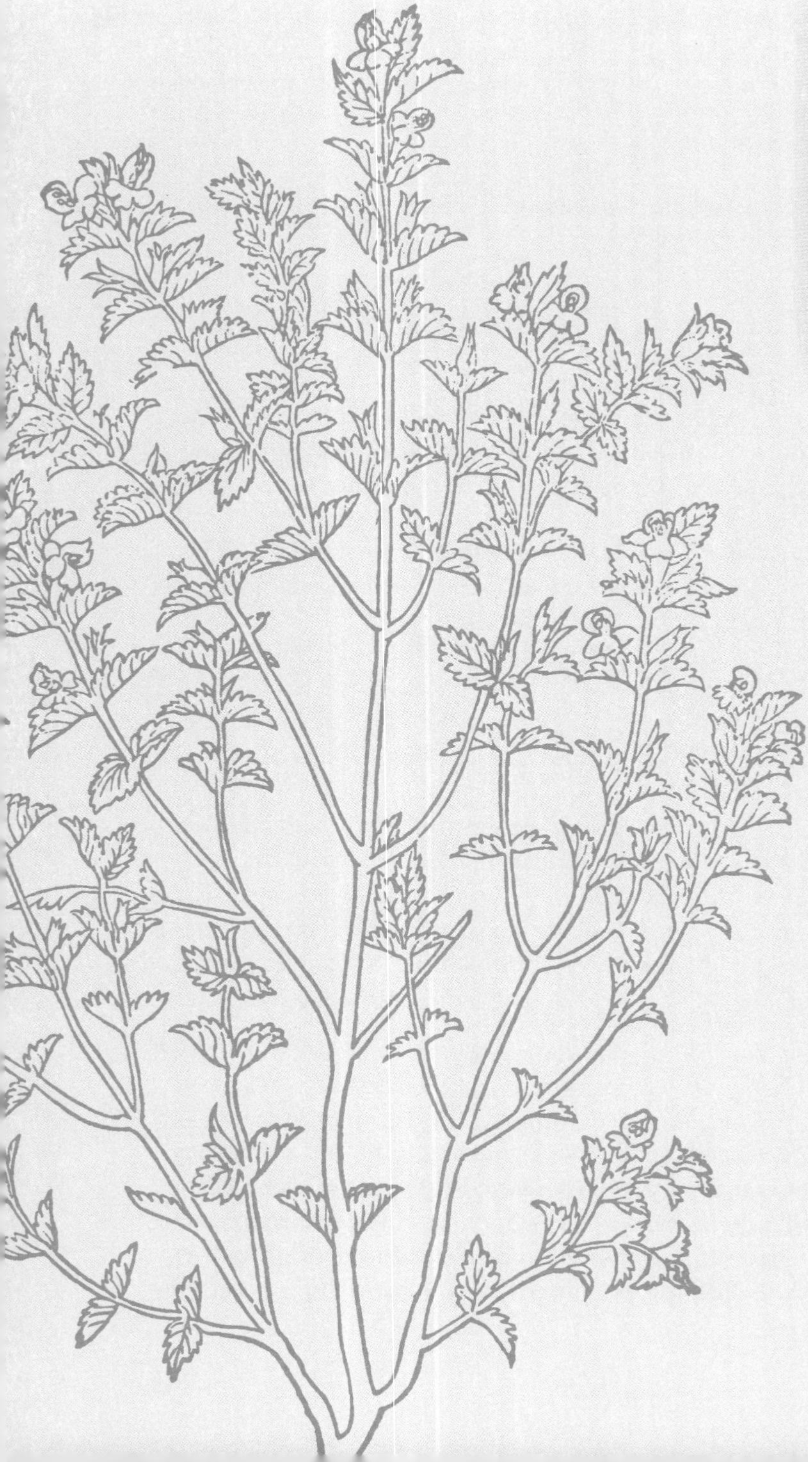

Die Blüte des Augentrostes ähnelt einem Auge. Laut Signaturenlehre lässt das äußere Erscheinungsbild einer Pflanze ihre heilenden Eigenschaften erkennen.

Kraut wird außerdem in Leinensäckchen gefüllt, bei Bedarf befeuchtet und über Nacht auf die entzündeten Augen gelegt. Daneben wird der Tee bei Verdauungsschwäche, Bauchschmerzen, Gelbsucht und zur Stärkung des Magens empfohlen. Auch Sebastian Kneipp schätzte im 19. Jahrhundert Augentrosttee als magenstärkende Arznei.
In der Volksheilkunde wird der Tee auch bei Schnupfen, Stirnhöhleneiterung und Heuschnupfen angeraten. Zusätzlich sollte auch der Kreislauf durch Augentrosttee gestärkt werden, er wurde möglicherweise deshalb früher bei Alkohol- und Nikotinvergiftung sowie bei Hysterie getrunken.

Aus der Forschung

Augentrost enthält das antibiotisch wirkende Iridoidglykosid Aucubin. Aucubin wirkt entzündungshemmend und besitzt auch leberschützende Eigenschaften. Inwieweit Augentrost tatsächlich speziell bei Augenerkrankungen hilfreich ist, wurde, trotz Anwendung in der gesamten europäischen Volksmedizin, bisher kaum untersucht. Warum Augentrost den Körper stärken sollte, bleibt bis heute ebenfalls rätselhaft. **Tagesdosierung**→ 3- bis 4-mal täglich 2 Teelöffel (3 g) des getrockneten Krautes als Tee oder Umschlag. **Vorsicht**→ Keine Einschränkungen bekannt. **Sammelzeitpunkt**→ Das Augentrostkraut wird im August gesammelt.

Zum Selbermachen: Kräuterkissen für das Auge

Zutaten→ 50 g getrocknetes Augentrostkraut; 1 Stück Leinenstoff **Zubereitung**→ Das Kraut in den Leinenstoff einnähen, sodass ein kleines Kissen entsteht. Dieses bei Gebrauch etwas befeuchten und warm auf das geschlossene Auge legen. Bei leichten Entzündungen der Augen sollte es über Nacht angewandt werden. Das Kissen sollte nach jeder Anwendung erneuert werden.

Hauswurz →
Die Ohrentropfen der Volksheilkunde

Sempervivum tectorum

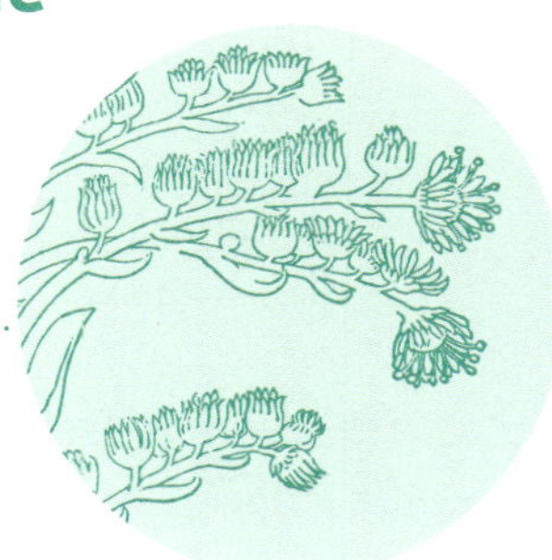

Auch bekannt unter: Dachwurz, Hauslaub, Steinäpfel

LADINIEN: Madrajëina, Ravisa dl cuch granda
NORDTIROL: Donnerknöpf
VORARLBERG: Huswürz
KÄRNTEN: Stoanäpfel
OBERÖSTERREICH: Dachrose, Hausampfer, Hausapfel
NIEDERÖSTERREICH: Zidriwurzn

Die Hauswurz wird in Europa seit Jahrtausenden auf Dächern gepflanzt. Diese auch im wissenschaftlichen Namen *tectorum* verewigte Handhabung geht auf einen alten Schutzglauben zurück. Besonders Blitzschläge sollten die „Donnerknöpf" abhalten. Vor 1.200 Jahren wurde sogar der Anbau der damals als „Jupiterbart" bezeichneten Pflanze an allen Gutshöfen im Fränkischen Reich von Karl dem Großen verordnet. Auch damals mussten diese auf den Dächern angepflanzt werden.

> Wer edle Hauswurz hält in Ehren,
> kann wohl manchem Übel wehren.
>
> Alraunchens Kräuterbuch, 1883

Von der Antike bis über das Mittelalter galt Hauswurz als Potenzmittel. So wurde eine Milchabkochung in Ziegenmilch bei Unfruchtbarkeit empfohlen. Auch Hildegard von Bingen empfahl Hauswurz bei Unfruchtbarkeit des Mannes. Letztlich könnte der Glaube an eine fruchtbarkeitserhöhende Wirkung auf dem Umstand beruhen, dass es sich bei Hauswurz um eine immergrüne Pflanze handelt, die also den Wirren des Winters trotzt und so in der Vorstellung unserer Vorfahren starke Lebenskräfte beinhalten muss. Aus der Anwendung als Potenzmittel entstammen wohl auch die mittelalterlichen Ratschläge, aus Hauswurz Liebesmittel zu kreieren. Im Engadin wurden früher Hauswurzblätter in das Trinkwasser gegeben, um diesem einen besseren Geschmack zu verleihen.

Alpine Volksmedizin

Bei Ohrenschmerzen wird im Alpenraum das Blatt der Hauswurz zerquetscht und der austretende Saft leicht erwärmt ins Ohr geträufelt. Der Saft wird aber auch bei verhärtetem Ohrenschmalz sowie bei Schwerhörigkeit empfohlen. Bereits Hildegard von Bingen hat diese Anwendung gegen Taubheit beschreiben. Bei Kopfschmerzen werden Genick und Stirn mit dem Saft eingereiben. In der Steiermark wird dieser bei Zahn- und Halsschmerzen getrunken.

Hauswurz findet auch bei Hauterkrankungen, erwiesenermaßen seit dem Mittelalter, Anwendung. Der Presssaft oder die frisch abgeschnittenen Blätter werden als Umschlag bei Warzen, Hühneraugen, Hautausschlag, Geschwüren, Wunden, Insektenstichen, Sommersprossen und bei Gürtelrose aufgebunden. Eine alte Wundsalbe aus Stainz in der Steiermark bestand dementsprechend aus Hauswurz, Lärchenpech, Butter und Kampfer. Der Lackmüller riet auch bei wunden Stellen im Mund zu Spülungen aus verdünntem Hauswurzsaft.

Um Fieber rasch zu senken, wurden früher, wie bereits Dioskurides beschrieb, einige Tropfen des Presssaftes in etwas Wasser gegeben.

Ein altes Heilmittel bei Magenschmerzen besteht aus 5 Blättern Hauswurz in 1 l Wasser oder Wein gekocht und wird kalt getrunken.

Hauswurz gilt auch als leichtes Beruhigungsmittel. Der Kaltwasserauszug aus den

Blättern wird deshalb bei Epilepsie und krampfartigen Zuckungen empfohlen. Hierzu werden 4 Blätter abends in 1 l Wasser gelegt und über Nacht stehen gelassen.

Aus der Forschung

In den Blättern der Hauswurz wurden Gerbstoffe und Schleimstoffe nachgewiesen. In wissenschaftlichen Untersuchungen konnten diesen Inhaltsstoffen entzündungshemmende und desinfizierende Wirkungen zugesprochen werden. Hauswurz wurde allerdings bisher – obwohl es seit Jahrhunderten als schmerzstillend gilt – nur sehr unzureichend untersucht. Im Tierversuch wurden aber vielversprechende Ergebnisse erzielt. Man konnte schmerzstillende Effekte beispielsweise bei Ratten feststellen.

Tagesdosierung→ Zur äußerlichen Anwendung wird der Presssaft 2-mal täglich auf die erkrankte Stelle aufgetragen. Die innerliche Anwendung ist wegen fehlender Untersuchungen derzeit nicht zu empfehlen. **Vorsicht**→ Wegen fehlender Untersuchungen kann hier keine Aussage über mögliche Nebenwirkungen getroffen werden. **Sammelzeitpunkt**→ Die Hauswurz steht als typische Pflanze des hochalpinen Raumes unter Naturschutz! Man kann sie aber über Gärtner beziehen und beispielsweise im eigenen Steingarten anpflanzen. Diese Pflanzen stammen aus angebauten Kulturen und belasten dadurch nicht die heimischen Bestände. Die fleischigen Blätter werden von April bis September gesammelt.

Zum Selbermachen: Wundsalbe nach Philippine Welser aus dem Jahr 1545

Zutaten→ 2 Handvoll Hauswurzblätter; Wasser; Arnikasaft; Lärchenpech; Schweineschmalz **Zubereitung**→ Die Hauswurzblätter mit dem Wasser dick einkochen und mit dem Arnikasaft versetzen. Das Lärchenpech und das Schweineschmalz hinzugeben und während des Abkühlens immer wieder gut rühren, sodass eine Salbe entsteht. Die Salbe abfiltrieren und anschließend in Tiegel abfüllen. Im Kühlschrank gelagert, ist die Salbe 6 Monate haltbar. Tipp: Gibt man während der Herstellung 5 g eines pflanzlichen Emulgators (z. B. Emulsan – über die Apotheke oder das Internet bestellbar) hinzu, bleibt die Salbe länger stabil.

Laut Philippine Welser ist es eine hervorragende Salbe bei Wunden und Verletzungen. Philippine Welser war die Ehefrau von Erzherzog Friedrich II., dem Landesfürsten von Tirol, und wirkte auf Schloss Ambras. Sie beschäftigte sich mit der Heilkunst ihrer Zeit und verfasste unter anderem 1545 ein Koch- und Arzneibuch.

Erkrankungen von Mund- und Rachenraum

Zahnschmerzen zählen bis heute zu den häufigsten Schmerzen junger Erwachsener. Früher kam noch hinzu, dass Zahnärzte meist fehlten und sogenannte Zahnreißer, wenn diese überhaupt in der Nähe waren, nicht kurierten, sondern wie der Name bereits suggeriert, die schmerzhaften Zähne nur entfernten.

Zahnschmerzen waren auch deshalb schwer zu behandeln, weil schmerzstillende Heilpflanzen, die ungiftig sind, im Alpenraum sehr spärlich vorkommen. Eine Möglichkeit, die in dieser Hinsicht bereits im alten Babylon bekannt war, ist das Bilsenkraut. Dieses wurde bis ins 20. Jahrhundert von den Alpenbewohnern geräuchert und der Rauch an den schmerzenden Zahn gefächelt beziehungsweise mit einem Trichter an die betroffene Stelle geleitet. Eine Alternative bietet die bis heute gebräuchliche Gewürznelke. Hierbei wird bei Zahnschmerzen auf eine Gewürznelke gebissen, wodurch das umliegende Zahnfleisch durch das austretende Eugenol etwas betäubt wird.

—

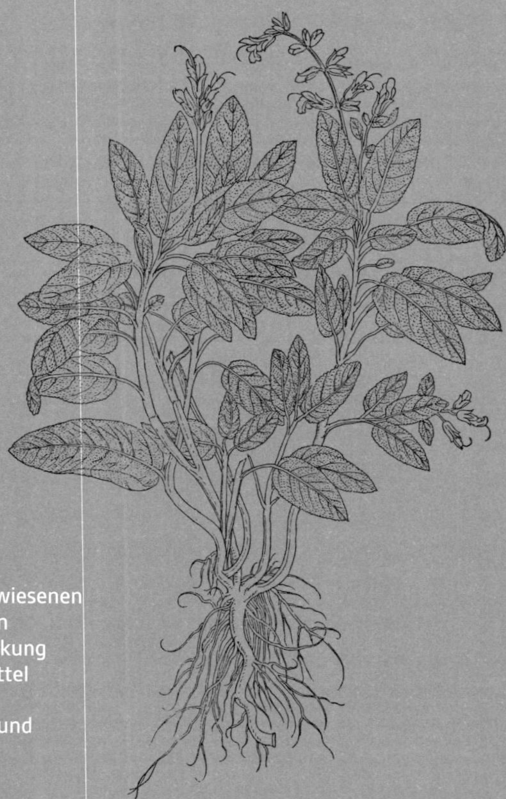

Aufgrund seiner nachgewiesenen entzündungshemmenden und antibakteriellen Wirkung wird Salbei als Gurgelmittel gegen verschiedenste Beschwerden im Mund- und Rachenraum eingesetzt.

→ S. 198

Bibernelle → Und man stirbt nicht so schnell

Pimpinella saxifraga

Auch bekannt unter:

SÜDTIROL: Steinpetersilie
LADINIEN: Supalma
OSTTIROL: Bockwurz
KÄRNTEN: Steinbrechbibernelle
SALZKAMMERGUT: Roßkimm
OBERÖSTERREICH: Steinbrech
SCHWEIZ: Bochwürza

In der Antike wurde Bibernelle – und hiervon stammt auch der wissenschaftliche Name *saxifraga* (lat. Steinbrech) – als steinlösendes Heilmittel empfohlen. Ihre Hochblüte erfuhr die Bibernelle allerdings erst im Mittelalter und während der großen Pestepidemien. Aufgrund des aromatischen Geruches, den die frische Wurzel verströmt, sah man in dieser Pflanze eine dämonen- und krankheitsabwehrende Heilpflanze. Und so empfahl bereits Hildegard von Bingen Bibernell als Amulett, um sicher vor Dämonen und Verzauberung zu sein. Bis heute gibt es unzählige Sagen, in denen auf die heilbringenden Fähigkeiten der Bibernelle hingewiesen wird. Meist wird Bibernell dabei zusammen mit Wacholder und Baldrian genannt.
Nach einer Legende soll 1832 in Wien während einer Choleraepidemie ein Vogel aus dem Wienerwald geflogen sein und gerufen haben:

> Esst Kranebeer und Bibernell,
> so sterbt's net so schnell!

Und bis heute gilt in der Volksheilkunde des Alpenraumes, wie beispielsweise im Kärntner Mölltal, bereits das Bei-sich-Tragen von Bibernellwurzel als prophylaktisches Heilmittel gegen ansteckende Krankheiten. Dasselbe gilt auch in der Tierheilkunde. Hier hatten bereits die Ragginer Bibernell den Tieren verabreicht, wenn eine ansteckende Krankheit im Stall wütete. In Vorarlberg werden deshalb mancherorts Meisterwurz und Bibernell als Schutz vor ansteckenden Krankheiten im Stall aufgehängt.
Aufgrund des bockartigen Geruches der frischen Wurzel galt Bibernell im Volksglauben unserer Vorfahren auch als fruchtbarkeitsförderndes Mittel („Bockwurz"). Der Bock war nämlich ein archaisches Symbol für Männlichkeit. In St. Gallen wurde

früher behauptet, wenn ein Bursche einem Mädchen eine Bibernellwurzel in die Tasche stecke, verfalle dieses ihm unweigerlich. Und im Zillertal hängte man noch im 19. Jahrhundert frischgebackenen Müttern einen Bibernellstrauß um den Hals, um den Milchfluss zu fördern.

Alpine Volksmedizin

Bibernellwurzel wird in der Volksheilkunde hauptsächlich bei Erkrankungen von Mund- und Rachenraum sowie bei Atemwegserkrankungen verwendet. Bei Zahnschmerzen, Halsschmerzen, Kehlkopfentzündung, Heiserkeit, Angina, Asthma, Bronchitis, Husten und bei Mundfäule kaut man die Wurzel oder trinkt einen Tee. Weniger oft wird hierzu auch ein angesetzter Schnaps oder Wein benutzt. In Oberösterreich gilt auch das Kraut der Bibernelle gekaut als zahnfleischstärkend. In Vorarlberg macht man aus Bibernellwurzel und Honig einen Teig und gibt diesen Kindern bei Halsschmerzen zu essen.

Bibernellwurzel wird auch häufig bei Problemen im Verdauungstrakt verwendet. So wird sie bei Magenschmerzen, Übelkeit, Magenverstimmung, zur Entgiftung des Körpers, bei chronischem Durchfall und Appetitlosigkeit mehrmals am Tag gekaut. Der Tee, der Schnapsansatz und der Weinauszug werden bei Verdauungsstörungen, Gallensteinen, verdorbenem Magen und Durchfall getrunken. Das Kraut wird auch bei Magenschwäche gekaut.

Aus der Wurzel bereitete man früher ein Enthaarungsmittel und der Schnaps wurde bei Entzündungen als Einreibung verarbeitet.

Aus der Forschung

Man konnte in der Wurzel ätherisches Öl nachweisen, das zu einer Anregung der Bronchialsekretion und zu einer Verflüssigung des Hustensekrets beiträgt. Ein zusätzlich nachgewiesener entzündungshemmender Effekt unterstützt diese Wirkung. Deshalb eignet sich Bibernellwurzel vor allem bei Atemwegserkrankungen und als schleimlösendes Mittel.

Tagesdosierung→ 10 bis 15 Tropfen der Tinktur oder 4-mal täglich 1 Teelöffel (2 g) der getrockneten Wurzel als Tee. Der Tee wird gurgelt oder schluckweise getrunken. Wegen des sehr eigentümlichen Geschmackes bietet sich hier eine Mischung mit Salbei an. **Vorsicht**→ Keine Einschränkungen bekannt. **Sammelzeitpunkt**→ Die Wurzel wird im April oder September gesammelt.

Zum Selbermachen: Teemischung gegen Halsschmerzen

Zutaten→ 40 g Bibernellwurzel; 20 g Kamillenblüten; 20 g Salbeiblätter; 20 g Blutwurz **Zubereitung**→ 1 Esslöffel der Teemischung 15 Minuten in 200 ml kochendem Wasser ziehen lassen. Mit dem Auszug anschließend mehrmals täglich warm gurgeln.

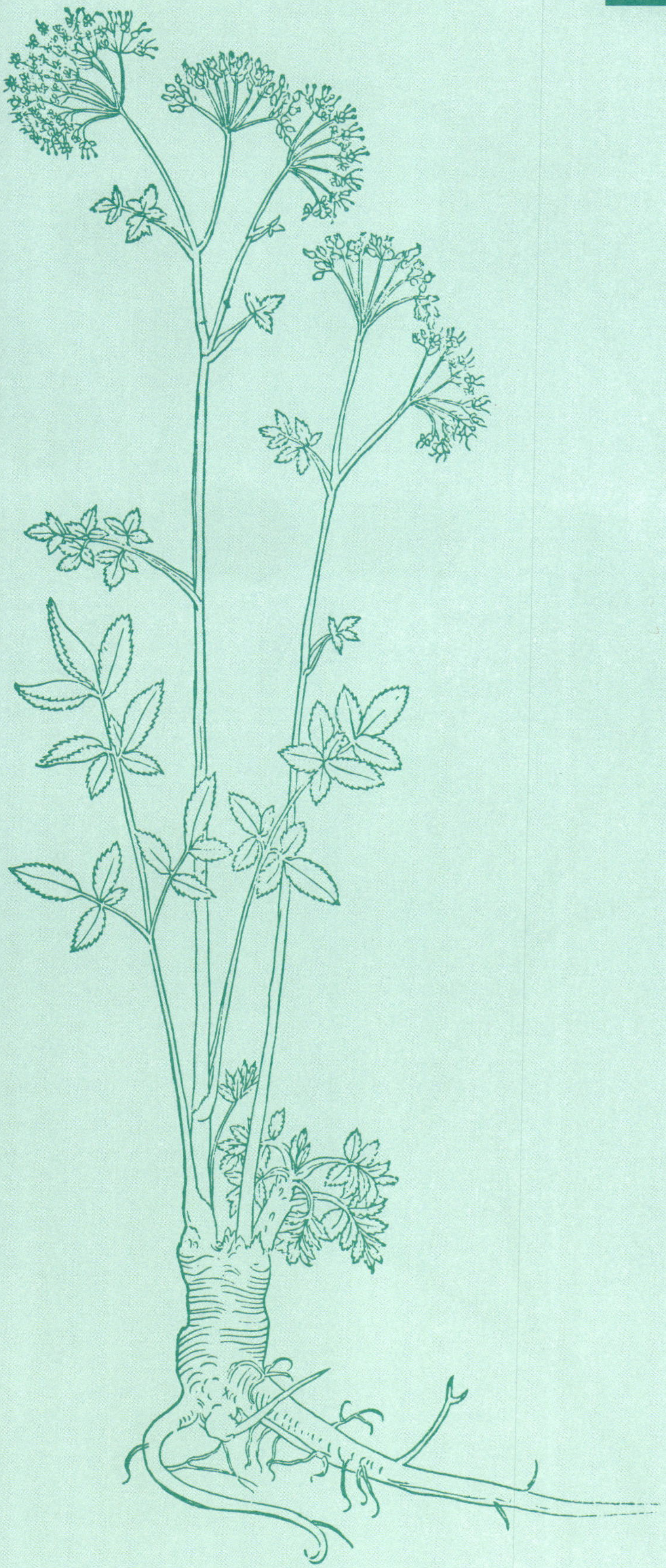

Die frische Bibernellwurzel riecht etwas streng nach Ziegenbock. Getrocknet und als Teil einer Teemischung verliert sich dieser Geruch.

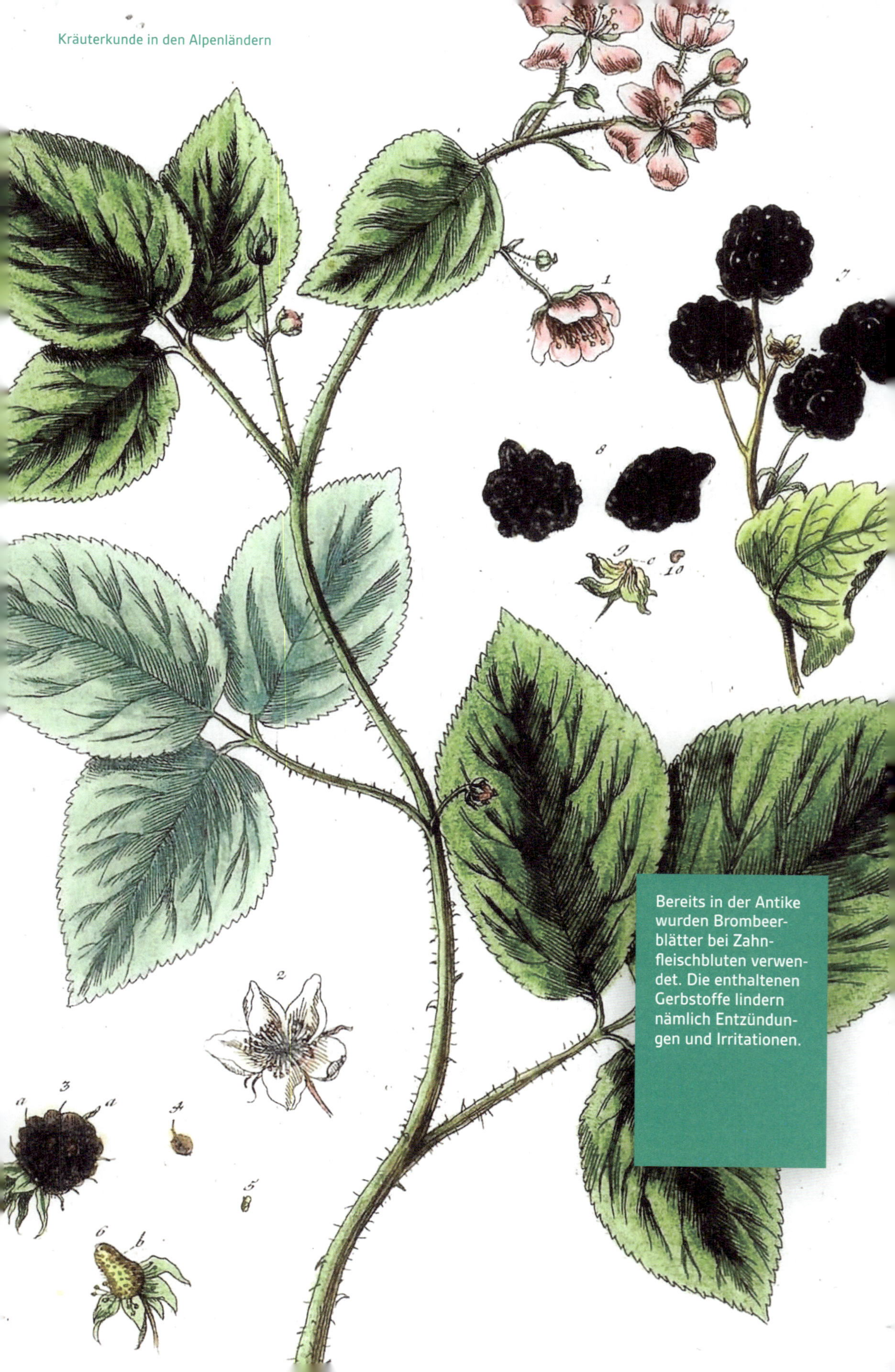

Bereits in der Antike wurden Brombeerblätter bei Zahnfleischbluten verwendet. Die enthaltenen Gerbstoffe lindern nämlich Entzündungen und Irritationen.

Brombeere → Stärkt das Zahnfleisch

Rubus fruticosus

Auch bekannt unter: Brombeere, Kratzbeere, Schwarzbeer

SÜDTIROL: Braumen, Prumblbör
KÄRNTEN: Moren
SALZKAMMERGUT: Brauman

Schon Dioskurides empfahl das Kauen der Brombeerblätter zur Festigung des Zahnfleisches. In der Antike kannte man Brombeerblätter aber auch als Heilmittel bei Durchfall und bei blutenden Wunden. Noch Hildegard von Bingen empfahl bei Blutungen Brombeere („brema"), zusammen mit Blutwurz, in Wein.
Bis heute sind in der Volksmagie Zweigsegen und Rituale überliefert, mit denen man Krankheiten an die Pflanze abgeben wollte. So sollte man durch das Hindurchkriechen durch einen Brombeerstrauch Krankheiten an den Zweigen abstreifen. Diesen Brauch kennt man auch in England, wo noch im 19. Jahrhundert Kinder durch Brombeerstauden kriechen mussten, um Hautausschläge zu kurieren. Gleichzeitig wurde davor gewarnt, Früchte nach dem Tag des hl. Bartholomäus (24. August) zu essen, da man sich dadurch Krankheiten, die an die Pflanze abgegeben worden waren, einfangen konnte.

Alpine Volksmedizin

Brombeerblättertee wird bei Zahnfleischbluten, schwachem Zahnfleisch, Mundfäule, Reizungen an der Mundschleimhaut, Halsschmerzen und in Oberösterreich auch bei Husten gegurgelt beziehungsweise getrunken. Der Weinauszug wurde von Alois Mantinger bei wackelnden Zähnen und zur Säuberung bei Mundfäule empfohlen. Der Tee aus den Blättern sollte auch Bauch- und Blinddarmschmerzen, Durchfall und Sodbrennen bessern.
In der Frauenheilkunde wird Brombeerblättertee, ähnlich wie Himbeerblättertee, mehrere Wochen vor der Geburt getrunken, als geburtserleichterndes Heilmittel empfohlen. Der Tee sollte aber auch nach der Geburt einige Wochen lang getrunken werden, damit sich die Gebärmutter besser regeneriert.
Zusätzlich gilt der Tee als blutreinigend, blutdruckregulierend und besonders der Saft aus den Früchten immunstimulierend.
In der Tierheilkunde wird in Vorarlberg bei Nachgeburtsproblemen beim Vieh der Tee zusammen mit Farnwurzel eingegeben.

Aus der Forschung

Durch die in den Blättern enthaltenen Gerbstoffe (bis zu 8 %) können einige der Anwendungen erklärt werden. Gerbstoffe wirken, da sie oberflächlich mit Proteinen der Haut reagieren, entzündungshemmend und abdichtend auf die Schleimhäute. Dadurch erscheint die Verwendung bei Durchfallerkrankungen und Erkrankungen des Mund- und Rachenraumes durchaus sinnvoll.
Tagesdosierung→ 3-mal täglich 1 Teelöffel (1 g) der Blätter als Tee. Man sollte den Tee etwas länger ziehen lassen. **Vorsicht**→ Keine Einschränkungen bekannt. **Sammelzeitpunkt**→ Die Blätter werden von Mai bis Juni gesammelt.

Zum Selbermachen: Kräuterwein bei Zahnfleischentzündung nach Hildegard von Bingen

Zutaten→ 20 g Brombeerblätter; 40 g Blutwurz; 500 ml Rotwein **Zubereitung**→ Brombeerblätter und Blutwurz mit dem Wein übergießen und gut verschlossen für 2 Wochen an einen dunklen Ort stellen. Anschließend den Wein in eine saubere Flasche abfiltrieren. Im Kühlschrank gelagert, ist der Kräuterwein 6 Monate haltbar. Man gebraucht ihn in der Tradition Hildegard von Bingens mehrmals täglich als Spülung bei Zahnfleischproblemen.

Salbei → Heil aller Schäden

Salvia officinalis

Auch bekannt unter: Edelsalbei, Heil aller Schäden

SÜDTIROL: Salvle
KÄRNTEN: Salfe
OBERKÄRNTEN: Schubei
STEIERMARK: Solver
SCHWEIZ: Chüechlikraut, Müüsli, Sälvli

Salbei stammt aus dem Mittelmeerraum und kam spätestens mit den Römern in den Alpenraum. Von ihnen stammt der Name *salvia*, der so viel wie „heilen“ bedeutet. In diesem Namen steckt die Verehrung, die man dieser Pflanze in der Antike entgegenbrachte. Der vielfältig einsetzbare Salbei war auch eine der Lieblingspflanzen des Mittelalters, dies vermittelt der alte volkstümliche Name „Heil aller Schäden“. Auch Hildegard beschrieb den Salbei ausführlich. Sie sah in ihm vor allem eine Pflanze, die es vermag, schlechte Säfte im Körper zu verringern. Und von der Schule in Salerno gibt es den Merkvers aus dem 11. Jahrhundert:

Wer Salbei hat im Garten,
kann auf den Tod lang warten.

In der Volksheilkunde findet man bis heute Sprüche, die diesem sehr ähnlich sind. So heißt es im Kärntner Nockgebiet „Wenn ein Kraut gegen den Tod ist, dann der Salbei" und im Mölltal „Salbei ist das Kräutl gegen den Tod".
Im italienischen Volksglauben gilt ein üppig wachsender Salbeistock als Zeichen für eine starke Frau im Hause. Das könnte damit zusammenhängen, dass Salbei sehr oft für Liebeszauber verwendet wurde.

Alpine Volksmedizin

Gerade in der kälteren Jahreszeit ist Salbei im Alpenraum eines der beliebtesten Heilkräuter. Besonders bewährt hat er sich vor allem als Gurgelmittel bei Halsschmerzen, Angina, Heiserkeit, aber auch bei Asthma und Bronchitis.
Von der Schweiz bis nach Slowenien wird Salbeitee zudem gerne bei Mund- und Zahnfleischentzündungen verwendet. Aufgrund antibakterieller und entzündungshemmender Effekte spült man bei Zahnschmerzen, Zahnfleischentzündung, Zahnfleischbluten, Druckstellen bei Prothesen, im Montafon auch bei Zahnfleischschwund und im Kärntner Nockgebiet bei Zahnfisteln, mehrmals täglich mit Salbeitee. In der Steiermark wird Salbeitee als Gurgellösung zusammen mit Erdbeerkrauttee gegen Mundsoor, eine meist bei Kleinkindern vorkommende Pilzerkrankung, verwendet.
Aufgrund von Bitterstoffen eignet sich Salbei natürlich auch zur Anwendung bei Verdauungsproblemen. Hierfür wird Salbeitee bei Durchfall, zur Entgiftung des Körpers, Magenleiden und Blähungen verwendet. Im oberösterreichischen Alpenvorland benutzte man ihn sogar bei Magenübersäuerung.
Salbeitee wird in der Volksheilkunde auch häufig zur Beruhigung und Stärkung der Nerven empfohlen. So benutzt man Salbei bei Nachtschweiß, Hitzewallungen in den Wechseljahren, Nervosität, Nervenschwäche, Depressionen und bei zitternden Händen. In Südtirol wird Salbeitee auch gegen einen starken Alkoholrausch angeraten.
Der „Heil aller Schäden" wird dem Namen insofern gerecht, als dass man Salbei zusätzlich auch bei Hauterkrankungen verwendet. Als Waschung und als Umschlag rät man bei Schuppen, unreiner Haut, Krampfadern, Fußpilz, Krätze, Hautausschlag und im Montafon sogar zur Reinigung von Wunden zu Salbei.
Salbei wird außerdem zum Abstillen und bei Brustverhärtungen während des Stillens empfohlen. Man sagt ihm nämlich nach, dass er die Milchproduktion verringere.

Aus der Forschung

Die Gerbstoffe wirken adstringierend und damit entzündungshemmend und reizstillend auf die Schleimhäute im Mund- und Rachenraum. Unterstützt wird dieser Effekt von einer ebenfalls vorhandenen antibakteriellen und antiviralen Wirkung. Auch bei Zahnfleischentzündungen und Aphten ist deshalb eine Anwendung mit Salbei sinnvoll. Bitterstoffe steigern zudem reflektorisch die Magensaftsekretion, weshalb Verdauungsbeschwerden gebessert werden können. Salbeizubereitungen wirken nachweislich schweißhemmend. In klinischen Studien konnte eine Reduktion der Transpiration um bis zu 50 % erzielt werden. Aufgrund dieses Effekts wird gerade in den Wechseljahren Salbei sehr gerne verwendet.
Tagesdosierung→ 3-mal täglich 1 Teelöffel (1,5 g) der getrockneten Blätter als Tee. **Vorsicht**→ Bei mehr als 15 g Salbeiblätter oder bei längerem Gebrauch kann es, wegen des enthaltenen Thujons, zu Hitzegefühlen, Schwindel und Krämpfen kommen. Während der Schwangerschaft sollte man Salbei nur in kleinen Mengen konsumieren. **Sammelzeitpunkt**→ Die Blätter werden zur Blütezeit von Mai bis Juli geerntet.

Zum Selbermachen: Teemischung bei Zahnfleischblutungen

Zutaten→ 40 g Salbeiblätter; 30 g Brombeerblätter; 30 g Blutwurz **Zubereitung**→ 2 Esslöffel der Teemischung 15 Minuten in 200 ml kochendem Wasser ziehen lassen. Den Auszug anschließend mehrmals täglich warm als Mundspülung verwenden.

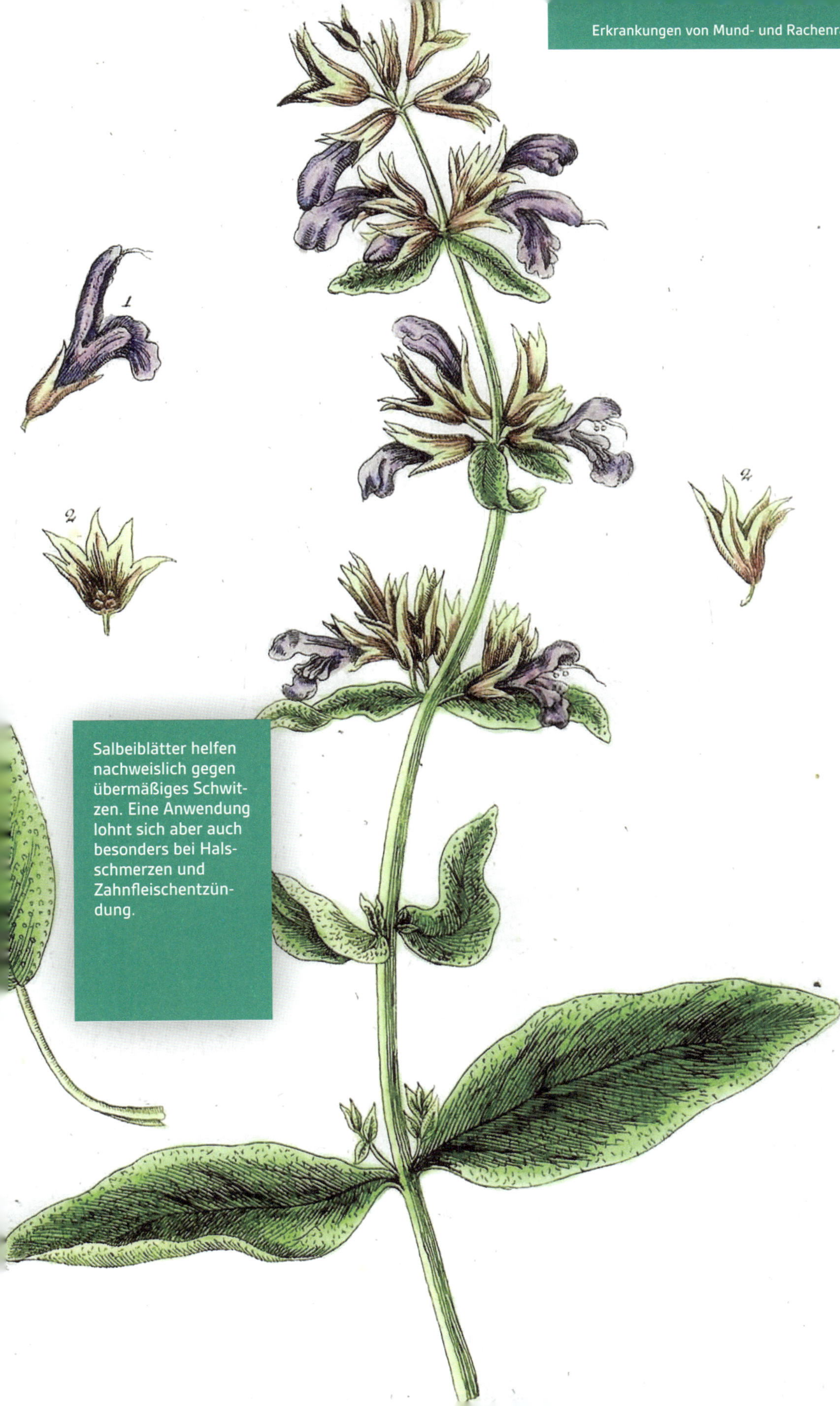

Salbeiblätter helfen nachweislich gegen übermäßiges Schwitzen. Eine Anwendung lohnt sich aber auch besonders bei Halsschmerzen und Zahnfleischentzündung.

Herz-Kreislauf-Erkrankungen

Erkrankungen des Herz-Kreislauf-Systems waren und sind bis heute Hauptgründe für einen frühen Tod. In der Pflanzenheilkunde gibt es gleich mehrere Pflanzenarten, die sehr effektiv wirken und krankhafte Veränderungen verhindern können. Vor allem Knoblauch, Zwiebel, Bärlauch und Weißdorn können hier äußerst nützlich sein.

Sehr populär waren früher diverse alkoholische Lösungen, wie der Schlaggeist, mit denen man versuchte, diesem unvorhersehbaren Übel zu begegnen. Zutaten für das Schlagwasser waren beispielsweise in Schladming im 19. Jahrhundert Meisterwurz, Salbei, Lavendelblüten, Galgant, Rosmarinblüten und Schlüsselblumen.

—

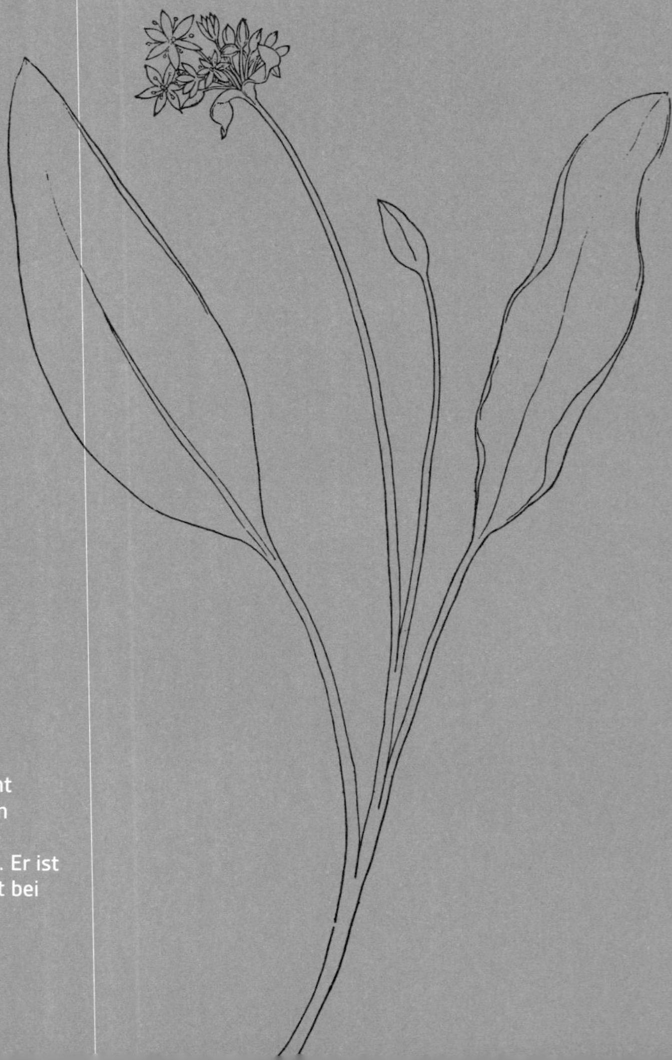

Bärlauch eignet sich nicht nur zum Kochen, sondern entfaltet auch zahlreiche medizinische Wirkungen. Er ist gut für das Herz und hilft bei Verdauungsproblemen.

→ S. 203

Bärlauch → Zur Blutreinigung

Allium ursinum

Auch bekannt unter: Wilder Knoblauch

SÜDTIROL: Wurmlauch, Waldknoblauch
STEIERMARK: Huntischknowloch, Ramsel
OBERÖSTERREICH: Ransenblätter, Waldknofel, Zigeunerlauch
NIEDERÖSTERREICH: Almknoblauch, Ronzna
SCHWEIZ: Chrottenchrut, Ramsä, Rämschelä, Tüfelsschnoblauch
BAYERN: Ramser, Rämsch

Im Mittelalter glaubte man, Bärlauch wehre Gifte ab. Letztlich gründete diese Meinung wohl auf der antimikrobiellen Wirkung der Pflanze, die Magen-Darm-Infektionen verhindert. Aus diesem Glauben an ein Gegengift entwickelte sich in der Folge wohl auch eine nachgesagte dämonenabwehrende Wirkung. So schreibt Matthiolus, der sich im 16. Jahrhundert in seinem Kräuterbuch sehr stark der alpinen Flora widmete, dass Bärlauch von Bergbauern und Hirten gegen böse giftige Nebel, also Dämonen, hochgeschätzt wird.
Der Schweizer Kräuterpfarrer Künzle bezeichnete den Bärlauch sogar als eine „der stärksten und gewaltigsten Medizinen“ und überlieferte uns folgenden Spruch:

> Sieht eini us grad wie ne Lich
> und ist an alle Schmerze rich
> und volle Gift und Grind und Mose
> de Bärlauch macht sie zonere Rose.

Alpine Volksmedizin

Dem Bärlauch sagt man eine ausgeprägte blutreinigende Wirkung nach. Zudem erachtet man ihn als hilfreich zur Stärkung des Gedächtnisses, bei Frühjahrsmüdigkeit, Gicht, Rheuma und bei Arteriosklerose.
Bärlauch wird bei Hautausschlägen und unreiner Haut gegessen. Auf Geschwüre, Furunkel und schlecht heilende Wunden wird der Presssaft des Bärlauchs aufgetragen. Künzle empfahl Bärlauch äußerlich vor allem bei Geschwüren.
Bärlauch regt auch die Verdauung an, hilft dadurch bei Verstopfung und wird besonders in Form eines Schnapses bei Blähungen empfohlen.
Auch in der Tierheilkunde wird Bärlauch bei Darmkrankheiten bei Kühen unter das Futter gemischt.

Aus der Forschung

Die Inhaltstoffe des Bärlauchs ähneln jenen des Knoblauchs, sind allerdings in etwas geringerer Konzentration enthalten. Der Gehalt an wirksamkeitsbestimmenden Schwefelverbindungen liegt etwa ein Drittel niedriger als beim Knoblauch. Dem Bärlauchextrakt konnte jedenfalls eine blutdrucksenkende Wirkung nachgewiesen werden, die wohl zu einem beträchtlichen Teil auf sogenannten Glutamylpeptide beruht. In neueren Untersuchungen konnte auch eine Reduktion auf bereits eingelagerte Lipide festgestellt werden. Zu hohe Cholesterinwerte werden dadurch positiv beeinflusst. Die Schwefelverbindungen besitzen zudem ausgeprägte antimikrobielle Effekte, wodurch die Anwendungen zur Wundpflege und bei Verdauungsbeschwerden im Ansatz erklärt werden können.

Tagesdosierung→ Da sich beim Trocknen ein beträchtlicher Teil der Schwefelverbindungen verflüchtigt, muss Bärlauch frisch oder als Frischpflanzensaft konsumiert werden. **Vorsicht→** Beim Verzehr sehr großer Mengen kann Bärlauch den Magen reizen. Beim Sammeln muss auf mögliche Verwechslungen mit Herbstzeitlose und Maiglöckchen geachtet werden. Deshalb sollte Bärlauch nur von botanisch erfahrenen Personen gesammelt werden. Denn es kommt immer wieder zu tödlichen Verwechslungen, trotz typischer Eigenschaften des Bärlauchs: Die Blätter des Bärlauchs wachsen einzeln aus dem Boden; die Blattoberfläche ist glänzend und die Blattunterseite matt; Bärlauch hat einen knoblauchartigen Geruch beim Zerreiben der Blätter **Sammelzeitpunkt→** Die Blätter werden von Anfang März bis Ende April gesammelt.

Zum Selbermachen: Bärlauchschnaps zur Verdauung

Zutaten→ 2 Handvoll frische Bärlauchblätter; 0,5 l 40%iger Alkohol **Zubereitung→** Die Bärlauchblätter grob zerkleinern, mit dem Alkohol übergießen und für 2 Wochen an einen dunklen Ort stellen. Dann abfiltrieren und in eine saubere Flasche abfüllen. Der Schnaps ist 2 Jahre haltbar. 2 cl des Bärlauchschnaps eignen sich als Verdauungsschnaps.

Zum Selbermachen: Bärlauchöl

Zutaten→ 1 Handvoll frischer Bärlauchblätter; 200 ml Olivenöl **Zubereitung→** Die Bärlauchblätter grob zerkleinern und mit dem Olivenöl übergießen. Für 2 Wochen an einen dunklen Ort stellen. Anschließend das Öl in eine saubere Flasche abfiltrieren. Das Öl ist 6 Monate haltbar. Man kann es zum Verfeinern von Speisen und als Grundlage für Pesto verwenden.

Weißdorn → Stärkt das Herz

Crataegus sp.

Auch bekannt unter: Hagedorn, Hagedotsch, Mehlbeere, Naunitzen

SÜDTIROL: Muttergottesepfilan, Fraudnepfilan
KÄRNTEN: Schlafapferl

Der volkstümliche Name „Hagedorn" entspricht dem altgermanischen Namen des Weißdorns. Er galt in der Antike als Schlafmittel, dies zeigen nicht zuletzt altgermanische Legenden. So sticht Odin (Wodan) in der „Sigrdrifu Mal Saga" die Walküre Brynhilda mit dem Weißdorn und versetzt sie dadurch in einen tiefen Schlaf. Bis heute wird dem Weißdorn in der Volksheilkunde eine beruhigende Wirkung nachgesagt – dies könnte darauf zurückgehen, dass ihm als Weidestrauch eine Schutzwirkung zugeschrieben wurde. Mit dem beginnenden Ackerbau schützten nämlich die Hecken das Haus und das umgebende Kulturland vor wilden Tieren, aber in der Vorstellung der Menschen auch vor dämonischen Kräften. Man kann dies auch bei der Haselnuss, dem Schlehdorn und der Heckenrose erkennen, die bis heute in der Volksmagie als Schutz- und Schlafmittel gelten.

Alpine Volksmedizin

In der Volksheilkunde des Alpenraumes wird Weißdorn in erster Linie bei Herz-Kreislauf-Erkrankungen empfohlen. Hierzu wird der Tee aus den Blüten und Blättern, aber auch der alkoholische Auszug bei Bluthochdruck, Herzschwäche, Herzrhythmusstörungen, Arterienverkalkung, Durchblutungsstörungen, Ödemen und bei Ohrensausen infolge von Bluthochdruck verwendet. In Oberösterreich wird zur Anregung des Kreislaufes auch ein Weinauszug aus den reifen Früchten empfohlen, in Kärnten der Saft aus den Früchten.
Der Tee aus den Blüten und Blättern wird in der Volksheilkunde bei Schlaflosigkeit und bei Gedächtnislücken verwendet.

Aus der Forschung

In den Weißdornblüten und -blättern dürften die Flavonoide für die positiven Effekte verantwortlich sein. In wissenschaftlichen Untersuchungen wurde am sogenannten Langendorff-Herzen eine Erhöhung der Herzleistung nachgewiesen. Gleichzeitig werden die Herzarterien geweitet und der Herzmuskel dadurch besser durchblutet. Dies steigert zusätzlich die Herzleistung und führt insbesondere bei

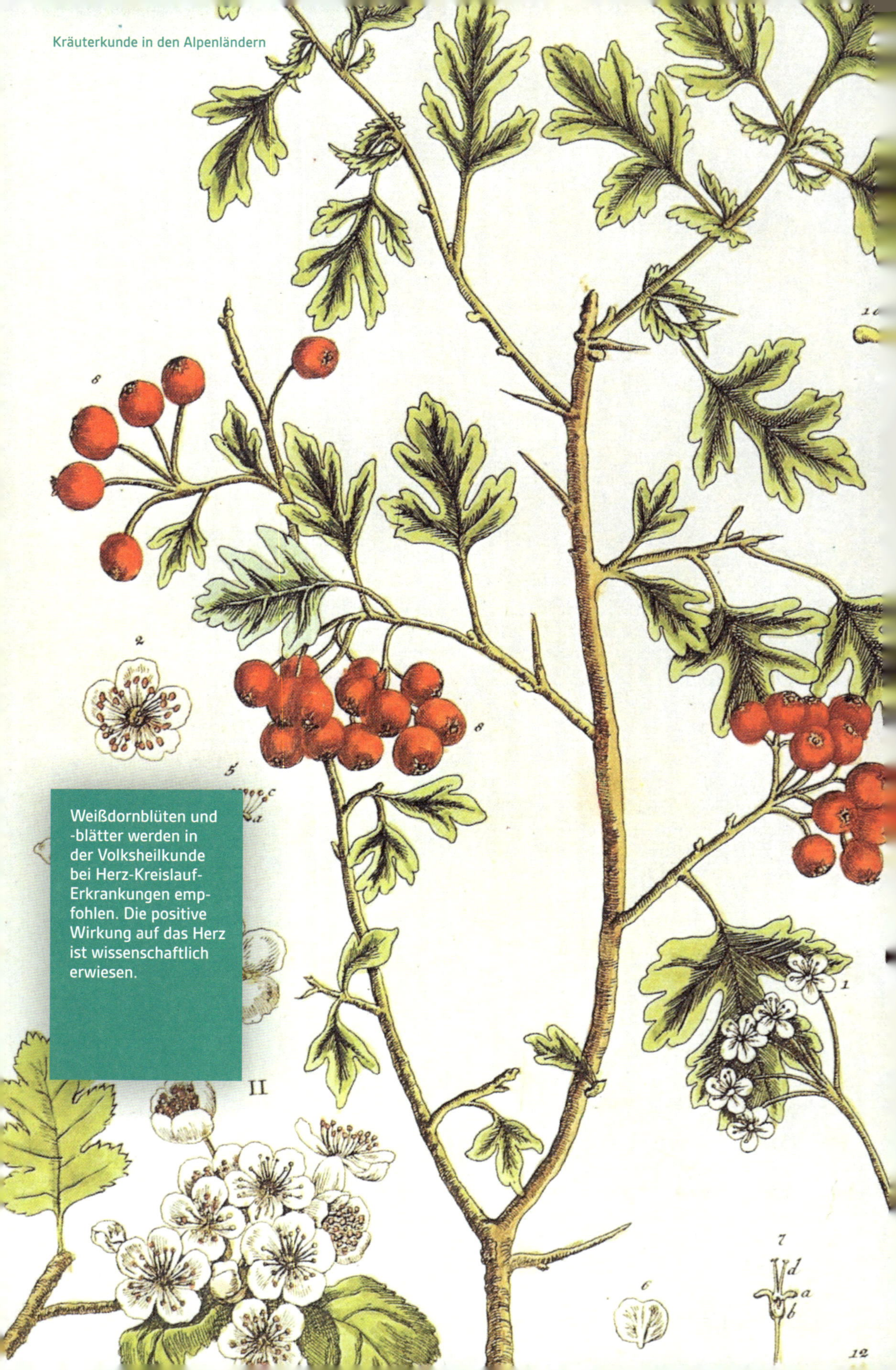

Weißdornblüten und -blätter werden in der Volksheilkunde bei Herz-Kreislauf-Erkrankungen empfohlen. Die positive Wirkung auf das Herz ist wissenschaftlich erwiesen.

Koronarer Herzkrankheit, die auf eine verminderte Durchblutung der Herzkranzarterien zurückzuführen ist, zu einer Verbesserung des Krankheitsbildes. Zusätzlich konnten positive Effekte bei Herzrhythmusstörungen festgestellt werden, indem die Erholungsphase während des Herzschlages etwas verlängert wird. Bei einer erhöhten Dosis kam es auch zu einer für den Blutdruck relevanten ACE-Hemmung. Zusammen mit der verbesserten Herzkraft kann dadurch der Blutdruck normalisiert werden. Somit kann der Großteil der volksmedizinisch erwähnten Anwendungen pharmakologisch erklärt und als durchaus sinnvoll bezeichnet werden.
Tagesdosierung→ 3-mal täglich 2 Teelöffel (1,5 g) der getrockneten Blüten und Blätter als Tee oder 10 bis 15 Tropfen der Tinktur. **Vorsicht**→ Keine Einschränkungen bekannt. **Sammelzeitpunkt**→ Die Blätter und Blüten werden zur Blütezeit im Mai und Juni gesammelt.

Zum Selbermachen: Herzwein gegen Kreislaufstörungen

Zutaten→ 30 g Weißdornblätter und -blüten; 10 g Petersilienkraut; 1 l Rotwein **Zubereitung**→ Weißdorn und Petersilie mit dem Wein übergießen und gut verschlossen für 2 Wochen an einen dunklen Ort stellen. Anschließend den Wein in eine saubere Flasche abfiltrieren. Die Haltbarkeit liegt bei 6 Monaten. 2 cl des Herzweines eignen sich bei leichten Kreislaufstörungen mit Schwindel.

Blasen-, Nieren- und Prostataerkrankungen

In der Volksheilkunde kommt entwässernden beziehungsweise nierenanregenden Pflanzen eine besondere Rolle zu. Die Harnausscheidung gilt als entgiftende Methode, die, entsprechend der Säftelehre, auch bei einer Vielzahl anderer Erkrankungen einen positiven Effekt ausüben kann. Besonders bei Hauterkrankungen, aber auch bei Entzündungsreaktionen wird hierbei seit Jahrhunderten ein positiver Effekt erwartet.

—

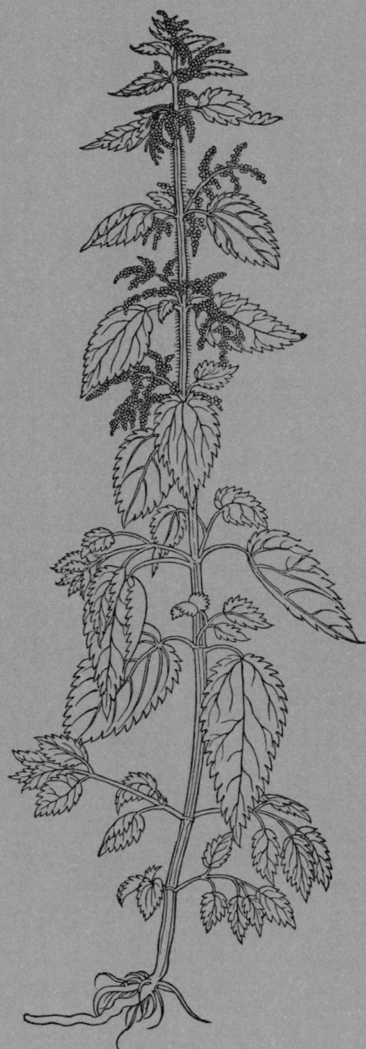

Mineralsalze in den Blättern der Brennnessel vermehren die Harnmenge, Brennnesselwurzeln bessern bei Männern nachweislich Beschwerden beim Harnlassen.

→ S. 214

Ackerschachtelhalm → Der Katzenschwanz

Equisetum arvense

Auch bekannt unter: Katzenschwanz, Zinnkraut

SÜDTIROL: Käßlkraut, Käßlwurzen, Katzenschweif, Katzenwedel, Schafthalm
LADINIEN: Kodamusina, Kòde de gàt, Rasparèla, Sparèla
NORDTIROL: Katznzaagl, Zinngras
KÄRNTEN: Katzenschwaf, Katzensteg
STEIERMARK: Zihei, Zinnheu
SALZKAMMERGUT: Ackerboassn
OBERÖSTERREICH: Scheuerkraut

Der Ackerschachtelhalm hat in der europäischen Kräuterkunde eine mindestens 2.000 Jahre alte Tradition. So wird er beispielsweise bei Dioskurides als Heilmittel bei Husten, Wunden, Gebärmutterblutungen und bei Harnwegsinfekten beschrieben. Über die Jahrhunderte war der Ackerschachtelhalm Teil des wertvollsten Arzneischatzes in der heimischen Kräuterkunde. Die nachgesagten Heilwirkungen blieben dabei zum Großteil die gleichen. Sebastian Kneipp war es schließlich, der Ackerschachtelhalm als das „unersetzliche“ Heilmittel bei Blutungen und Harnbeschwerden beschrieb.
Viele der volkstümlichen Namen beziehen sich auf das äußere Erscheinungsbild der Pflanze, das einem Katzenschwanz ähnelt („Katzenschwanz“, „Katznzaagl“, „Katzenwedel“, „Katzenschwaf“, „Kòde de gàt“). Der Name „Zinnkraut“ stammt aus der früheren Verwendung als Putzmittel für Zinngegenstände („Scheuerkraut“). Denn die im Ackerschachtelhalm enthaltene Kieselsäure bringt diese Gegenstände wieder zum Glänzen. Ackerschachtelhalm wird auch sehr häufig als Pflanzenschutzmittel gegen Pilz- und Läusebefall verwendet. Man kocht hierzu Ackerschachtelhalm als Tee und sprüht diesen anschließend auf die Pflanzen. Ackerschachtelhalmsaft eignet sich auch zum Vertreiben von Fliegen, eine Eigenschaft, die Hildegard von Bingen dem von ihr als „katzenzagel“ bezeichneten Kraut zugeschrieben hatte.

Alpine Volksmedizin

In der Volksheilkunde liegt der Schwerpunkt der Anwendung im Bereich der Harnwege. Man empfiehlt den Tee bei Harnwegsinfekten, Nierenschwäche, Nierenentzündung, Blasen- und Nierensteinen, Blasengeschwüren, Prostatabeschwerden, Bettnässen und zur Reinigung des Blutes. Bei Harnwegsinfekten werden auch Sitzbäder oder erwärmte Kräutersäckchen als Umschlag angeraten.

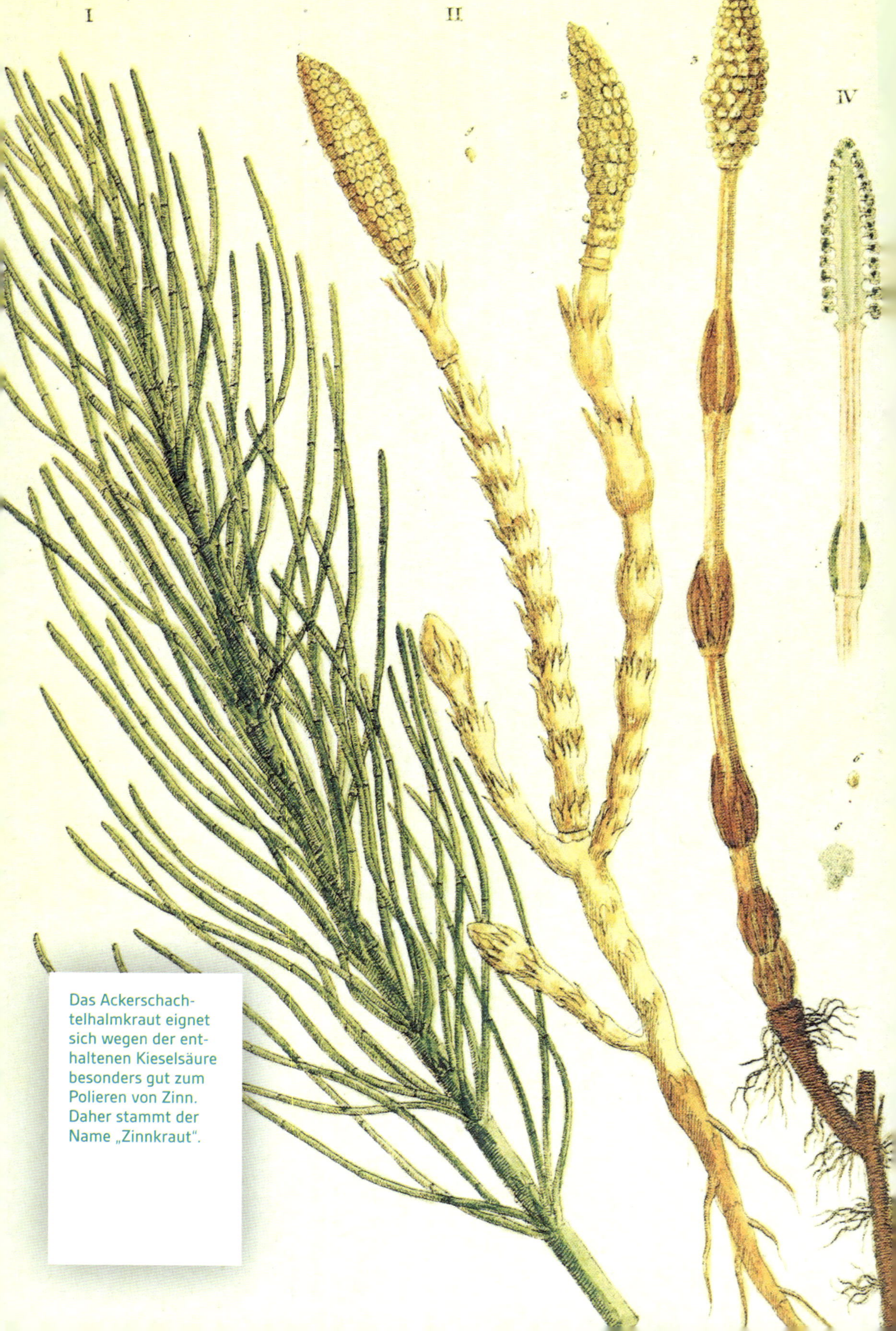

Das Ackerschachtelhalmkraut eignet sich wegen der enthaltenen Kieselsäure besonders gut zum Polieren von Zinn. Daher stammt der Name „Zinnkraut".

Ackerschachtelhalm wird darüber hinaus häufig bei Hauterkrankungen erwähnt. So verwendet man den Tee innerlich bei Krampfadern, Haarausfall, brüchigen Nägeln, unreiner Haut und zur Straffung des Bindegewebes. Äußerlich gebraucht man ihn zur Waschung oder auch als Umschlag beim Wundliegen, bei großen Wunden, Venenentzündung, Frostbeulen, Hautwolf, Geschwüren, zur Blutstillung, bei Fußschweiß und bei Ekzemen. So wie dies der Kiendler empfohlen hat, wird auch heutzutage noch bei Nasenbluten Ackerschachtelhalmtee mit der Nase aufgezogen, um die Blutung zu stoppen.

Der Tee wird auch bei rheumatischen Schmerzen, Gicht, Rückenschmerzen, Ischias und Bandscheibenvorfällen sowohl als Tee als auch als Badezusatz empfohlen.

In der Frauenheilkunde benutzt man Sitzbäder mit Ackerschachtelhalm bei Gebärmutterentzündung und den Tee bei zu starker Menstruation, als Schwangerschaftstee und im oberösterreichischen Alpenvorland auch bei Unterleibsschmerzen.

Bei Magengeschwüren, Sodbrennen, Magenschleimhautentzündung, Magenblutungen, Blutbrechen sowie bei Gallensteinen wird ebenfalls ein Ackerschachtelhalmtee angeraten.

Die Anwendung des Tees bei Erkrankungen der Atemwege wie Heuschnupfen, Asthma, Lungenblutung und Tuberkulose hat im Alpenraum ebenso eine lange Tradition. Bei Stirn- und Kieferhöhlenentzündung wird mit dem Tee gespült.

Die vielfältigen volksmedizinischen Anwendungen sollten aber nicht darüber hinwegtäuschen, dass man Ackerschachtelhalmtee nicht zu intensiv und nicht über einen längeren Zeitraum verwenden sollte. So erfährt man auch aus volksmedizinischen Quellen, dass man den Tee nicht täglich trinken und nicht mehr als 5 g auf ½ l Wasser verwenden sollte.

In der Tierheilkunde verwendet man Ackerschachtelhalm ähnlich wie in der Humanmedizin. So gebraucht man diesen bei Harnverhalten und Harnwegsproblemen bei Kühen.

Aus der Forschung

Ackerschachtelhalm besitzt einen hohen Gehalt an Kieselsäure (bis 10 %). Damit kann bereits eine Reihe an Anwendungen erklärt werden. Kieselsäure stärkt nämlich das Bindegewebe und festigt damit sowohl das Lungengewebe als auch das Hautgewebe. Somit können Atemwegs- und Harnwegserkrankungen gebessert werden. In Tierversuchen konnte dem Ackerschachtelhalmextrakt eine leicht diuretische und krampflösende Wirkung zugeschrieben werden. Diese vor allem auf den enthaltenen Flavonoiden beruhende Wirkung erklärt die Anwendungen bei Nieren- und Blasenleiden. Mit Ackerschachtelhalmtee lassen sich zudem nachweislich erhöhte Harnsäurespiegel senken.

Tagesdosierung→ Für die innere Anwendung trinkt man 3-mal täglich 2 Teelöffel (2 g) des getrockneten Krautes als Tee. Für die äußere Anwendung liegt die Tagesdosierung bei 10 g des getrockneten Krautes auf 1 l Wasser. **Vorsicht**→ Bei Ödemen, die durch eine eingeschränkte Herz- oder Nierenfunktion entstehen, sollte Ackerschachtelhalm nicht angewendet werden. Um Verwechslungen mit anderen Ackerschachtelhalmarten zu vermeiden, sei Folgendes zu beachten: Zum einen wächst im Gegensatz zum giftigen Sumpfschachtelhalm (*Equisetum palustre*) der Ackerschachtelhalm, wie der Name bereits sagt, auf trockenen Äckern. Zum anderen ist beim Ackerschachtelhalm das erste Stängelglied des Seitensprosses länger als das erste Stängelglied der Hauptachse. Beim Sumpfschachtelhalm ist es genau andersherum. **Sammelzeitpunkt**→ Die frischen Triebe werden im April und Mai gesammelt.

Zum Selbermachen: Nieren- und Blasentee

Zutaten→ 30 g Ackerschachtelhalmkraut; 30 g Brennnesselblätter; 20 g Goldrutenkraut; 20 g Bärentraubenblätter **Zubereitung**→ 3- bis 4-mal täglich eine Tasse Tee trinken. Pro Tasse 1 Esslöffel der Teemischung verwenden. Die Anwendung sollte sich allerdings auf maximal 1 Woche beschränken.

Bärentraube → Gegen Harnwegsinfekte

Arctostaphylos uva-ursi

Auch bekannt unter:

SÜDTIROL: Fuchsgranten, Gramwurzn, Hexenmehl, Mehlgrante, Moosbeeren, Rauschhorterer, Roßgranten, Trutenkraut, Wilder Buchs, Wilde Granten
LADINIEN: Bursi, Granëtes Mates, La Mates, Pastorèle, Pudlëusa
NORDTIROL: Rausch
OSTTIROL: Steinbeeren
KÄRNTEN: Mehlgranten, Stangranten
STEIERMARK: Rauschgränten
SCHWEIZ: Chleckbeere, Wilder Buchs

Die Bärentraube zählt bereits seit Langem zum Arzneipflanzenschatz der nordeuropäischen Völker: Sie wurde bereits im 13. Jahrhundert in der Rezeptsammlung „Meddygion Myddfai“ aus Wales als Heilpflanze bei Harnwegserkrankungen empfohlen. Im 18. Jahrhundert erlangte die Bärentraube als Mittel gegen Nierensteine einen hohen Bekanntheitsgrad und wurde beispielsweise 1770 an der Universität Wien zu diesem Zweck ausgiebig untersucht. Der berühmte Kräuterkundige und Arzt Gerhard Madaus (1938) sah in ihr sogar das beste Mittel gegen chronische Harnwegsinfekte. Auch wenn über mögliche frühe indoeuropäische Anwendungen dieser Heilpflanzen nur mehr sehr wenig überliefert ist, so lässt der Volksglauben auf einen längeren Gebrauch in der Südtiroler Volksmedizin schließen. So werden der Bärentraube große Wirkungen gegen jeden bösen Zauber und gegen körperliche Müdigkeit nachgesagt. Volksmedizinisch ist zudem interessant, dass aus dem Samen das sogenannte Hexenmehl gewonnen wird, das gegen den „Trudendruck", also gegen nächtliche beklemmende Angstgefühle, verwendet wurde („Trutenkraut").

Alpine Volksmedizin

In der Volksheilkunde wird besonders die herausragende harntreibende Wirkung des Tees geschätzt. Man benutzt diesen bei Nierenentzündung und Harnwegsinfekten, hier auch als Sitzbad, bei Nieren- und Blasenschwäche, Nierensteinen, Bettnässen und bei Ödemen.
Darüber hinaus wird der Tee auch bei einer vergrößerten Prostata empfohlen.

Aus der Forschung

In den Bärentraubenblättern finden sich das Hydrochinonderivat Arbutin sowie größere Mengen an Gerbstoffen (10 bis 15 %). Arbutin wird im Körper gespalten und es entsteht das Hydrochinon, das auch in dieser Form über die Niere ausgeschieden wird. Hydrochinon wirkt dabei gegen zahlreiche Stämme antibakteriell. Darunter auch gegen Keime, die maßgeblich an der Entstehung von Harnwegsinfekten beteiligt sind wie *Escherichia coli*. Hierfür ist allerdings ein alkalisches Milieu im Harn nötig, das durch den Verzehr von Milch, Gemüse und Fruchtsäften erreicht werden kann. Alternativ kann auch 6 bis 8 g Natriumhydrogencarbonat (Speisesoda) pro Tasse hinzugefügt werden. Verwendet man Bärentraubenblättertee gemeinsam mit Antibiotika verstärkt sich der Effekt der Antibiotika, wie neueste Studien zeigen.
Tagesdosierung→ 4-mal täglich 2 Teelöffel (3 g) der getrockneten Blätter als Tee. Der Teeauszug sollte kalt herstellt werden, da so weniger Gerbstoffe gelöst werden und der Tee dadurch bekömmlicher und magenverträglicher wird. **Vorsicht**→ Der Tee sollte wegen des Hydrochinons maximal 1 Woche lang getrunken werden, da es sonst zu Leberschäden kommen kann. Aufgrund des hohen Gerbstoffgehaltes kann es bei magenempfindlichen Personen und besonders bei Kindern zu Erbrechen und Übelkeit kommen. In der Schwangerschaft und in der Stillzeit sollte man auf Bärentraubenblätter verzichten. **Sammelzeitpunkt**→ Bärentraube steht unter Naturschutz! Man kann getrocknete Bärentraubenblätter über die Apotheke beziehen oder die Pflanze über Gärtner besorgen und beispielsweise im eigenen Steingarten anpflanzen. Diese Pflanzen stammen aus angebauten Kulturen und belasten dadurch nicht die heimischen Bestände. Die Blätter werden von August bis Oktober gesammelt.

Zum Selbermachen: Teemischung bei Harnwegsinfekten

Zutaten→ 40 g Bärentraubenblätter; 30 g Goldrutenkraut; 30 g Ackerschachtelhalmkraut **Zubereitung**→ 3-mal täglich eine Tasse Tee trinken. Pro Tasse 1 Esslöffel der Teemischung verwenden. Die Anwendung sollte sich auf maximal 1 Woche beschränken.

Brennnessel → Das Entwässerungsmittel

Urtica sp.

Auch bekannt unter: Nessel

SÜDTIROL: Haber Nössl, Hanfnessel
KÄRNTEN: Habernessel

Schon im alten Griechenland und im alten Rom wurde die Brennnessel ausgiebig beschrieben und gegen verschiedenste Krankheitsbilder eingesetzt. So nennt Dioskurides Brennnessel als Heilmittel bei Wunden, Harnwegserkrankungen und Nasenbluten.

In der Vorstellungswelt unserer Vorfahren galten Pflanzen, die sich durch bestimmte Eigenschaften von der normalen Pflanzenwelt unterschieden, mit einem besonderen Pflanzengeist beseelt. Brennnessel, eine Pflanze mit gefürchteten Brennhaaren, musste natürlich einen besonders mächtigen Geist beherbergen. Aus diesem Grund ist es mehr als verständlich, dass die Brennnessel häufig für sogenannte Verbannungsrituale benutzt wurde. Diese Vorstellungen reichen zurück bis weit in die Antike. Denn bereits Plinius beschrieb ein altrömisches Ritual, bei dem während des Herausziehens der Brennnesselwurzel die Namen des Patienten und seiner Eltern gesprochen werden mussten. Im Alpenraum lautet einer dieser Sprüche aus dem Zillertal, den man gegen Schmerzen und Erkältungen sprach:

> Brennnessel ich sage dir,
> Hitze und Frost plaget mir,
> nimms von mir, behalts bei dir!
>
> ZDN, 2001

Aus demselben Grund wurden, etwa im Kärntner Mölltal, bei Gewittern Brennnesseln ins Feuer geworfen, damit der Blitz nicht einschlägt. Nach dem Kärntner Volksglauben des 19. Jahrhunderts konnte man mit Brennnesseln sogar die Zukunft deuten. Beim sogenannten Brennnesselsalzen wurde am Johannisabend (23. Juni) eine Brennnessel gepflückt, mit Salz bestreut und über Nacht liegen gelassen. Am nächsten Tag konnte durch die Beschaffenheit – verwelkt oder frisch – auf die Gesundheit und die Lebenszeit dessen, der sie gepflückt hatte, geschlossen werden. Im Nockgebiet in Kärnten wurden Brennnesseln, die durch Zaunringe gewachsen waren, zu Kränzen geflochten, die an Fronleichnam geweiht wurden. Diese wurden

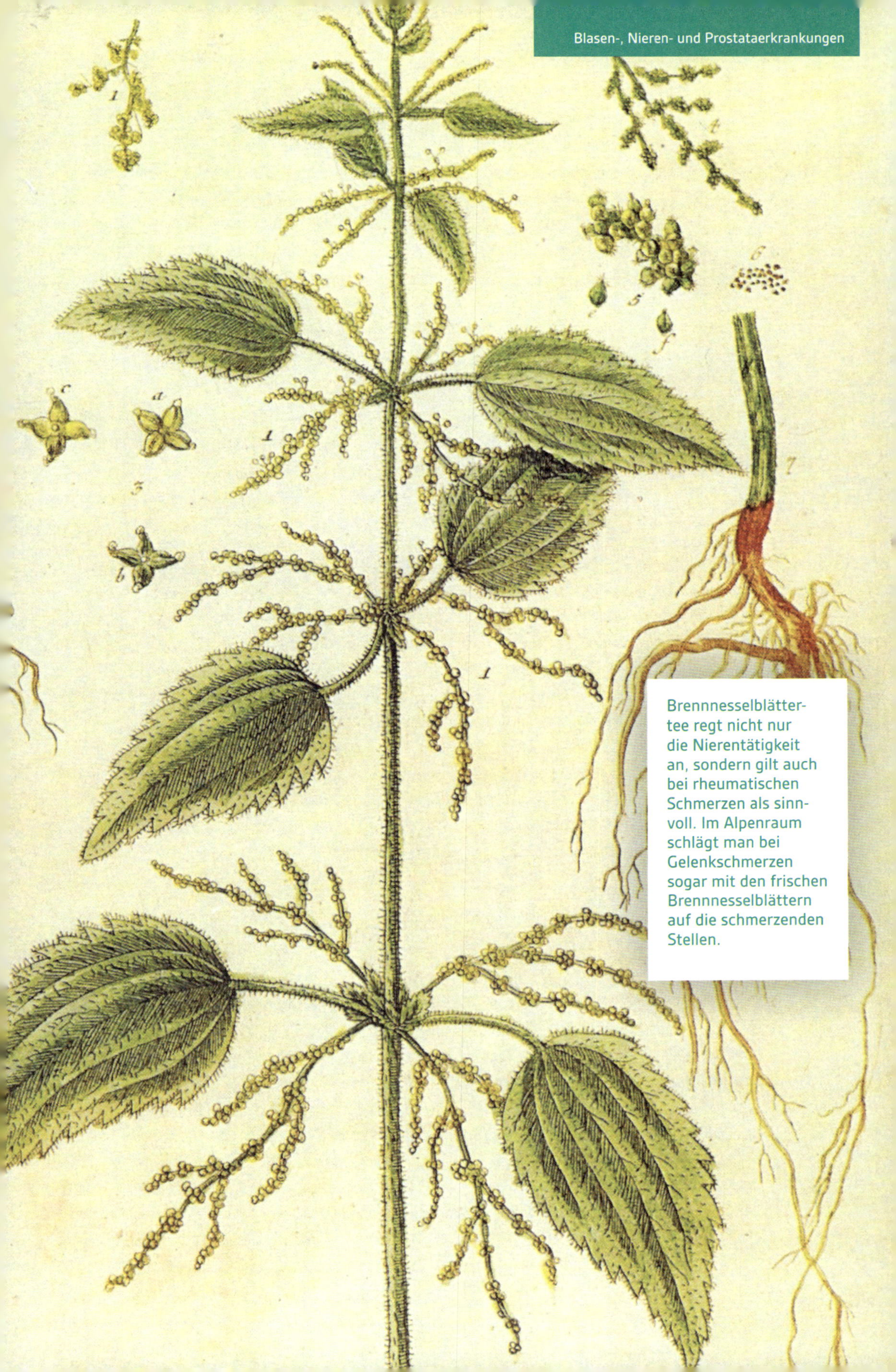

Brennnesselblätter-tee regt nicht nur die Nierentätigkeit an, sondern gilt auch bei rheumatischen Schmerzen als sinnvoll. Im Alpenraum schlägt man bei Gelenkschmerzen sogar mit den frischen Brennnesselblättern auf die schmerzenden Stellen.

bis ins 20. Jahrhundert verwendet, um Brände zu dämmen und Milchzauber, denen man es zuschrieb, wenn eine Kuh keine oder schlechte Milch gab, zu lösen.
Brennnessel ist nicht nur im Hinblick auf die Heilkunde eine vielseitig einsetzbare Pflanze. Man benutzt Brennnessel, um Fleisch einzulegen oder als Dünger; die Stängelfasern wurden früher zu Kleidungsstücken verarbeitet; blanchiert gibt man die jungen Pflanzen als Salat oder Füllmittel in Krapfen und das Mazerat eignet sich als Spritzmittel gegen Schädlinge bei anderen Pflanzen.

Alpine Volksmedizin

Das Hauptanwendungsgebiet der Brennnessel basiert auf der entwässernden Wirkung. Man benutzt den Tee infolgedessen bei Nieren- und Blasensteinen, Nierenentzündung, Harnwegsinfekten, zur Blutreinigung, Entschlackung, Entgiftung und bei Bluthochdruck.
Brennnesselblätter besitzen einen hohen Eisengehalt und gelten im Allgemeinen als Stärkungsmittel. Deshalb benutzt man den Tee oder blanchiert das Kraut bei Blutarmut, Eisenmangel, Arterienverkalkung und bei Durchblutungsstörungen.
Besonders kräftigend gelten die Brennnesselsamen, die deshalb vor allem älteren Personen als Kräftigungsmittel und zur Verbesserung der Gedächtnisleistung empfohlen werden. Der Kiendler rät sogar bei Stummheit infolge eines Schlaganfalles zur Verwendung von Brennnesselsamen: Man sollte sich damit einfach die Zunge einreiben. Aus demselben Grund sieht man in Samen, wie bereits in der antiken Welt der römische Dichter Ovid, ein Potenzmittel.
Brennnesselkraut und die Wurzel werden auch häufig bei Hauterkrankungen empfohlen. Man benutzt das Kraut als Umschlag bei Krätze und bei Schweißfüßen. Der Tee, der alkoholischen Auszug oder auch ein Essigauszug kann äußerlich zur Kräftigung der Kopfhaut, bei Haarausfall, Kopfläusen, Schuppen, zur Wunddesinfektion, bei Abszessen und bei Furunkeln eingesetzt werden. Bei Hämorrhoiden, Krampfadern, Hautausschlägen, Allergien und Akne wird der Tee auch innerlich empfohlen.
Im Alpenraum wird bei sehr starkem Nasenbluten der Saft des Krautes über die Nase aufgezogen: eine Anwendung, die bereits Dioskurides erwähnte.
In der Volksheilkunde wird mit den Brennnesseln auch häufig bei rheumatischen Erkrankungen, Rückenschmerzen, Gicht, Ischias, Hexenschuss, Verstauchung und Gelenkschmerzen auf die schmerzenden Stellen geschlagen. Dieser im 19. Jahrhundert sogar noch von Ärzten empfohlene Gebrauch der Pflanze führt jedenfalls anschließend zu einem Nachlassen der Schmerzen. Hierzu sollte auch der Tee von den Blättern oder der Wurzel innerlich genossen werden. Und reibt man sich vor dem Stechen eines Ohrringes das Ohrläppchen mit frischen Brennnesselblättern ein, spürt man, nach anfänglichen Schmerzen durch die Brennnessel, den Durchstich fast nicht mehr.
Der Tee aus dem Brennnesselkraut wird auch bei Zittern, Müdigkeit, Nervenentzündung und zur Nervenberuhigung empfohlen.

Der Tee und der Schnaps aus dem Brennnesselkraut werden in der Volksheilkunde bei Magenschmerzen, Sodbrennen, Magengeschwüren, Milzerkrankung, Leber- und Gallenleiden sowie bei Verdauungsstörungen eingesetzt.
In der Tierheilkunde werden das Brennnesselkraut und die Wurzel bei Appetitlosigkeit und Magenverstimmung und bei Eisenmangel beim Vieh verwendet. Die Brennnesselsamen gelten auch hier als kräftigend und werden besonders gegen Koliken bei Pferden verabreicht. Zudem sollte das Verfüttern von Brennnesselsamen dazu führen, dass Hühner mehr Eier legen sowie Rinder und Pferde schön fett und gesund werden.

Aus der Forschung

Brennnesselblätter enthalten entzündungshemmende Caffeoylchinasäuren. Diese hemmen wichtige Stoffwechselvorgänge, die bei der Entstehung von Entzündungsreaktionen eine Rolle spielen. Für die Vermehrung der Harnmenge werden Mineralsalze in den Blättern verantwortlich gemacht. Der Wurzel konnten zudem positive Wirkungen bei Prostatahyperplasie nachgewiesen werden. Denn sogenannte Phytosterole hemmen das Prostatawachstum und bessern dadurch Beschwerden beim Harnlassen bei Männern.
Tagesdosierung→ 3-mal täglich je 3 Teelöffel (8 bis 12 g) der getrockneten Blätter oder 3-mal täglich 1 Teelöffel (4 bis 6 g) der Wurzel als Tee. **Vorsicht**→ Selten wurden allergische Reaktionen verzeichnet. Bei der Einnahme der Wurzel kann es zu Magen-Darm-Beschwerden kommen. **Sammelzeitpunkt**→ Die Blätter werden im Juni und Juli, die Wurzeln im April oder September gesammelt.

Zum Selbermachen: Brennnesselikör gegen Verdauungsbeschwerden

Zutaten→ 40 g Brennnesselblätter; 50 g Honig; 180 ml Weingeist; 380 ml Wasser **Zubereitung**→ Die Brennnesselblätter und den Honig mit dem Weingeist und dem Wasser übergießen und gut verschlossen für 2 Wochen an einen dunklen Ort stellen. In dieser Zeit das Gefäß immer wieder gut durchschütteln. Anschließend die Lösung in eine saubere Flasche abfiltrieren. Die Haltbarkeit liegt bei 1 Jahr. Der Likör eignet sich als Genussmittel und bei Verdauungsbeschwerden.

Labkraut → Unser Frauen Bettstroh

Galium verum

Auch bekannt unter:

SÜDTIROL: Bettstroh, Inso Fraudn Pettschtroa, Labsam
LADINIEN: Gallio
KÄRNTEN: Liebfrauenstroh
SALZKAMMERGUT: Senfgras

Die werdende Mutter wurde in der antiken germanischen Kultur während der Geburt auf ganz bestimmte Heilpflanzen gelegt. Dies waren meist sehr aromatische Pflanzen, die, wenn man sie gleichzeitig räucherte, Krankheiten und schädliche Einflüsse abhalten sollten. Höfler (1908) nennt uns als typische Heilpflanzen aus dem bayrischen Raum neben dem Labkraut noch Thymian, Quendel, Johanniskraut, Echten Ziest, Waldmeister, Leinkraut, Kamille und Gundelrebe, die für dieses Ritual verwendet worden sind.
In vorchristlicher Zeit waren die Kräuter wahrscheinlich der Liebesgöttin Freya geweiht, die auch als Schutzgättin für Schwangerschaft, Liebe und Geburt galt. Im Christentum wurden die Kräuter zu Marienpflanzen, zu den „Unser Frauen Bettstroh"-Kräutern. Dabei entwickelten sich christliche Legenden. So soll auch das Labkraut zu jenen Kräutern gezählt haben, die in der Wiege des kleinen Jesus zu finden waren.
Labkraut war eines der Heilmittel, die durch den Kräuterpfarrer Künzle stark beworben wurden. Er schätzte vor allem die positiven Effekte bei Nierenleiden.
Der deutsche Name „Lab" und der wissenschaftliche *Galium* (griech. *gala* = Milch) beziehen sich auf die Möglichkeit, Labkraut, ähnlich dem tierischen Lab, zur Käseherstellung aus Milch zu benutzen. Labkraut kann auch zur kurzfristigen Wettervorhersage genützt werden, denn bei aufziehenden Gewittern verströmt Labkraut einen sehr intensiven Geruch.

Alpine Volksmedizin

Labkrauttee wird in der Volksheilkunde – wie von Künzle beschrieben – vor allem wegen der harntreibenden Wirkung gegen Nieren- und Blasenleiden und bei Nierenentzündung, Ödemen und zur Blutreinigung empfohlen.
Darüber hinaus gilt der Tee als hilfreich bei Magenbeschwerden, Bauchspeicheldrüsenerkrankungen, Leberleiden und bei Gelbsucht.
In der Volksheilkunde wird der Tee häufig auch bei Schilddrüsenerkrankungen mit Kropf, Entzündungen im Mund und Rachenraum und bei innerlichen Krebsleiden

gegurgelt und getrunken. Bei Hauterkrankungen wie Ekzemen, Hautausschlag und bei Wunden wird der Tee als Waschung empfohlen.

Aus der Forschung

Im Labkraut finden sich als wirksamkeitsrelevante Inhaltstoffe Flavonoide, Iridoidglykoside und viel Kieselsäure. Durch die Einnahme von Labkraut konnte eine Erhöhung der Harnmenge nachgewiesen werden. Kieselsäure wirkt darüber hinaus blutreinigend und bindegewebsstärkend. Dadurch sind besonders die Anwendungen bei Nierenleiden erklärbar. Weitere Untersuchuungen sind allerdings nötig. **Tagesdosierung**→ 3-mal täglich 1 Teelöffel (1,5 g) des getrockneten Krautes als Tee. **Vorsicht**→ Keine Einschränkungen bekannt. **Sammelzeitpunkt**→ Das Labkraut wird von Juni bis September gesammelt.

Zum Selbermachen: Teemischung zum Ausschwemmen von Nierengries

Zutaten→ 40 g Labkraut; 20 g Wacholderbeeren; 20 g Petersilienkraut; 20 g Leinsamen **Zubereitung**→ 3-mal täglich eine Tasse Tee trinken. Pro Tasse 1 Esslöffel der Teemischung verwenden.

Preiselbeere → Die Traube der Nordländer

Vaccinium vitis idaea

Auch bekannt unter:

SÜDTIROL: Glanen, Granten
LADINIEN: Garnadel, Granäta
NORDTIROL: Grampeln, Grantenzettach, Kreuzbeer, Stietelen
OSTTIROL: Brumme, Meerrettichten
SALZBURG: Garnedels, Granggn, Grestling
VORARLBERG: Grantabeer
KÄRNTEN: Granten
STEIERMARK: Grampier, Granken, Kreßling

Eine Legende besagt, dass der Teufel, als er durch die Missionierung keinen Fleck der Erde mehr sein Eigen nennen konnte, Gott darum bat, ihm wenigstens einen Baum zu lassen, über den er verfügen könne. Da gewährte ihm der Schöpfer die Preiselbeere. Um aber zu verhindern, dass er damit Unfug anstellen kann, machte er in die Frucht ein Kreuzzeichen, das man bei jeder Preiselbeere wiederfinden kann.

In Bozen wurden die Preiselbeeren bzw. ihr vergorener Saft in den vergangenen Jahrhunderten auch zur Weinbereitung benutzt und deshalb die „Trauben der Nordländer" genannt. Die gelbe Wurzelrinde der Preiselbeere ist ein Färbemittel und wurde früher beispielsweise in Kärnten zum Gelbfärben von Wolle verwendet.

Alpine Volksmedizin

Der Tee aus den Blättern gilt als wassertreibend und wird dementsprechend bei Nierensteinen und Harnwegsinfekten getrunken. Bei Letzteren wird auch häufig der Saft aus den Früchten empfohlen.
Die Früchte und der daraus gewonnene Saft werden im Alpenraum und darüber hinaus häufig gegen Fieber verwendet, vor allem bei Kindern. Daneben werden die Früchte auch zur Behandlung von Grippe, Husten und Bronchitis eingesetzt.
Die Preiselbeeren, der Saft und der daraus gewonnene Schnaps werden im Bereich der Verdauungsorgane bei Appetitlosigkeit, Magenverstimmung und bei Lebererkrankungen empfohlen. Der Tee aus den Blättern wird, beispielsweise in Osttirol, bei Durchfall angeraten.
Wie auch andere rote Früchte wird die Preiselbeere in der Volksheilkunde mit einer Verbesserung des Blutbildes in Zusammenhang gebracht. Deshalb verwendet man die Früchte und den daraus gewonnenen Saft bei Blutarmut und zur Blutdruckregulierung.
In der Frauenheilkunde verabreicht man den Saft aus den Früchten der Mutter im Kindbett, um Depressionen vorzubeugen.

Aus der Forschung

In den Früchten und den Blättern finden sich als relevante Inhaltsstoffe Arbutin, ein Hydrochinon-Glykosid, Flavonoide und Gerbstoffe. Dem Arbutin konnte eine desinfizierende Wirkung in den Harnwegen nachgewiesen werden. Diese Effekte sind im alkalischen Milieu ausgeprägter als im sauren Bereich, deshalb sollte man bei der Anwendung den Harn alkalisieren. Dies erreicht man, indem man in eine Tasse Tee 1–2 Löffel Speisesoda gibt. Die Blätter der Preiselbeere enthalten zwar weniger Arbutin als Bärentraubenblätter, aber auch weniger Gerbstoffe und sind daher bekömmlicher und magenverträglicher. Der Preiselbeersaft ist vergleichbar mit dem amerikanischen Cranberrysaft. Dieser vermindert in den Harnwegen die Haftfähigkeit diverser Bakterien, wie *Escherichia coli*, sodass diese leichter ausgespült werden können. Die volksmedizinischen Anwendungen im Bereich der Verdauungsorgane können zum Teil durch die Gerbstoffe erklärt werden, die mit den Zellen in den Schleimhäuten reagieren und diese dadurch unempfindlicher gegenüber Reizen machen. In den Früchten finden sich außerdem Proanthocyanidine, die zellschädigende Radikale neutralisieren und so Zellen schützen können.
Tagesdosierung→ 2-mal täglich 1 Teelöffel (1 g) der getrockneten Blätter auf eine Tasse Wasser. **Vorsicht**→ Die Blätter enthalten Hydrochinon und sollten deshalb nur kurzfristig verwendet werden. Besonders bei Kindern kann Hydrochinon zu

Leberschäden führen. In der Schwangerschaft und Stillzeit sollte man Preiselbeerblätter meiden. Bei einer Neigung zu Nierensteinen sollte Preiselbeersaft nur kurzfristig verwendet werden, denn der hohe Oxalgehalt der Früchte kann Nierensteine begünstigen. **Sammelzeitpunkt**→ Die Früchte werden im Juli und August, die Blätter von Juni bis September gesammelt.

Zum Selbermachen: Preiselbeersirup gegen Harnwegsinfekte

Zutaten→ 1 kg Preiselbeeren; 1 l Wasser; 1,3 kg Zucker; Saft einer Zitrone **Zubereitung**→ Die frischen Preiselbeeren zuerst waschen und von Blättern befreien. Dann die Preiselbeeren in eine Schüssel geben, mit einem Löffel zerdrücken und anschließend den Zitronensaft und das Wasser hinzugeben. Das Ganze über Nacht stehen lassen und am nächsten Morgen mit einem Tuch auspressen. Nun kocht man die gewonnene Lösung mit dem Zucker kurz auf und füllt den noch heißen Sirup in Flaschen ab. Im Kühlschrank gelagert, ist der Saft 3 Monate haltbar. Bei wiederkehrenden Harnwegsinfekten 1 bis 2 Wochen lang 2- bis 3-mal täglich 4 cl Preiselbeersirup in etwas Wasser verdünnen und kurmäßig trinken.

Weidenröschen → Gut für die Prostata

Epilobium sp.

Auch bekannt unter: Bergweidenröschen

SÜDTIROL: Chamonedis, Gaisküchel, Goaskiechel
LADINIEN: Santa Maries
NORDTIROL: Männerkraut
KÄRNTEN: Federblüah, Heidenröschen, Wilder Oleander
SALZKAMMERGUT: Wilder Phlox

Weidenröschen scheint erstmals 1543 im Kräuterbuch des Leonhard Fuchs erwähnt worden zu sein. Er nannte es, vaginal als Umschlag verwendet, als Heilmittel bei weiblichem Ausfluss. Die Blätter des Weidenröschens eignen sich als Teeersatz; dieser ist als Kopnischer und Kurilischer Tee bekannt.

Alpine Volksmedizin

Weidenröschentee wird in der Volksheilkunde bei Prostatabeschwerden, wie bei vergrößerter Prostata und Harnverhaltung, getrunken.
Daneben besitzt das Weidenröschen aufgrund leicht wassertreibender Effekte auch einen gewissen Stellenwert bei Harnwegsinfektionen, Blasen- und Nierensteinen

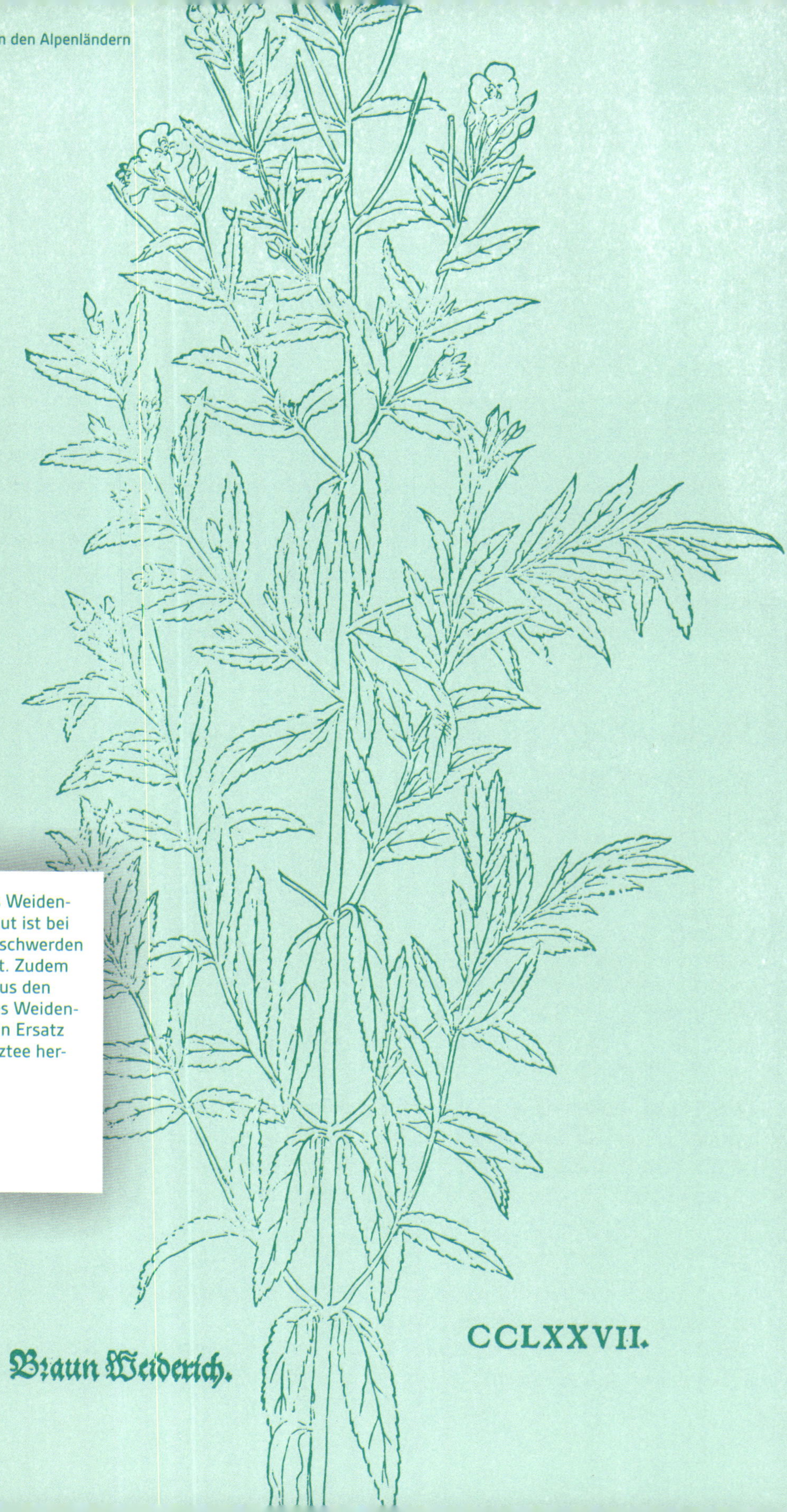

Ein Tee aus Weidenröschenkraut ist bei Prostatabeschwerden sehr beliebt. Zudem lässt sich aus den Blättern des Weidenröschens ein Ersatz für Schwarztee herstellen.

und bei Nierenbeckenentzündung. In Nordtirol gilt der Tee auch als stärkend für die Gebärmutter. Vor allem im oberösterreichischen Alpenvorland benutzt man ihn bei Heiserkeit und als schleimlösenden Tee bei Husten.

Aus der Forschung

Im Weidenröschenkraut finden sich als relevante Wirkstoffe Flavonoide (1,5 %) und Gerbstoffe (12 %). In Laboruntersuchungen zeigte sich, dass die enthaltenen Gerbstoffe hemmende Effekte auf die sogenannte alpha-Reduktase besitzen. Diese ist ein wichtiger Faktor bei der Bildung einer vergrößerten Prostata. Die damit einhergehenden Beschwerden wie erschwertes Harnlassen konnten nachweislich gebessert werden. Im Tierversuch konnten außerdem tumorhemmende Wirkungen nachgewiesen werden. Es zeigte sich auch, dass die Flavonoide stark entzündungshemmende Wirkungen entfalten. Daneben konnte man antimikrobielle Wirkungen gegen verschiedene Keime, darunter *Candida* und *Staphylococcus*, nachweisen, wodurch die Anwendung bei Weißfluss (*Fluor albus*) erklärt werden kann.
Tagesdosierung→ 2-mal täglich 2 Teelöffel (2 g) des getrockneten Krautes als Tee. **Vorsicht**→ Keine Einschränkungen bekannt. **Sammelzeitpunkt**→ Das Weidenröschenkraut wird kurz vor der Blüte im Juni und Juli gesammelt.

Zum Selbermachen: Teemischung bei Prostatabeschwerden

Zutaten→ 40 g Weidenröschenkraut; 20 g Frauenmantelkraut; 20 g Ackerschachtelhalmkraut; 20 g Brennnesselwurzel **Zubereitung**→ 2-mal täglich eine Tasse Tee trinken. Pro Tasse 1 Esslöffel der Teemischung verwenden.

Frauenheilkunde

Die Frauenheilkunde hat in der traditionellen Kräuterkunde eine zentrale Bedeutung. Das mag damit zu tun haben, dass Schwangerschaft und Geburt bis ins letzte Jahrhundert besonders risikoreich für die Frau sein konnten. Zusätzlich waren es vor allem die Frauen, die in der bäuerlichen Gesellschaft für die Gesundheit der Familie zuständig waren. Sie waren traditionellerweise die Heilkräuterexpertinnen der Familie.

Wegen fehlender Empfängnisverhütung war der Gebrauch von pflanzlichen Abtreibungsmitteln trotz Verboten keine Seltenheit. Die Verwendung von bereits in geringer Dosierung giftigen Heilpflanzen war für die Frau mitunter sehr gefährlich und endete oft auch tödlich. Früher gebräuchliche Abtreibungsmittel im Alpenraum waren Sadebaum, Rainfarn, Mutterkraut, Rosmarin, Haselwurz, Safran, Rhabarber und Farn.

Besondere Aufmerksamkeit wird in der Volksheilkunde auch der Menstruationsblutung entgegengebracht. So wird zu starke Menstruation mit Frauenmantel-, Ackerschachtelhalm- und Fünffingerkraut behandelt. Bei ausbleibender oder zu schwacher Menstruation werden Schafgarbenkraut, Baldrian, Johanniskraut, Ringelblume und Erdbeerblätter empfohlen.

—

Bärwurz →
Stärkt die Gebärmutter

Meum athamanticum

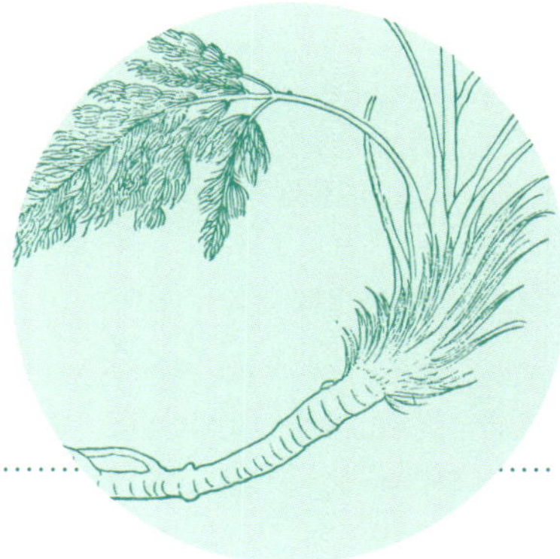

Auch bekannt unter: Haarbärenwurz

SÜDTIROL: Bärenfenchel
NIEDERÖSTERREICH: Bergkraut, Bergwurz

Dioskurides bezeichnet die Bärwurz im 1. Jahrhundert n. Chr. als „Rossfenchel“ und beschreibt sie als Heilmittel bei Menstruationsbeschwerden. Als solches wird sie bis heute im Vorarlberger Montafon verwendet. Interessanterweise kennt man sie in der volkstümlichen Benennung bis heute als „Bärenfenchel“. In der Antike wurde Bärwurz als Bad zur Stärkung der Gebärmutter verwendet.
Erwähnenswert ist auch, dass die im Mittelalter als „sister“ bezeichnete Heilpflanze im 7. Jahrhundert von dem in der Lombardei lebenden Benedictus Crispus als Heilpflanze gegen Angina empfohlen wurde.
Im St. Galler „Botanicus“ aus dem 9. Jahrhundert wird Bärwurz bei Schmerzen und Entzündungen im Magen sowie bei Gicht als heilsam beschrieben. Ähnlich beschreibt auch Hildegard von Bingen die Bärwurz drei Jahrhunderte später. Sie empfiehlt sie bei Gicht, Fieber und Gelbsucht. Im oberösterreichischen Alpenvorland wird Bärwurz bis heute auch zum Würzen verwendet.

Alpine Volksmedizin

Der Tee und der Schnapsansatz aus der Wurzel werden bei Menstruationsschmerzen und Unterleibskrämpfen getrunken.
Die Wurzel und die Blätter werden von der Schweiz bis ins Mariazellerland zu Kräuterschnäpsen für Magenschmerzen, Verdauungsprobleme und zur Appetitanregung verwendet.

Aus der Forschung

In den oberirdischen Teilen der Bärwurz wurden unter anderem Cerylalkohol und beta-Sitosterin nachgewiesen. In den Früchten und der Wurzel konnte vor allem ein kräftig aromatisch riechendes ätherisches Öl gefunden werden. Zu den volksmedizinisch erwähnten Anwendungen gibt es keine wissenschaftlichen Untersuchungen.
Tagesdosierung→ 1 Teelöffel (2 g) der getrockneten Wurzel als Tee. **Vorsicht**→ Bärwurz sollte nicht in der Schwangerschaft verwendet werden. **Sammelzeitpunkt**→

Bärwurz steht unter Naturschutz! Man kann sie aber über die Apotheke beziehen. Diese Pflanzen stammen aus angebauten Kulturen und belasten dadurch nicht die heimischen Bestände.

Zum Selbermachen: Bärwurzschnaps gegen Unterleibskrämpfe

Zutaten→ 60 g Bärwurzwurzel; 1 l 40%iger Alkohol **Zubereitung**→ Die getrockneten Wurzelstücke mit dem Alkohol übergießen und das Ganze gut verschlossen für 2 Monate an einen dunkeln Ort stellen. Dann die alkoholische Lösung in eine saubere Flasche abfiltrieren. Die Haltbarkeit liegt bei 2 Jahren. In der Volksheilkunde werden 2 cl bei Bauchschmerzen und bei Unterleibskrämpfen einige Tage vor der Regelblutung empfohlen.

Frauenmantel → Das Fruchtbarkeitskräutl

Alchemilla vulgaris

Auch bekannt unter:

SÜDTIROL: Frauenhilf, Marienmäntele, Muttergotteskraut, Taumäntele
LADINIEN: Ierba da ruscel, Mantel dla Madona
NORDTIROL: Lägerkraut, Thaubecherl
VORARLBERG: Mäntelichrut, Muttergottesmänteli, Sinau
KÄRNTEN: Neunlappenkraut, Wundwurz
STEIERMARK: Taukraut, Weibsmanterl
SALZKAMMERGUT: Jungfernmanterl
OBERÖSTERREICH: Manderlkraut
NIEDERÖSTERREICH: Fruchtbarkeitskräutl
SCHWEIZ: Hasämäntleli, Tauschüsseli, Wasserträger

Frauenmantel ist eine nordeuropäische beziehungsweise alpine Heilpflanze. Im Mittelmeerraum kommt sie nicht vor, deshalb verwundert es nicht, dass sie den antiken Mittelmeerkulturen nicht bekannt war. Frauenmantel gehört aber zum traditionellen Arzneimittelschatz Mitteleuropas. Hier war die Pflanze bereits bei den Germanen der weiblichen Göttin Freya geweiht. Nach einer Legende soll Frauenmantel aus den Tränen von Freya entstanden sein, als diese ihrem Gemahl Odin, der zu einem fremden Volk zog, nachweinte. Freya wurden als Göttin für Fruchtbarkeit und Geburt alle jene Pflanzen geweiht, die im Bereich der Frauenheilkunde verwendet worden waren. Infolge der Christianisierung des Alpenraumes wurden diese auf Maria übertragen. So erklären sich die zahlreichen volkstümlichen Namen („Marienmäntele“, „Muttergotteskraut“, „Muttergottesmänteli“, „Mantel dla Madona“),

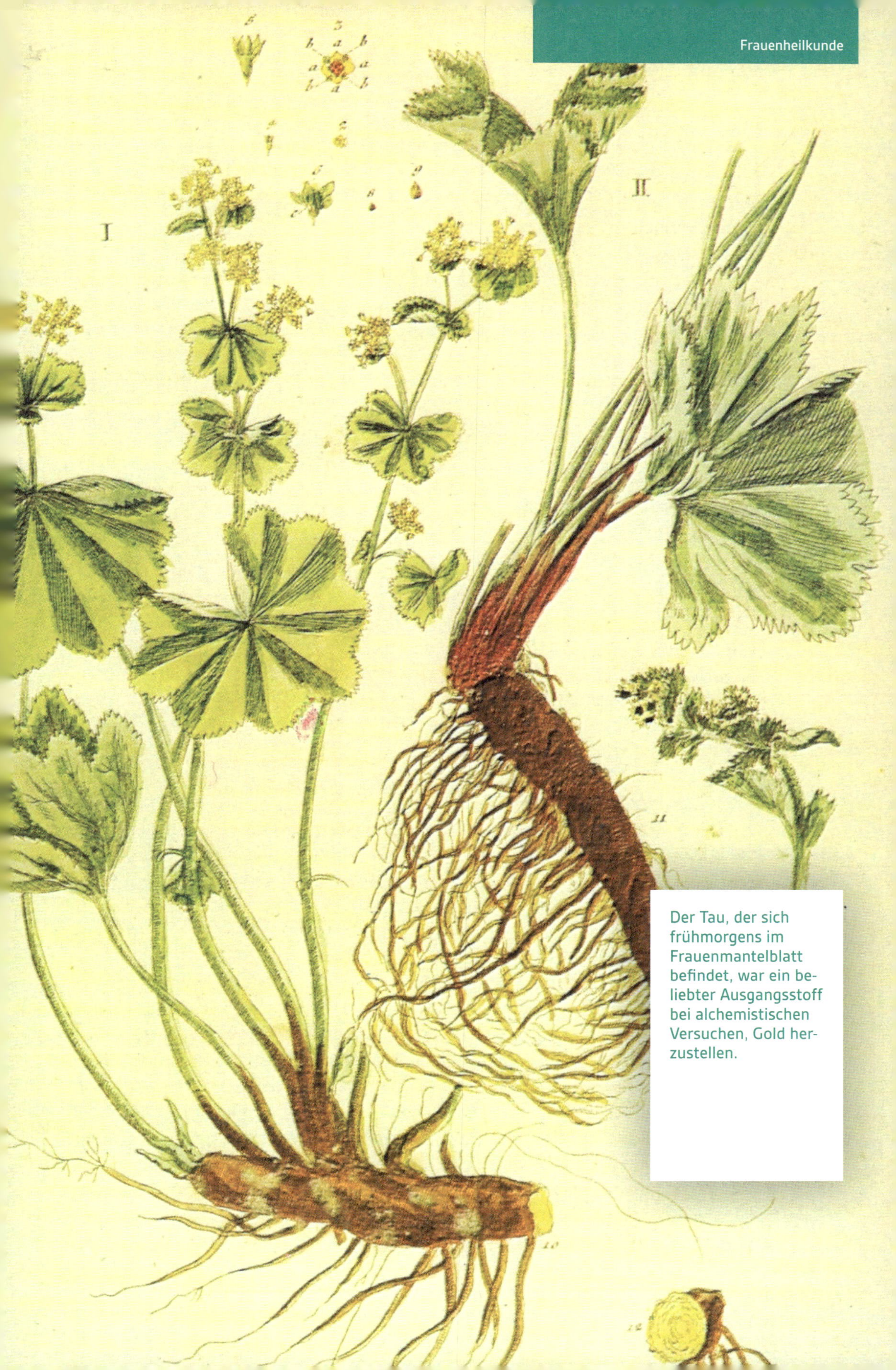

Der Tau, der sich frühmorgens im Frauenmantelblatt befindet, war ein beliebter Ausgangsstoff bei alchemistischen Versuchen, Gold herzustellen.

die sich auf Maria beziehen. Frauenmantel diente dementsprechend wohl über Jahrhunderte als empfängnisfördernde und geburtsdienliche Heilpflanze, die man auch bei Menstruationsbeschwerden einsetzte.
Und auch der Kräuterpfarrer Künzle aus der Schweiz berichtet Anfang des 20. Jahrhunderts von einer werdenden Mutter, die entgegen den Prophezeiungen der Mediziner ein gesundes, kräftiges Kind ohne Komplikationen zur Welt brachte, weil sie ab dem 3. Monat täglich Frauenmanteltee getrunken hatte.
Im Mittelalter galt der Tau des Frauenmantels als ganz besonderer, geheimnisvoller Stoff. So versuchten Alchemisten aus dem Tau der Blätter sogar Stoffe wie den Stein der Weisen herzustellen. Deshalb lautet der wissenschaftliche Name bis heute *Alchemilla*. Der Tau galt zudem stets als Reinigungsmittel für eine schöne Haut, in der Schweiz auch als Waschung gegen Sommersprossen. Er ist auch Bestandteil einer alpinen Wetterregel: Ist in den Blättern kein Tauwasser, kommt schönes Wetter, findet man hingegen Tau darin, kommt schlechtes Wetter.

Alpine Volksmedizin

Frauenmantel („Frauenhilf“) wird vor allem in der Frauenheilkunde verwendet. Der Tee wird bei zu starker Menstruation (täglich 2 Tassen 10 Tage vor der Menstruation), Menstruationsschmerzen, Gebärmuttersenkung, Wechseljahrbeschwerden, bei Gebärmutterentzündung, unregelmäßiger Menstruation, zur Geburtsvorbereitung (3 Wochen vor und nach Geburt), im Wochenbett und bei Unfruchtbarkeit („Fruchtbarkeitskräutl“) getrunken. Bei Unfruchtbarkeit, Gebärmutterentzündung und Weißfluss wird auch zu einem Sitzbad aus der Abkochung des Frauenmantelkrautes geraten. In der Männerheilkunde wird der Tee bei Prostatabeschwerden getrunken und als Wickel empfohlen.
Der Tee gilt zudem als blutstillend und wird bei Venenleiden, Entzündungen, Wunden und Geschwüren als Umschlag oder Badezusatz verwendet. Auf Wunden, Insektenstiche, Sommersprossen, Schnittwunden und Krampfadern werden die frischen Blätter aufgelegt. Bei Schuppen wird Frauenmanteltee zur Haarwäsche empfohlen.
Frauenmantelkraut wird bei Atemwegserkrankungen als Tee bei Erkältungen, Halsschmerzen, Nasennebenhöhlenentzündung und Fieber getrunken.
Im Verdauungstrakt gilt Frauenmanteltee als hilfreich bei Magenverstimmung, Durchfall und bei Bauchschmerzen.
In der Volksheilkunde gilt das Silbermantelkraut (*Alchemilla alpina*) aus dem hochalpinen Bereich als wirksamer gegenüber dem im Tal vorkommenden Frauenmantel (*Alchemilla vulgaris*).
In der Tierheilkunde wird Frauenmantelkraut der Kuh nach dem Kalben, aber auch bereits zur Geburtsvorbereitung (3 Wochen vor dem Geburtstermin täglich 1 l) eingeflößt. Zudem verabreicht man den Tee bei Gebärmutterbeschwerden bei Kühen. Und im Montafon heißt es hierzu, dass die Milch besonders gut schmeckt, wenn man die Kühe mit dem Silbermantelkraut füttert.

Aus der Forschung

Frauenmantelkraut enthält Gerbstoffe (bis zu 6 %) und eignet sich deshalb zur Behandlung von Durchfall und Blutungen. Denn Gerbstoffe reagieren mit Proteinen von Haut und Schleimhaut und wirken auf diese abdichtend und entzündungshemmend. Darüber hinaus konnte dem Frauenmantelkraut auch ein leicht krampflösender Effekt sowie zellschützende Wirkungen gegenüber Radikalen nachgewiesen werden. Die hohe Bedeutung in der Frauenheilkunde bleibt wegen fehlender Untersuchungen rätselhaft. Frauenmantel ist ein gutes Beispiel für Heilpflanzen aus der Frauenheilkunde, die bis heute in der wissenschaftlichen Forschung trotz jahrhundertelanger Anwendung nicht als solche wahrgenommen werden.
Tagesdosierung→ 3-mal täglich 2 Teelöffel (2 g) des getrockneten Frauenmantelkrautes als Tee. **Vorsicht**→ Keine Einschränkungen bekannt. **Sammelzeitpunkt**→ Das Frauenmantelkraut wird von Mai bis Juli gesammelt.

Zum Selbermachen: Teemischung bei zu starker Menstruationsblutung

Zutaten→ 40 g Frauenmantelkraut; 30 g Gänsefingerkraut; 30 g Taubnesselblüten **Zubereitung**→ 3-mal täglich eine Tasse Tee trinken. Pro Tasse 1 Esslöffel der Teemischung verwenden.

Gänsefingerkraut → Gegen Krämpfe

Potentilla anserina

Auch bekannt unter: Krampfkraut

SÜDTIROL: Anserine
LADINIEN: Argentinia
SALZBURG: Anserinenkraut
VORARLBERG: Gänsekraut, Leiterlekraut
KÄRNTEN: Bringwieder, Kammkraut
SALZKAMMERGUT: Zwangkraut
OBERÖSTERREICH: Maukenkraut
NIEDERÖSTERREICH: Dreckkraut, Gansbratzen, Sauwühlen
SCHWEIZ: Silberchrut, Stierlichrut

Die Kräuterbuchautoren Bock und Matthiolus empfahlen im 16. Jahrhundert Gänsefingerkraut in Wein oder Bier gekocht bei Durchfall, Blutungen, Entzündungen und Weißfluss. Das Gänsefingerkraut war aber nicht nur in der nordischen Medizin bekannt, sondern wurde auch im Mittelmeerraum der Antike verwendet. Dioskurides

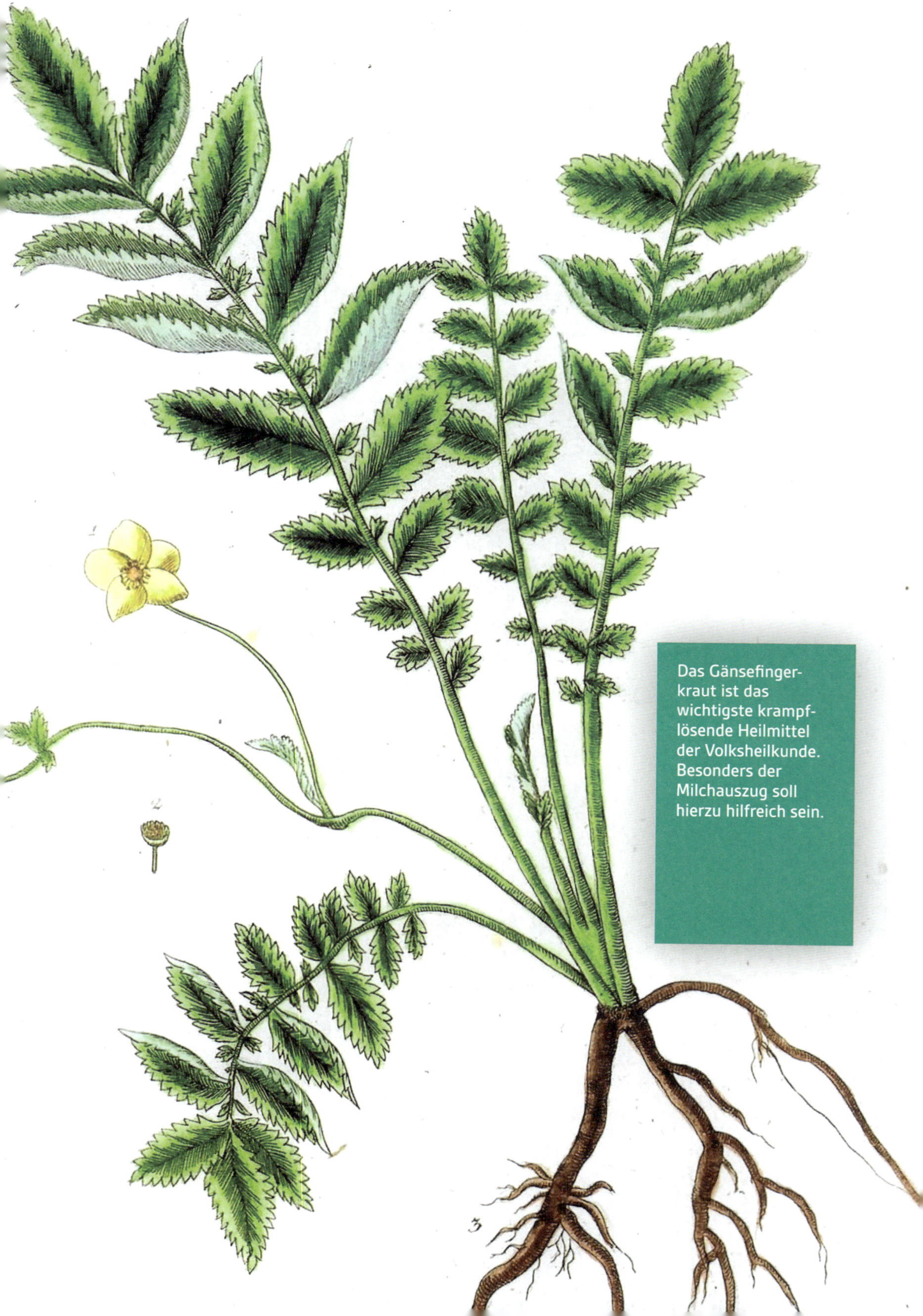

Das Gänsefingerkraut ist das wichtigste krampflösende Heilmittel der Volksheilkunde. Besonders der Milchauszug soll hierzu hilfreich sein.

nannte es im 1. Jahrhundert n. Chr. *meriophyllon* und setzte es bei Blutergüssen ein. In der Neuzeit war es vor allem Sebastian Kneipp, der Gänsefingerkraut im 19. Jahrhundert als sogenanntes Krampfkraut gegen alle Arten von Krämpfen empfahl. Er beschreibt sogar einen Tetanusfall, wo Gänsefingerkraut in Milch gekocht die Krämpfe löste.

Alpine Volksmedizin

Von der Schweiz bis an die östlichsten Ausläufer der Alpen wird besonders der Milchauszug aus dem Kraut bei Menstruationsschmerzen (1 bis 2 Tage vor der einsetzenden Periode) getrunken.
Der Milchauszug wird aber auch bei Darmkoliken, Magenschmerzen, Magenkrämpfen und bei Brechdurchfall (auch bei Kindern) empfohlen. Der Tee gilt als hilfreich bei Magengeschwüren, Leberleiden, Übersäuerung des Magens, Gastritis und bei Bauchschmerzen. Der Milchauszug und der Tee werden auch bei krampfartigem Husten und Angina getrunken. Zumindest in Südtirol und im Mariazeller Land sieht man in der krampflösenden Wirkung des Milchauszuges auch ein Heilmittel gegen das Stottern und bei Migräne.
Gänsefingerkrautmilch soll auch Hämorrhoiden, der Schnaps Krampfadern und der Tee Wadenkrämpfe bessern.
In der Tierheilkunde wird Gänsefingerkraut gegen die Mauke, eine Hautkrankheit bei Pferden, und als luststeigerndes Mittel bei Kühen benutzt. Daraus erklären sich die Namen „Maukenkraut" und „Stierlichrut".

Aus der Forschung

In mehreren Studien konnte dem Gänsefingerkraut eine krampflösende und schmerzstillende Wirkung, insbesondere bei Menstruationsbeschwerden, nachgewiesen werden. Welche Inhaltsstoffe hierfür verantwortlich sind, konnte bisher allerdings nicht genau festgestellt werden. Darüber hinaus wurde den im Kraut enthaltenen Gerbstoffen (5 bis 10 %) eine entzündungshemmende und adstringierende Wirkung bei Durchfallerkrankungen sowie Entzündungen im Mund- und Rachenraum zuerkannt.
Tagesdosierung→ 3-mal täglich 2 Teelöffel (2 g) des getrockneten Krautes als Tee. In der Volksheilkunde wird darauf verwiesen, dass Gänsefingerkraut unbedingt in Milch zu kochen sei. In Vorarlberg heißt es hierzu, dass eine Abkochung in Wasser sogar wirkungslos sei. **Vorsicht**→ Bei Reizmagen kann dieser verschlimmert werden. **Sammelzeitpunkt**→ Das Kraut wird von Mai bis September gesammelt.

Zum Selbermachen: Krampflösende Milch

Zutaten→ 2 bis 3 Teelöffel Gänsefingerkraut; 150 ml Milch **Zubereitung**→ Das Gänsefingerkraut 10 Minuten in warmer Milch ziehen lassen und diese anschließend lauwarm trinken.

Himbeere → Zur Geburtsvorbereitung

Rubus idaeus

Auch bekannt unter:

SÜDTIROL: Hummelbeer
NORDTIROL: Hafelesber
SALZBURG: Humbee, Imbee
SALZKAMMERGUT: Kindlbeer
BAYERN: Kreienbeere, Melbeeren

Bereits Dioskurides hat die Himbeerblätter als nützlich gegen Durchfall, Schlangenbisse und Zahnfleischbluten beschrieben. Auch im mitteleuropäischen Raum wird die Himbeere bereits seit Langem verwendet. Wie auch bei anderen alten Heilpflanzen wurde der Himbeere neben dem volksmedizinischen Nutzen schützende Wirkung zugeschrieben. So soll ein Zweiglein der Himbeere gegen Schlangenbisse schützen, wenn man es bei sich trägt. Im Salzkammergut wurden Himbeerblätter in den Mangeljahren nach dem Zweiten Weltkrieg sogar als Tabakersatz benutzt.
Eine besondere Heilwirkung wird in Vorarlberg dem sogenannten Selzwasser zugesprochen. Hier werden frische Himbeerfrüchte in kaltem Wasser einige Stunden angesetzt und vor dem Trinken leicht erwärmt. Man verwendet Selzwasser bei Erkältungskrankheiten.
Himbeerblätter eignen sich als Zusatz zu fast jeder Teemischung, da sie, durch feine Härchen an den Blättern, das Entmischen verhindern und die Mischung dadurch kompakter wird.

Alpine Volksmedizin

Breite Anwendung erfahren Zubereitungen aus den Himbeerblättern auch in der Frauenheilkunde. Zur Geburtsvorbereitung sollten 4 Wochen vor der Geburt 3-mal täglich 2 Teelöffel der getrockneten Blätter auf eine Tasse Wasser als Tee getrunken werden. Dabei sollte man den Tee mindestens 10 Minuten ziehen lassen. Außerdem sollte mit Himbeerblättertee die Nachgeburt leichter abgehen. In Vorarlberg wird auch bei Wechseljahrbeschwerden zu einem Himbeerblättertee geraten.
Himbeerblätter werden darüber hinaus in der Volksheilkunde hauptsächlich bei Durchfall verwendet. Es werden hierzu auch die Blätter gekaut. Bei Hämorrhoiden werden Zäpfchen aus den Blättern hergestellt.
Daneben werden der Tee aus den Blättern bei Erkältungserkrankungen mit Fieber sowie der Himbeersaft bei Grippe und Fieber empfohlen. Der Tee aus den Himbeerblättern wird volksmedizinisch zusätzlich bei Blasenleiden, Prostatabeschwerden,

zur Entwässerung und zur Blutreinigung als hilfreich angesehen. Die Früchte können bei Frostbeulen, ähnlich wie wir das von den Erdbeeren kennen, äußerlich leicht einmassiert, Linderung verschaffen.
In der Tierheilkunde gebraucht man den Tee gegen Durchfall bei Rindern und Schweinen. Der Lackmüller empfahl zusätzlich eine Abkochung aus Himbeerrinde zusammen mit einem Desinfektionsmittel zum Ausspülen des Geburtsganges nach dem Kalben.

Aus der Forschung

Ein Teil der beschriebenen Anwendungen kann durch die in den Blättern enthaltenen Gerbstoffe, die entzündungshemmend und zusammenziehend wirken, erklärt werden. Denn durch die Reaktion von Gerbstoffen mit Proteinen der Haut werden die Schleimhäute abgedichtet und dadurch unempfindlicher gegenüber äußeren Reizen. Die Anwendung bei Durchfall und Hämorrhoiden ist aus diesem Grund sinnvoll. Die Wirkung auf die Gebärmutter wurde bisher in klinischen Tests nicht untersucht und kann deshalb nicht kommentiert werden.
Tagesdosierung→ 3-mal täglich 2 Teelöffel (2 g) der getrockneten Blätter als Tee.**Vorsicht**→ Keine Einschränkungen bekannt. **Sammelzeitpunkt**→ Die Blätter werden von Mai bis Juli gesammelt.

Zum Selbermachen: Himbeersirup gegen Fieber und Grippe

Zutaten→ 1 kg Himbeeren; 200 ml Wein; 1,5 kg Zucker **Zubereitung**→ Die Himbeeren säubern und waschen, mit dem Wein übergießen und 1 Tag stehen lassen. Dann abseihen, wobei die Himbeeren mit einem Leinentuch ausgepresst werden. Nun den Zucker hinzugeben und aufkochen. Den noch heißen Sirup in Flaschen abfüllen. Der Sirup ist an einem dunklen, kühlen Ort 6 Monate haltbar. Er eignet sich als Fruchtsirup und kann außerdem bei Fieber und Grippe getrunken werden.

Mutterkraut → Das Jungfernkraut

Tanacetum parthenium

Auch bekannt unter: Bertram, Frauenkraut, Persische Wucherblume

SÜDTIROL: Berchta, Berchtram
STEIERMARK: Frauensolfer, Hebmutterkräutl, Mutterblätter
SALZKAMMERGUT: Brosenkraut
OBERÖSTERREICH: Jungfernkraut

In der Antike verwendete man das Mutterkraut zur Geburtserleichterung. Hildegard von Bingen empfahl es außerdem während der Menstruationsblutungen, um den Körper sanft zu reinigen.
Beim Mutterkraut zeugen vor allem die volkstümlichen Namen von einer vorchristlichen Bedeutung dieser Pflanze. So war die Berchta nichts anderes als eine germanische Frauengestalt, vornehmlich aus der Mythologie der Langobarden, die den Menschen hilfreich zur Seite stand. Pflanzen aus der Frauenheilkunde wurden häufig mit weiblichen Gottheiten verglichen und in dieser Verbindung wurde eine Erklärung für die hilfreichen Wirkungen der Pflanze gesehen.

Alpine Volksmedizin

Bis heute gilt das Kraut, meist äußerlich als Tee oder Salbe verwendet, als Heilmittel bei Frauenleiden, Unterleibsgeschwüren und Myomen. Zumindest in Salzburg sagt man dem Kraut gekaut auch eine Linderung bei Migräne und Kopfschmerzen bei Frauen nach. Im Salzkammergut wurde Mutterkraut früher auch als Abtreibungsmittel benutzt („Jungfernkraut").
Der Tee gilt sowohl innerlich als auch äußerlich verwendet als blutstillend und wird bei Verletzungen und eitrigen Wunden als Umschlag auf die betroffenen Stellen gelegt.
Volksmedizinisch wurde die „Bertamwurzel" sowohl von den Ragginern als auch von Alois Mantinger bei Zahnschmerzen und bei hohlen Zähnen empfohlen. Bei Letzteren sollte die Wurzel in den Zahn gesteckt werden. In den Aufzeichnungen der Ragginer findet sich das Mutterkraut außerdem auch als Therapie bei Malaria.

Aus der Forschung

In wissenschaftlichen Studien konnte dem Mutterkrautextrakt eine entzündungshemmende und antibakterielle Wirkung nachgewiesen werden. Besonders dem Sesquiterpenlacton Parthenolid, aber auch dem gesamten Extrakt konnte eine Hemmung der Plättchenaggregation und der Prostaglandinsynthese nachgewiesen werden. Neuere klinische Studien zeigen auch eine prophylaktische Wirkung bei Migräneanfällen, wobei hierfür ebenfalls Parthenolid als wahrscheinlicher Wirkstoff gilt. Es kommt auch zu einer Besserung der Begleiterscheinungen wie Schwindel, Übelkeit und Erbrechen. Mutterkraut wirkt zudem insektizid.
Tagesdosierung→ Die Tagesdosierung liegt bei sehr niedrigen 50 mg des getrockneten und zerkleinerten Pflanzenpulvers, was in etwa einer Messerspitze entspricht.
Vorsicht→ Mutterkraut darf nicht in der Schwangerschaft verwendet werden. In seltenen Fällen kann es Verdauungsstörungen, Schmerzen im Bauchbereich und Mundschleimhautentzündungen verursachen. Bei Personen mit einer Allergie auf Korbblütler kann Mutterkraut allergische Reaktionen hervorrufen. **Sammelzeitpunkt**→ Das Mutterkraut wird von Juni bis August gesammelt.

Zum Selbermachen: Biologischer Spray gegen Blattläuse

Zutaten→ 10 g Mutterkraut; 10 g Ackerschachtelhalm; 5 g Brennnesselblätter; 3 g Schmierseife; 5 Tropfen ätherisches Anisöl; 300 ml Wasser **Zubereitung**→ Zuerst das Mutterkraut, den Ackerschachtelhalm, die Brennnesselblätter und die Schmierseife mit kochendem Wasser überbrühen und das Ganze 20 Minuten lang ziehen lassen. Dann in eine kleine Sprühflasche abfiltrieren und das ätherische Anisöl hinzugeben. Der Pflanzenspray ist über eine gesamte Vegetationsperiode haltbar. Die befallenen Pflanzen täglich mit der Lösung besprühen.

Schafgarbe → Das Frauenkraut

Achillea sp.

Auch bekannt unter:

Bauchwehkraut, Frauenkraut, Soldatenkraut (*Achillea millefolium*)
SÜDTIROL: Boanfraßkräutl, Buckelkraut, Frauendank, Gochaln, Haberraute, Tochaln
VORARLBERG: Beilheilkraut, Blutkraut, Feldgarbe, Gachl, Garbenkraut, Gotteshand, Grollenkraut, Katzenkraut, Schafrippe, Schafzunge, Tausendblatt, Wunderheiler
SALZBURG: Grillenkrautgras
KÄRNTEN: Almkamille
STEIERMARK: Bauchwehkräutl, Blutkräutl, Blutstillkraut, Gampferkraut, Streatzer
SALZKAMMERGUT: Mausleiterl
WIEN/NIEDERÖSTERREICH: Grillngras, Kachlkraut
SCHWEIZ: Garbe-Chrut, Leiterlichrut

Bittere Scharfgarbe (*Achillea clavennae*)
SÜDTIROL: Abraute, Bergwermut, Kührauten, Rossrauten, Steinrauten, Weiße Schafgarbe, Weißer Speik, Zandelkraut
KÄRNTEN: Almwermut, Bitterer Dorant, Gollenkraut, Thorant

Goldenes Wildniskraut, Kleine Schafgarbe, Moschus-Schafgarbe (*Achillea moschata*)
SÜDTIROL: Bisam-Schafgarbe, Jochifer, Jochkamillen, Jochkiefer, Jochtochaln, Frauenrauten, Oberraute, Ziegerkraut
VORARLBERG: Willfräulikraut
KÄRNTEN: Goldenes Wilneskraut
RÄTOROMANISCHE SCHWEIZ: Iva

Die Schafgarbe, das zeigt nicht nur die Fülle an volkstümlichen Namen, ist eine der ältesten Heilpflanzen der europäischen Kräuterkunde. Aufsehen erregte eine 2013 veröffentlichte Untersuchung der Forschergruppen um Karen Hardy und Stephen

Buckley, in der sie den Gebrauch von Schafgarbe durch Neandertaler vor etwa 50.000 Jahren in Europa nachwiesen. Da sich Schafgarbe als Nahrungsmittel nicht eignet, liegt die Anwendung als Heilmittel auf der Hand. In der Antike war Schafgarbe jedenfalls eine Heilpflanze zur Blutstillung und Versorgung von Hieb- und Stichwunden. Daher stammen auch die Namen „Soldatenkraut", „Beilheilkraut" und „Blutkraut".
Dabei soll bereits Achilles von dem sehr heilkundigen Kentauren Chiron über diese Wirkungen belehrt worden sein und so den König der Myser von seiner Verwundung geheilt haben. Nach Plinius stammt hiervon auch der Name *Achilleos* („Kraut des Achilles").
Auch in den mittelalterlichen Büchern wird Schafgarbe als eines der besten Heilmittel gegen innere und äußere Blutungen gerühmt. Hildegard von Bingen schreibt etwa von der „Garwe", dass sie bei äußeren Verletzungen und innerlichen Wunden sowie Fieber sehr hilfreich sei. Und ein 1545 geschriebenes Rezeptbüchlein aus der Steiermark empfiehlt zur Blutstillung ebenfalls die Schafgarbe.
Schafgarbe hat im Alpenraum einen starken Bezug zur Frauenheilkunde („Frauenkraut", „Frauendank"). So heißt es nicht nur in Südtirol:

> Schafgarbe im Leib
> tut gut jedem Weib!
>
> Pickl-Herk, 1995

Aus dieser frauenheilkundlichen Verwendung resultierte auch der Glaube an eine liebesfördernde Wirkung. So hieß es im Kärntner Volksglauben des 19. Jahrhunderts zur Schafgarbe: „Trägt man selbes in der Nacht auf der Brust, so findet man früh morgens ein Haar darauf, wie es die Zukünftige hat." (Zwanziger, 1887)
In der Volksheilkunde gilt vor allem die Moschus-Schafgarbe, die im hochalpinen Bereich vorkommt, als besonders wirksam. Im Kärntner Nockgebiet wird behauptet, diese sei ein derart starkes Wundermittel, dass so mancher Patient sogar „von der Bahre heruntergestiegen" sein soll.

Alpine Volksmedizin

Schafgarbenkraut wird im Alpenraum, ähnlich wie in der russischen und indischen Volksmedizin, in der Frauenheilkunde gebraucht, gilt aber auch als generelles Allheilmittel. Dementsprechend vielfältig sind die Anwendungsgebiete.
Der Tee wird vordergründig bei Menstruationsbeschwerden, bei ausbleibender Menstruation, Menstruationsschmerzen, Gebärmutterentzündung, Ausfluss, im Wochenbett und bei Wechseljahrbeschwerden verwendet.
Daneben wird Schafgarbe häufig bei Problemen im Verdauungstrakt empfohlen. Der Tee wird zur Entgiftung, bei Magenverstimmung, Verdauungsbeschwerden, Bauchschmerzen, Krämpfen, Übelkeit, Blähungen, Leberleiden, Gelbsucht, Durch-

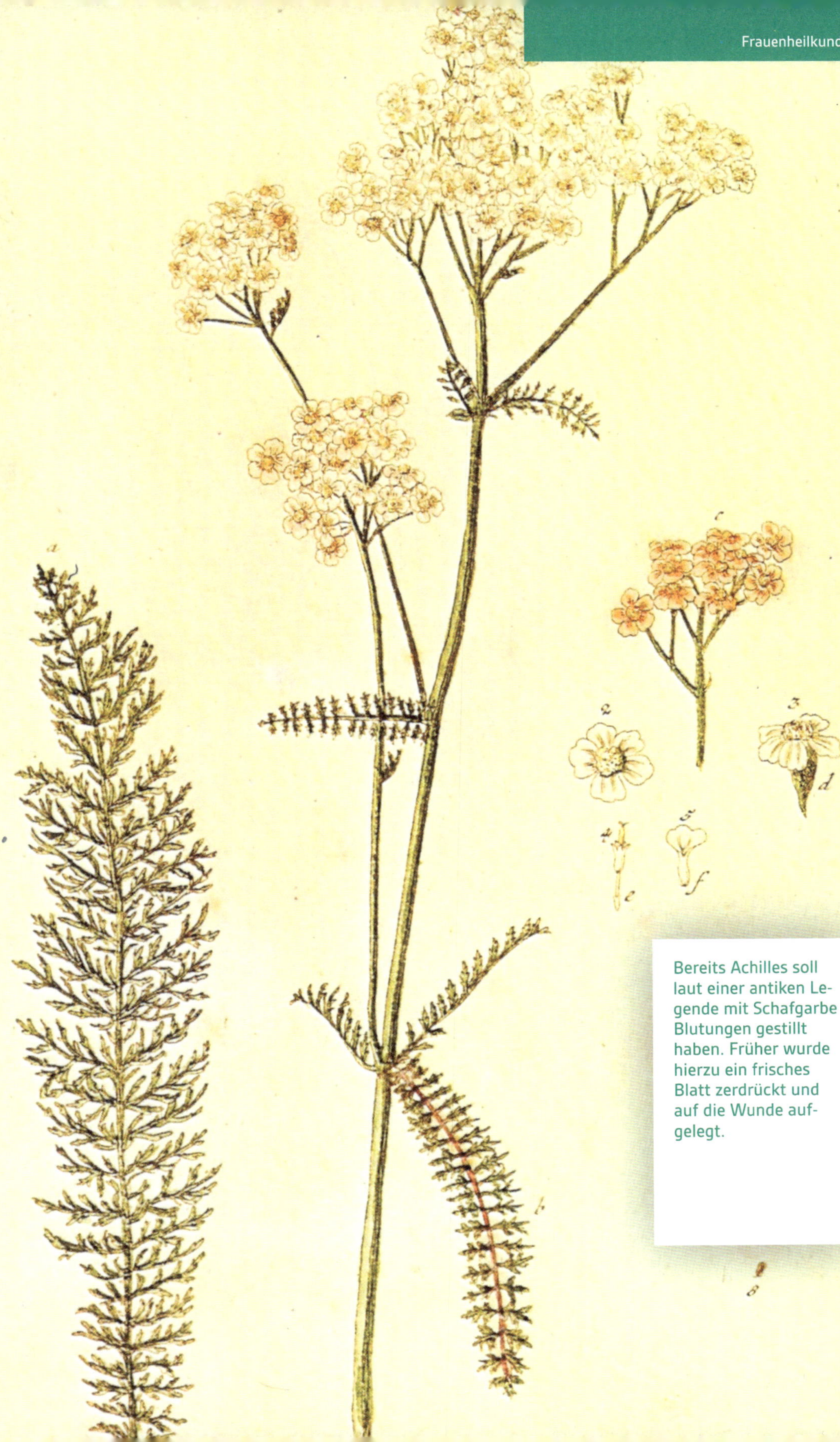

Bereits Achilles soll laut einer antiken Legende mit Schafgarbe Blutungen gestillt haben. Früher wurde hierzu ein frisches Blatt zerdrückt und auf die Wunde aufgelegt.

fall und bei Appetitlosigkeit getrunken. In ähnlicher Weise kann auch ein Schafgarbenschnaps oder ein Likör verwendet werden. Wohl wegen des bitteren Geschmackes gilt Schafgarbe als ein allgemeines Stärkungsmittel.
Wie in der Antike üblich, handelt es sich bei der Schafgarbe in der Volksheilkunde bis heute um eine wichtige Heilpflanze bei Hauterkrankungen. So gebraucht man sie meist äußerlich in Form eines Umschlags (gewonnen aus der Abkochung) oder einer Salbe bei Verbrennungen, Wunden, Entzündungen, Hämorrhoiden, Geschwüren, Frostbeulen, trockenen Händen, Krampfadern, unreiner Haut, Venenleiden, Hautausschlägen, Fußschweiß, zum Blutstillen und als Schönheitsmittel.
Im Bereich der Atemwege wird der Tee bei Grippe, Erkältungskrankheiten, Husten, Lungenentzündung und bei Asthma verwendet.
Schafgarbe gilt außerdem als beruhigend und nervenstärkend. Deshalb trinkt man den Tee bei Parkinson, Hysterie, Bettnässen, Nervenschmerzen, Schlafproblemen und bei Nervosität.
Eine aus Schafgarbe zubereitete Salbe wird äußerlich bei Knochenbrüchen empfohlen. Den Tee trinkt man bei Rheuma, Bandscheibenleiden und bei Rückenschmerzen. Dem Tee wird auch eine Wirkung auf das Herz-Kreislauf-System zugesprochen. Man gebraucht diesen bei Schwindel, zur Blutdruckregulation, Blutverdünnung, Durchblutungsförderung, Blutreinigung sowie vorbeugend gegen Arteriosklerose und Schlaganfälle. Der Tee gilt außerdem als harntreibend und wird deshalb bei Nierensteinen, Nierenentzündung und bei Blasenschwäche getrunken.
In der Tierheilkunde wird Schafgarbe Ferkeln bei Darmkrankheit dem Futter beigemischt. Bei Verdauungsstörungen, Krämpfen und bei Durchfall bei Rindern wird ein konzentrierter Tee eingeflößt. Schafe werden bei Räude, einer Milbenerkrankung, mit Schafgarbentee gewaschen.

Aus der Forschung

Viele der doch sehr unterschiedlichen volksmedizinischen Anwendungsgebiete lassen sich auch wissenschaftlich bestätigen. Für die Wirkung des Schafgarbenkrautes dürften dabei hauptsächlich Bitterstoffe, Flavonoide und ätherisches Öl (Proazulene) verantwortlich sein. Das ätherische Öl wirkt entzündungshemmend und antimikrobiell gegen Bakterien und Pilze. Die Bitterstoffe wirken zudem sekretionsfördernd und appetitanregend, das Gesamtextrakt blähungstreibend und krampflösend. Zusätzlich konnten blutstillende Eigenschaften nachgewiesen werden. Aufgrund des Kaliumgehaltes wird auch die Nierentätigkeit angeregt.
Tagesdosierung→ 3-mal täglich 1 Teelöffel (1,5 g) des getrockneten Schafgarbenkrautes als Tee, für Sitzbäder 100 g Schafgarbenkraut auf 20 l Wasser (z. B. bei Menstruationsbeschwerden und Ausfluss). **Vorsicht**→ Allergiker, die eine bekannte Allergie gegen Korbblütler haben, sollten Schafgarbe nicht verwenden. **Sammelzeitpunkt**→ Das Schafgarbenkraut wird von Juni bis September gesammelt. In der Volksheilkunde gelten die rosa blühenden Schafgarben als besonders wirksam.

Zum Selbermachen: Umschläge für wunde Brustwarzen

Zutaten→ 50 g Schafgarbenkraut; 50 g Eichenrinde **Zubereitung**→ 2 Esslöffel der Teemischung 15 Minuten in 200 ml kochendem Wasser ziehen lassen und anschließend mehrmals täglich warm auf die zu behandelnde Stelle auflegen.

Taubnessel → Die vergessene Frauenpflanze

Lamium album

Auch bekannt unter:

LADINIEN: Urtia mata, Spizadëura
STEIERMARK: Doan
SALZKAMMERGUT: Hummelbleaml
NIEDERÖSTERREICH: Bienensaug, Blinde Brennnessel, Taubkraut
SCHWEIZ: Sugarli, Zami Neßle
BAYERN: Zuzerler

Der wissenschaftliche Name stammt vom griechischen Wort *laimos* (Schlund), dabei bezieht sich der Name wohl auf die Form der Blüten. Die weißen Taubnesselblüten gelten in der traditionellen Kräuterkunde Europas – gemäß der Signaturenlehre auch von Paracelsus empfohlen – als Mittel gegen weißen Scheidenausfluss bei Frauen.
Die weißen Blüten werden wegen ihres süßen Saftes gerne von Kindern ausgesaugt. Daher stammen die Namen „Sugarli", „Zuzerler" und „Bienensaug".

Alpine Volksmedizin

Taubnesselblüten gehören in der Volksheilkunde in erster Linie zu den Frauenheilkräutern. Der Tee wird bei Weißfluss, Menstruationsschmerzen, Ausfluss, Wechseljahrbeschwerden und bei Eierstockentzündungen getrunken. Bei Weißfluss sollte aus Taubnesselblüten auch ein Sitzbad bereitet werden.
Die Taubnessel zählt bis heute zu den volksheilkundlichen Heilpflanzen bei Blasen- und Nierensteinen, wie dies bereits 1485 im „Hortus Sanitatis" beschrieben wurde. Wohl aufgrund dieses ihr nachgesagten entwässernden Effektes wird Taubnessel auch zur Blutreinigung empfohlen.
Taubnessel gilt in Form eines Tees als Heilmittel bei Magenbeschwerden, Milzbeschwerden und bei Bauchschmerzen. Zusätzlich trinkt man in der Volksheilkunde den Tee bei Husten und Lungenentzündung.

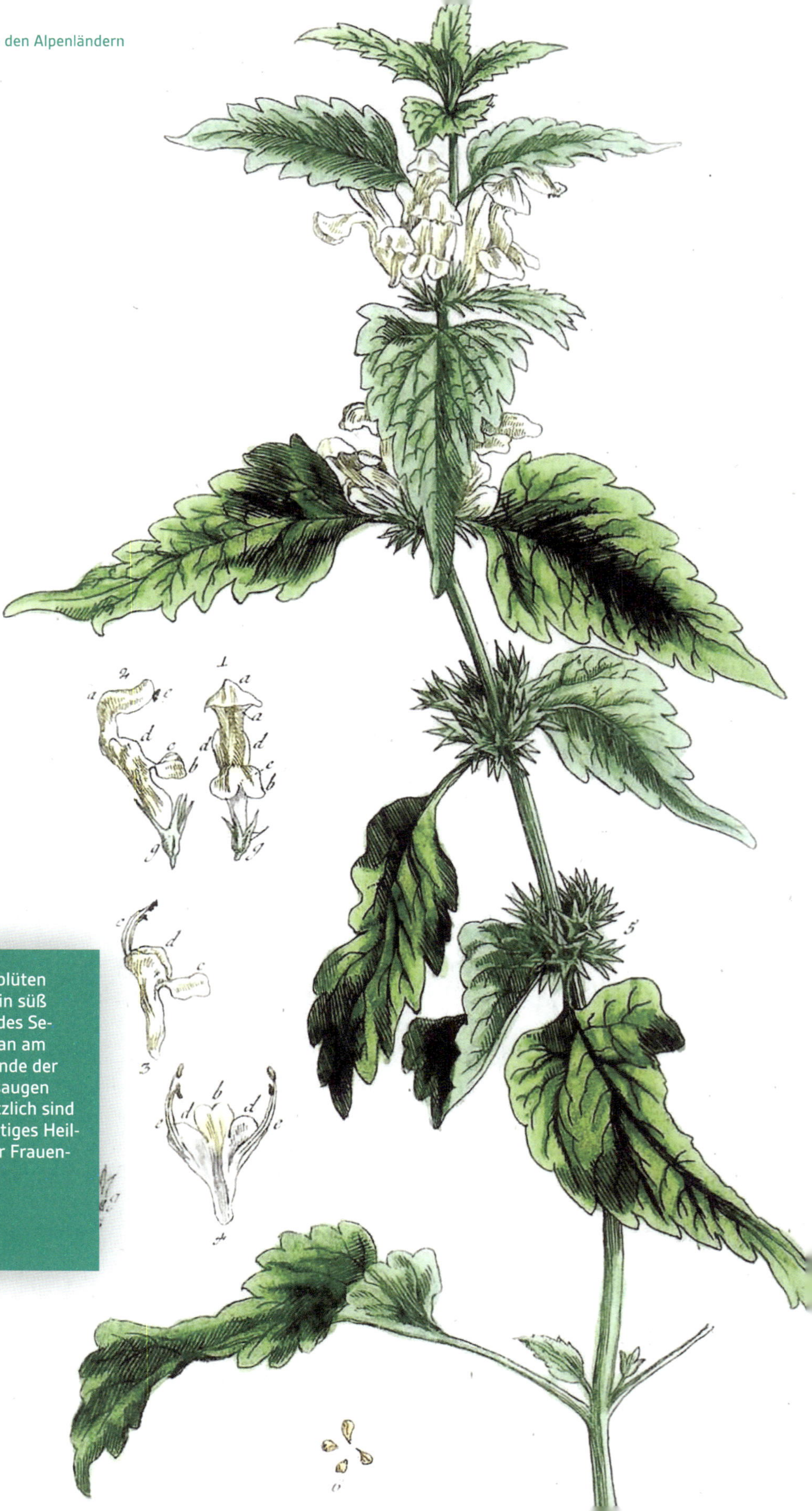

Taubnesselblüten enthalten ein süß schmeckendes Sekret, das man am schmalen Ende der Blüten aussaugen kann. Zusätzlich sind sie ein wichtiges Heilmittel in der Frauenheilkunde.

Aus der Forschung

Taubnesselblüten enthalten sogenannte Gerbstoffe, Triterpensaponine, Iridoide und Kaffeesäurederivate. Kaffeesäurederivaten und den Iridoiden konnten entzündungshemmende Wirkungen nachgewiesen werden. Die Saponine wirken auswurffördernd.
Nach einer der Taubnessel gewidmeten Monografie der Kommission E wird deshalb die Anwendung der Blüten der weißen Taubnessel bei Katarrhen der oberen Atemwege sowie bei leichten Entzündungen des Mund- und Rachenraumes als gerechtfertigt angesehen. Die Anwendungen in der Frauenheilkunde bleiben aber bis heute hinsichtlich einer wissenschaftlichen Aufarbeitung ungeklärt.
Tagesdosierung→ 3-mal täglich 1 Teelöffel (1 g) der getrockneten Blüten als Tee. **Vorsicht**→ Keine Einschränkungen bekannt. **Sammelzeitpunkt**→ Die Taubnesselblüten und das Kraut werden zwischen Mai und September gesammelt.

Zum Selbermachen: Sitzbad gegen Ausfluss nach Paracelsus

Zutaten→ 50 g Taubnesselblüten; 2 l Wasser **Zubereitung**→ Die Taubennesselblüten mit dem Wasser überbrühen und 10 Minuten ziehen lassen. Sobald der Taubnesselauszug auf Körpertemperatur abgekühlt ist, setzt man sich in dieses Teilbad. Die Badedauer sollte etwa 20 Minuten betragen.

Zum Selbermachen: Teemischung gegen Ausfluss

Zutaten→ 40 g Taubnesselblüten; 30 g Frauenmantelkraut; 30 g Ackerschachtelhalmkraut **Zubereitung**→ 2-mal täglich eine Tasse Tee trinken. Pro Tasse 1 Esslöffel der Teemischung verwenden.

Kinderheilkunde

Viele früher gängige Ratschläge aus der Kinderheilkunde lösen, im Lichte moderner Forschung, Kopfschütteln hervor. Denn bis ins letzte Jahrhundert wurden in der Volksheilkunde zur Beruhigung der Kinder mitunter gefährliche Heilmittel benutzt. Man kochte beispielsweise Schlafmohnkapseln in Milch oder verabreichte sie als sogenannte Mohnlutscher, um Kinder zu beruhigen. Dabei kann es in hohen Dosen zu Atemstillstand und bei wiederholter Anwendung wahrscheinlich zu geistigen Entwicklungsstörungen kommen. Die Anwendung von Schlafmohn beschränkte sich nicht nur auf die Volksheilkunde, sondern war auch in der gelehrten Medizin weitverbreitet. So finden sich in dem noch Anfang des 20. Jahrhunderts populären „Wiener Kindertee" neben Kamille, Eibisch und Fenchel auch unreife Mohnkapseln.

Besonders gefürchtet waren in der Volksheilkunde die Fraisen: kindliche Krampfanfälle, wobei man hier epileptische Anfälle, Fieberkrämpfe und *Eclampsia infantum* in einem Krankheitsbild zusammenfasste (Steirisch: Frais, Kärntnerisch: Fras, Schweizerdeutsch: Freischlich). Man dachte, dass Fraisen ihre Ursache in einem Schrecken oder Kummer der Mutter während der Schwangerschaft haben beziehungsweise dass diese Kinder als Neugeborene verschrien, das heißt verhext, worden waren.

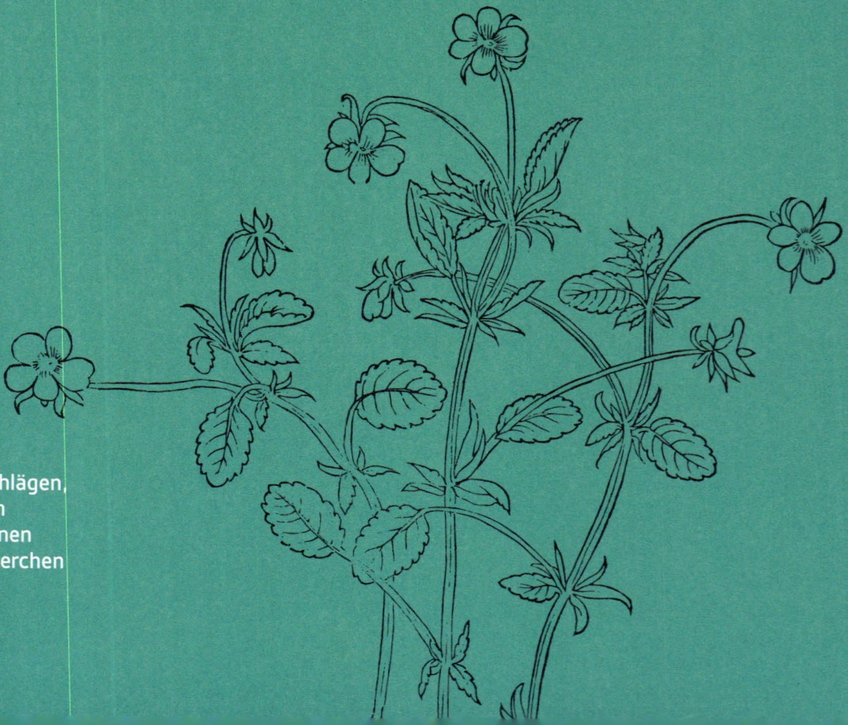

Bei Milchschorf, Hautausschlägen, unreiner Haut und Ekzemen bei Kindern wird in der alpinen Volksmedizin das Stiefmütterchen eingesetzt.

→ S. 246

Kamille → Sanftes Heilmittel

Matricaria chamomilla

Auch bekannt unter: Gartenkamille

SÜDTIROL: Gromille, Höachgramille
LADINIEN: Camilia, Kamamìla
VORARLBERG: Äpfelblüamle, Mutterkraut
SCHWEIZ: Äpfel-Chrut, Karmille, Öpfelbluemli

Kamille wurde bereits im 2. Jahrhundert von dem berühmten römischen Arzt Galen als Heilpflanze ausführlich beschrieben. Auch die Kräuterbuchautoren des Mittelalters schwärmten regelrecht von der Kamille wie beispielsweise Bock, der sie 1565 als „gebräuchlichstes Kraut" gegen beinahe alle Gebrechen beschrieb.
Paracelsus beschrieb die Kamille im 16. Jahrhundert als Heilmittel bei Bauchschmerzen, Gelbsucht, Fieber, Kopfschmerzen und Geschwüren, wobei diese Anwendungsgebiete bis heute in der Volksheilkunde zu finden sind. Der Ruf eines Allheilmittels führte zu einer starken Verehrung dieser Heilpflanze, die bis heute in keinem Bauerngarten fehlt. Vielerorts, wie etwa in Osttirol, heißt es sogar, man möge aus Ehrfurcht vor dieser starken Heilpflanze den Hut ziehen.
Die in Vorarlberg und in der Schweiz gebräuchlichen Name „Äpfelblüamle", „Äpfel-Chrut" und „Öpfelbluemli" stammen, wie der wissenschaftliche Name *Chamomilla* (griech. *chamai* = niedrig, *mélon* = Apfel), vom apfelartigen Geruch der Blüten. Der wissenschaftliche Name *Matricaria* wurde der Kamille wegen ihrer zahlreichen günstigen Effekte auf die Gebärmutter (lat. = *matrix*) gegeben. Sowohl in der Antike als auch bei den späteren Kräuterbuchautoren wird Kamille nämlich als wichtige Pflanze der Frauenheilkunde, beispielsweise zur Linderung von Geburtswehen, beschrieben.

Alpine Volksmedizin

Kamillenblüten eignen sich wegen ihrer guten Verträglichkeit besonders bei Kindern. So ist es nicht verwunderlich, dass Kamillentee bereits im 19. Jahrhundert als beliebter Kindertee der Landbevölkerung in der Steiermark beschrieben worden ist. Kamillentee gilt gerade bei Kindern und Kleinkindern als Beruhigungsmittel. Man gibt ihn Kleinkindern bei Verdauungsproblemen und Bauchschmerzen zu trinken und macht Wickel aus der Abkochung. Im Kärntner Mölltal gab man früher bei Blähungen sogar Kamillenblüten in die Windel. Die Kamillensalbe gilt zudem als ideale Windelsalbe. Aber auch bei Erwachsenen gilt Kamille als Allheilmittel: beispielsweise zur Beruhigung bei Nervosität, Schlafstörungen und bei Alpträumen. Bei Atemwegserkrankungen und Infektionskrankheiten wie Masern, Mumps, Grippe,

Diphtherie, Erkältungen, Husten, Angina, Asthma, Schnupfen und Nasennebenhöhlenentzündung wird der Tee getrunken, inhaliert oder daraus Wickel bereitet. Im Verdauungstrakt gilt der Tee oder auch ein Milchauszug als hilfreich bei Magenschmerzen, Magenkrämpfen, Magenverstimmung, Magengeschwüren, Blähungen, nervösem Magen, Gastritis, Erbrechen, Durchfall, Blinddarmschmerzen und bei Bandwürmern. Äußerlich kann bei nervösem Magen, Gallensteinen, Bauchschmerzen, Bauchkrämpfen und bei drohender Blinddarmentzündung ein Ölauszug eingerieben oder ein mit Kamillenblüten gefülltes Kissen heiß aufgelegt werden.

Kamillenblüten wird eine ausgesprochen gute Wirkung bei Wunden und Hauterkrankungen nachgesagt. Man verwendet den Tee als Waschung, Badezusatz und als Umschlag bei Abszessen, Furunkeln, Quetschungen, Prellungen, offenen Beinen, schlecht heilenden Wunden, Brandwunden, Nagelbettentzündung, unreiner Haut, Krätze, Hautausschlag, Fieberblasen, Pilzerkrankungen, Hämorrhoiden, Gesichtsrose und bei Insektenstichen. Der Ölauszug und die Kamillensalbe werden speziell bei Verbrennungen, Wunden, Abszessen, Hautwolf (*Intertrigo*) und bei Frostbeulen empfohlen. Der Kamillenblütentee gilt zudem als ideales Haarpflegemittel für blondes Haar.

Bei Ohrenschmerzen, Stirnhöhleneiterung, Kopfschmerzen, Mundfäule, Mundschleimhautentzündung und bei Zahnschmerzen wird mit Kamillenblütentee inhaliert, dieser besonders konzentriert getrunken, als Wickel aufgelegt und darüber hinaus bei Ohrenschmerzen auch als Ölauszug eingetropft.

Kamillenblüten werden auch in der Frauenheilkunde ausgeprägte Wirkungen zugeschrieben. So verwendet man den Tee bei Menstruationsbeschwerden, Gebärmutterentzündung, Regelschmerzen, Wechseljahrbeschwerden, Harnwegsinfekten, zur Beschleunigung der Geburt und im Kindbett.

Bei Augenschmerzen, Bindehautentzündung und bei leichten Augenverletzungen wird das Auge mit Kamillentee ausgewaschen oder in Form von Umschlägen auf das Auge aufgelegt.

In der Tierheilkunde wird Kamillentee bei Verdauungsstörungen, Durchfall sowie bei Koliken eingegeben. Bei Nabelentzündung und Nabelgeschwüren wird die betroffene Stelle mit Kamillentee gewaschen.

Aus der Forschung

In den Kamillenblüten sind es vor allem das ätherische Öl und die Flavonoide, die für die positiven Effekte verantwortlich sein dürften. Es zeigte sich, dass das ätherische Öl ausgeprägte entzündungshemmende Wirkungen entfaltet. Zudem wirkt es krampflösend und antimikrobiell gegen eine Vielzahl von Bakterien und Pilzen. Die Flavonoide mit dem Hauptbestandteil Apigenin wirken blähungstreibend sowie ebenfalls entzündungshemmend und krampflösend. Daneben schützen auch vorkommende Schleimstoffe Haut und Schleimhäute vor äußeren Reizen und unterstützen auf diese Weise das Wirkprofil der Kamille. Kamillenblüten konnte zusätzlich ein beruhigender Effekt bescheinigt werden. Somit gelten Zubereitungen aus Kamillenblüten als hilfreich bei entzündlichen und krampfartigen Erkrankungen

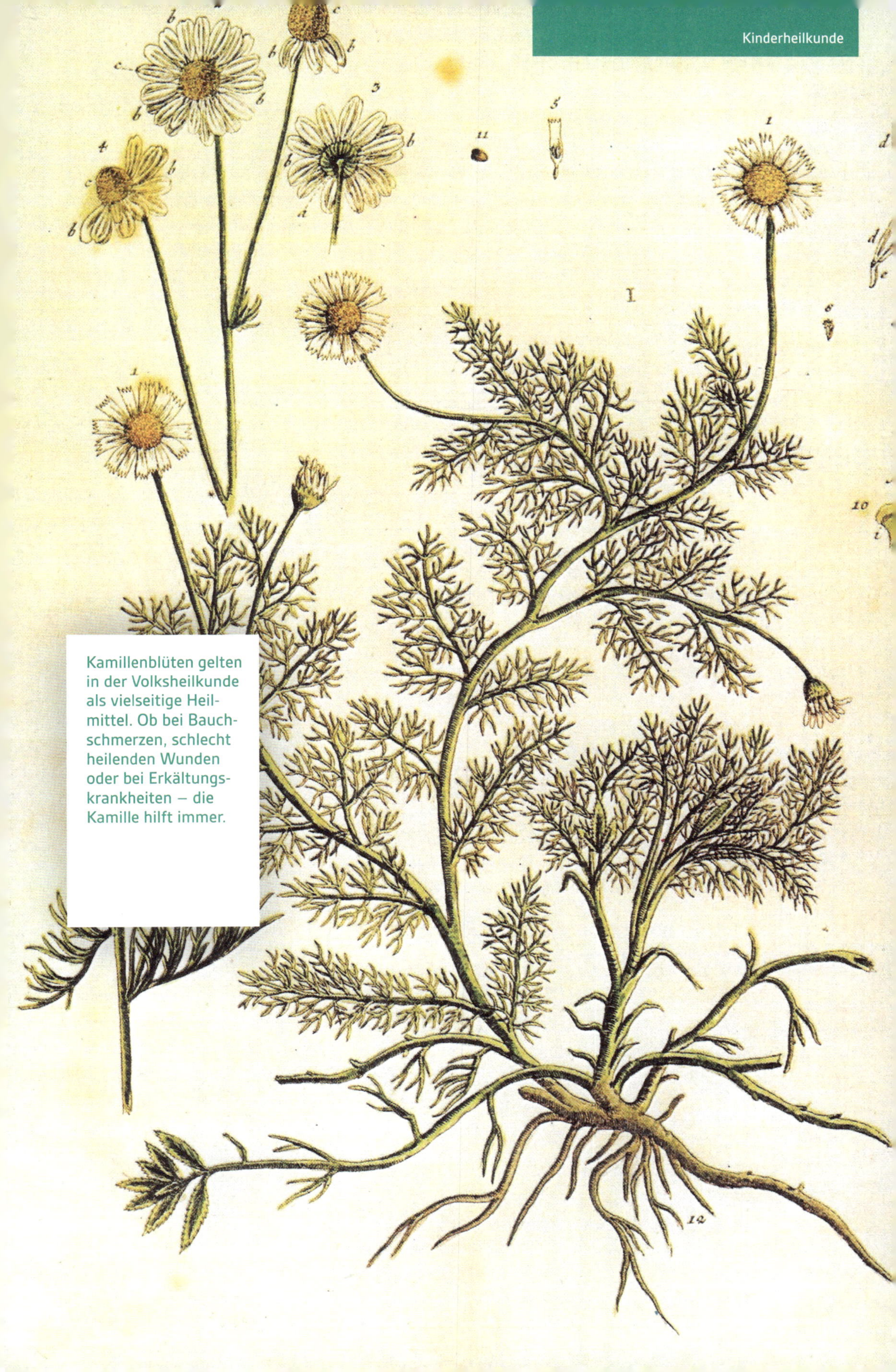

Kamillenblüten gelten in der Volksheilkunde als vielseitige Heilmittel. Ob bei Bauchschmerzen, schlecht heilenden Wunden oder bei Erkältungskrankheiten – die Kamille hilft immer.

des Magen-Darm-Traktes sowie bei Entzündungen im Mund- und Rachenraum. Sogar Magengeschwüre konnten mit Kamillenzubereitungen nachweislich abgeheilt werden. Auch als Wundsalbe zeigte sich ein ausgeprägter Effekt bei schlecht heilenden Wunden. Zusammen mit Waschungen und Umschlägen mit Eichenrindenauszug heilen auch schlecht heilende Wunden inklusive dem offenen Fuß (*Ulcus cruris*).

Tagesdosierung→ 3- bis 4-mal täglich 2 Teelöffel (3 g) der getrockneten Blüten innerlich als Tee oder äußerlich als Waschung oder Umschlag. Bei einem Bad werden 50 g Blüten auf 10 l Wasser ins Badewasser gegeben. **Vorsicht**→ Keine Einschränkungen bekannt. Frühere Meldungen über allergische Reaktionen dürften aus Verunreinigungen mit anderen Arten stammen. **Sammelzeitpunkt**→ Die Blütenköpfchen werden im Mai und Juni am 3. bis 5. Tag nach dem Aufblühen gesammelt.

Zum Selbermachen: Kindertee bei Bauchschmerzen

Zutaten→ 40 g Kamillenblüten; 20 g Fenchelfrüchte; 20 g Melissenblätter; 20 g Anisfrüchte **Zubereitung**→ 3-mal täglich eine Tasse Tee trinken. Pro Tasse 1 Esslöffel der Teemischung verwenden. Erleichtert auch die Verdauung.

Stiefmütterchen → Hilfreich bei Milchschorf

Viola tricolor

Auch bekannt unter: Fraisamkraut, Schwiegerblümlein, Tag- und Nachtveilchen

SÜDTIROL: Frauenschüchl, Je länger, je lieber, Pfaffenschnalla
NORDTIROL: Stiefkindlar
STEIERMARK: Dreifaltigkeitsblume
SALZKAMMERGUT: Feldveigerl
NIEDERÖSTERREICH: Theeveigerl
SCHWEIZ: Liebgsichtli, Schwigerli

Das Stiefmütterchen ist seit Jahrhunderten eine typische Heilpflanze der Kinderheilkunde. Schon vor 2.000 Jahren hatte der griechische Arzt Dioskurides das Veilchen gegen Epilepsie bei Kindern empfohlen. Und im Mittelalter wurde es besonders gegen verschiedene Kinderkrankheiten, wie kindliche Krampfanfälle, sogenannte Fraisen („Fraisamkraut“), verwendet. Von vielen mittelalterlichen Kräuterbuchautoren, wie Leonhard Fuchs, wurde es zudem als hilfreich bei Hautausschlägen, Milchschorf bei Kindern und als Wundheilmittel beschreiben. Auch Paracelsus sah im Stiefmütterchen vor allem ein Wundheilmittel. Zudem wurde dieser Pflanze nachgesagt, dass sie die Denkfähigkeit verbessert.

Alpine Volksmedizin

Stiefmütterchen wird in der Volksheilkunde des Alpenraumes bis heute vor allem bei Hauterkrankungen bei Kindern verwendet. Der Tee und der Milchauszug werden bei Milchschorf, Hautausschlägen, unreiner Babyhaut, Ekzemen und im Allgemein für eine schöne Haut in Form einer Waschlösung verwendet. Alternativ kann auch eine Salbe aus dem Stiefmütterchenkraut aufgetragen werden.
Der Tee gilt zudem als schleimlösend, harntreibend, blutreinigend und schweißtreibend. Stiefmütterchentee wird auch bei Leber- und Gallenleiden sowie gegen Verstopfung bei Kindern angeraten.
Der Tee gilt in der Volksheilkunde zudem als schmerzstillend und nervenstärkend. Deshalb wird er bei Migräne, Kopfschmerzen und rheumatischen Beschwerden empfohlen.

Aus der Forschung

Das Stiefmütterchenkraut enthält als wirksamkeitsbestimmende Inhaltstoffe Salicylsäure und deren Derivate sowie bis zu 10 % Schleimstoffe. Dadurch wirken Zubereitungen aus dem Kraut entzündungshemmend und reizmildernd. Besonders geeignet erscheint Stiefmütterchen bei Windeldermatitis, Milchschorf und bei trockenem Ekzem.
Tagesdosierung→ 3-mal täglich 2 Teelöffel (1,5 g) Stiefmütterchenkraut auf eine Tasse Wasser (150 ml) als Tee, für Bäder 2 bis 3 Esslöffel auf 1 l Wasser. **Vorsicht**→ Keine Einschränkungen bekannt. **Sammelzeitpunkt**→ Das blühende Kraut sollte zwischen Mai und September gesammelt werden.

Zum Selbermachen: Umschlag bei Ekzemen

Zutaten→ 30 g Stiefmütterchenkraut; 30 g Walnussblätter; 20 g Taubnesselblüten; 20 g Gundermannkraut **Zubereitung**→ 2 Esslöffel der Teemischung 15 Minuten in 200 ml kochendem Wasser ziehen lassen und anschließend warm auf die zu behandelnde Stelle auflegen.

Zum Selbermachen: Stiefmütterchensalbe gegen Ausschläge

Zutaten→ 10 g Stiefmütterchenkraut; 100 ml Olivenöl; 10 g Bienenwachs **Zubereitung**→ Das Stiefmütterchenkraut mit dem Olivenöl übergießen und für 3 Wochen gut verschlossen an einen dunklen Ort stellen. Anschließend abfiltrieren, das Kraut hierzu gut auspressen und das gewonnene Öl zusammen mit dem Bienenwachs in einem Topf langsam erwärmen. Sobald das Bienenwachs unter mehrmaligem Umrühren vollständig geschmolzen ist, die Salbe von der Wärmequelle nehmen. In Tiegel abfüllen, sobald sie abgekühlt ist. Tipp: Rühren sie die Salbe während des Abkühlens mehrmals um, dadurch wird sie in der Konsistenz lockerer. Die Salbe ist, an einem kühlen Ort gelagert, 6 Monate haltbar und eignet sich bei Ekzemen und Hautausschlägen.

Aphrodisiaka und Kinderwunsch

Kinderlosigkeit war und ist bis heute ein sehr bedrückender Umstand, den man mit vielerlei pflanzlichen Heilmitteln zu bekämpfen versuchte. Viele in der Volksheilkunde eingesetzte Heilpflanzen kann man mit dem Analogiegedanken, wonach Gleiches für Gleiches gut sein soll, erklären. So galten Pflanzen, wie Mannstreu, Spargel und Ragwurz, die Potenz und Standhaftigkeit symbolisierten, stets auch als Potenzmittel. Diese Heilmittel spielten deshalb wohl eher eine psychologische Rolle. Andere Heilmittel wie Storchschnabel könnten dagegen tatsächlich fruchtbarkeitsfördernde Effekte ausüben, wurden bislang aber hierzu nicht untersucht.

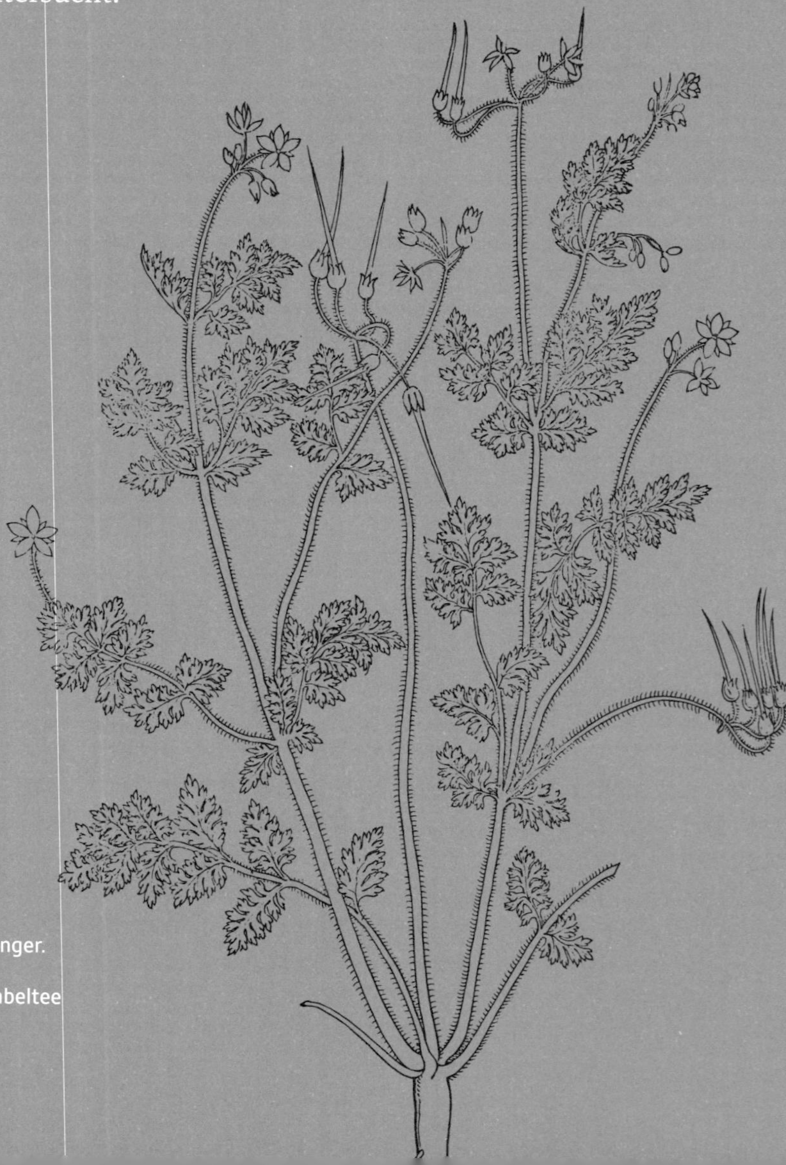

Storchschnabel gilt in der Volksheilkunde als Kinderbringer. Sogar Haustieren wird bei Unfruchtbarkeit Storchschnabeltee verabreicht.

→ S. 252

Ingwer → Das alte Aphrodisiakum

Zingiber officinale

Auch bekannt unter: Zedraria, Zingiber, Zitwer

Ingwer stammt ursprünglich aus Asien, wurde aber bereits in der Antike als Heilpflanze über Handelswege nach Europa importiert. In der Antike galt Ingwer als Magenmittel und Konfuzius soll im alten China im 5. Jahrhundert v. Chr. keine seiner Mahlzeiten ohne Ingwer eingenommen haben.
Im von Magenerkrankungen und Lebensmittelvergiftungen geplagten Mittelalter war Ingwer eine hochgeschätzte Heilpflanze. Hildegard von Bingen beschrieb ihn ausführlich und nannte ihn als sinnvoll bei trüben Augen, Verstopfung, Magenschmerzen und bei Hautausschlag.
Ingwer wurde auch sehr früh als Aphrodisiakum verwendet. So wird er etwa in einem Straßburger Werk aus dem Jahre 1542 als Mittel, das den älteren Herren die Manneskraft erhält, beschrieben. In der Volksheilkunde Südtirols wird Ingwer, zusammen mit Knabenkraut, ebenfalls als „nützlich für den alten Mann, welcher erkaltet ist“ empfohlen.

Alpine Volksmedizin

Die Ragginer gebrauchten Ingwer nicht nur als Potenzmittel, sondern stellten daraus eine stärkende Lebensessenz her.
Bei Bauchschmerzen wird Ingwer fein gerieben, in Wasser eingerührt und getrunken. In Osttirol wird Ingwer bei Halsschmerzen gekaut und im Alpenraum im Allgemeinen bei Fieber empfohlen.

Aus der Forschung

Ingwerwurzel enthält als wirksamkeitsrelevante Inhaltstoffe ätherisches Öl und Scharfstoffe, sogenannte Gingerole. Diese Inhaltstoffe führen zu einer Anregung der Speichel- und Magensaftproduktion, wodurch die Verdauung insgesamt verbessert wird. Ingwer wirkt nachweislich appetitanregend, krampflösend und hilft gegen Übelkeit. Dabei wirken Extrakte aus dem Ingwer ähnlich stark gegen das Erbrechen wie Metoclopramid, eine gängige Substanz in der Schulmedizin. Ingwer eignet sich deshalb beispielsweise bei Reisekrankheit. Zusätzlich konnten mithilfe von Ingwer Magengeschwüre gebessert und Leberschäden verringert werden. Ingwer besitzt darüber hinaus fiebersenkende und entzündungshemmende Eigenschaften, womit die Anwendung bei Erkältungskrankheiten sowie rheumatischen Erkrankungen erklärt werden kann. Trinkt man Ingwertee, führt dies zu einer Erweiterung der Gefäße an der Hautoberfläche, wodurch ein wärmendes Gefühl entsteht. Frösteln und kalten Gliedmaßen kann man auf diese Weise effektiv entgegenwirken. **Tagesdosierung**→ 2-mal täglich 1 Teelöffel (2 g) der getrockneten Wurzel als Tee. **Vorsicht**→ Ingwer sollte bei Gallensteinen nicht verwendet werden, da die Beschwerden durch den gallentreibenden Effekt der Wurzel verstärkt werden könnten. In der Schwangerschaft sollte Ingwer wegen unzureichender Untersuchungen gemieden werden. **Sammelzeitpunkt**→ Die Wurzel wird im Herbst ausgegraben.

Zum Selbermachen: Ingwermilch gegen Verdauungsbeschwerden

Zutaten→ 150 ml Milch; 1 Teelöffel Ingwerwurzel; 1 Teelöffel Honig **Zubereitung**→ Die Milch wird zusammen mit dem Honig und dem Ingwer 15 Minuten leicht erwärmt und anschließend abfiltriert. Die Ingwermilch sollte warm getrunken werden und eignet sich bei Verdauungsbeschwerden und beginnender Erkältung.

Knabenkraut → Stärkungsmittel für Männer

Orchis sp.

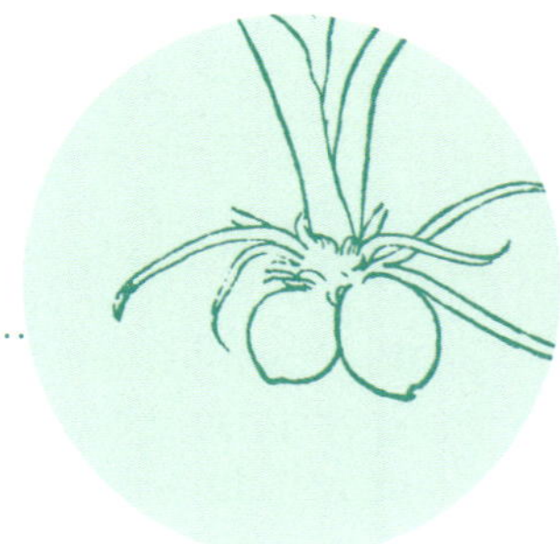

Auch bekannt unter: Kuckucksblume

SÜDTIROL: Beißwurmgros, Bettlprotzn, Fotzzwang, Fraudnkraut, Hondwurzl, Hundsträubel, Luna, Marienhändlein, Modalan, Toiflshond, Toiflschlissl, Unserfraudnkraut, Suppenschwanz, wilde Brunelle
LADINIEN: Ïerba dl tigher
NORDTIROL: Höswurz
KÄRNTEN: Adam und Eva, Christusfuß, Gugublüh, Teufelsporn
STEIERMARK: Kukatzbluomen
SALZKAMMERGUT: Blut-Christikraut, Gugazableaml, Kerzenbleaml
WIEN/NIEDERÖSTERREICH: Gugableaml, Knäbchenkraut

Beim Knabenkraut ist es die Form der Wurzel, die in der Volksheilkunde seit Jahrhunderten zum Glauben an eine potenzsteigernde Pflanze beitrug. Wie auch andere Orchideen besitzt Knabenkraut nämlich zwei Wurzelknollen, die einem menschlichen Hoden ähneln: Die Knolle aus dem Vorjahr ist dabei schwarz, die der neuen Vegetationsperiode weiß. Antike Quellen beschreiben, dass schon thessalische Zau-

berinnen in Griechenland aus der schwarzen Knolle einen Trank brauten, der die Liebeskraft verringerte, und einen Trank aus der weißen Knolle zubereiteten, der die Potenz steigerte. Auch in der germanischen Vorstellungswelt war es ähnlich. So verwundert es nicht, dass die Zillertaler bis ins 20. Jahrhundert zwei Arten von Knabenkraut unterschieden, nämlich eine mit runden, kugeligen und eine mit gedrückten, flacheren Wurzeln. Die runden nannten sie „Männchen" und die gedrückten „Mädchen". Den Mädchen wurde angeraten, die runden, und den Buben empfohlen, die flachen Wurzeln zu suchen. Im Zillertal hieß es hierzu, dass mit dem Verzehr der Wurzeln die Wollust gefördert und die Manneskraft gesteigert würde. Wohl aus demselben Grundgedanken heißt es im Salzkammergut, die Wurzel mache den schwächsten Menschen stark.
Im Südtiroler Raum wurde die weiße Knolle als „Frauenhand" und die braune als „Männerhand" bezeichnet. Und am Ritten bei Bozen soll noch im 19. Jahrhundert mithilfe dieser Knollen der Zeitpunkt der Hochzeit ermittelt worden sein.
Sehr populär war über Jahrhunderte auch das aus der Wurzelknolle gewonnene Salep-Pulver. Für die Herstellung desselben wurde die Wurzelknolle pulverisiert. Salep-Pulver wurde mit Honig und Wasser versetzt und als allgemeines Stärkungsmittel verwendet, aber auch bei Husten, Entzündungen im Mund- und Rachenraum, Durchfall und als Zusatz bei magenreizenden Medikamenten. Auch der Kärntner Bauerndoktor Michael Pertl gebrauchte den Saft, um den bitteren Magen zu beruhigen, sowie als Mittel gegen blutige Augen.

Alpine Volksmedizin

In der Volksheilkunde gilt das Knabenkraut bis heute als Tee oder Pulver für Männer als potenzsteigernd. Im Mariazeller Land in Niederösterreich und im Salzkammergut wird der Tee aus der Wurzel auch als allgemeines Stärkungsmittel empfohlen. In der Volksheilkunde Südtirols befindet sich das Knabenkraut in Teemischungen gegen Hämorrhoiden.

Aus der Forschung

Die Wurzel enthält bis zu 50 % Schleimstoffe. Diese schützen Haut und Schleimhäute vor äußeren Reizungen und eignen sich daher als Heilmittel bei Entzündungen im Magen-Darm-Trakt wie bei Sodbrennen und Durchfall. Die Anwendung von Michael Pertl bei bitterem Magen ist dadurch rational erklärbar. Inwieweit Salep-Pulver tatsächlich stärkend oder gar potenzsteigernd wirkt, wurde bisher nicht näher erforscht. **Vorsicht**→ Keine Einschränkungen bekannt. **Sammelzeitpunkt**→ Das Knabenkraut steht unter Naturschutz! Leider gibt es derzeit keine Bezugsquelle für Knabenkraut.

Storchschnabel → Der Kinderbringer

Geranium sp.

Auch bekannt unter:

SÜDTIROL: Unser Herrn Nägel
LADINIEN: Geran salvèr, Geran sangá
SALZBURG: Rupprechts Storchschnabel
KÄRNTEN: Krempelkraut, Rotlaufkraut
SALZKAMMERGUT: Blutegel, Heilandsbluat, Himmelvaterbluat, Teufelsaugen
NIEDERÖSTERREICH: Biswurmkraut, Wanzenkraut
WIEN: Wedazoacha
SCHWEIZ: Chopfwèblüemli, Muettergottesgnäda

Storchschnabel war im Mittelalter in Mitteleuropa eine vielseitig eingesetzte Heilpflanze. Hildegard von Bingen empfahl ihn bei Harnsteinen, Herzbeschwerden und erwähnte ihn als Hauptzutat in einem Allheilmittel. Andere Kräuterbuchautoren beschrieben ihn als Heilmittel bei Wunden und Geschwüren.
Es ist nicht verwunderlich, dass Storchschnabel in der alpenländischen Volksheilkunde als fruchtbarkeitsfördernde Pflanze gilt. Zum einen ähneln seine Früchte – wie der Name bereits suggeriert – dem Schnabel des Storches, der im Volksglauben als Kinderbringer gilt. Zum anderen verströmt die Pflanze einen ziegenbockartigen Geruch, und der Ziegenbock galt als Sinnbild für Potenz und Fruchtbarkeit.

Alpine Volksmedizin

Storchschnabel wird im gesamten deutschsprachigen Alpenraum bei Kinderlosigkeit als Tee oder als Sitzbad für Mann und Frau empfohlen. Die Frau kann Storchschnabeltee auch bei Menstruationsbeschwerden und Unterleibsschmerzen trinken.
Storchschnabel wird bei Ohrenschmerzen, Ohrensausen und Kopfschmerzen („Chopfwèblüemli") empfohlen. Hierzu sollte das frische Kraut in den Nacken, auf die Ohren oder um den Hals gelegt oder ein mit Storchschnabel gefülltes Kopfkissen verwendet werden. Bei Augenentzündungen legt man das Kraut auf das Auge und in den Nacken. Im Kärntner Nockgebiet verwendet man Storchschnabeltee auch für Waschungen des entzündeten Auges.
Storchschnabelabkochungen sollen innerlich als Tee und äußerlich meist in Form von Umschlägen bei Hautunreinheiten, eitrigen Wunden, Hautausschlägen, Schuppenflechte, Ekzemen, Pilzerkrankungen und Geschwüren helfen. Weniger häufig wird auch das frische Kraut aufgelegt oder aus dem Kraut eine Salbe bereitet.
Storchschnabel wird in der Volksheilkunde eine schmerzstillende Wirkung bei Gicht, Rheuma, Nervenentzündung sowie bei Knie- und Gelenkschmerzen nach-

gesagt. Das frische Kraut wird auf die schmerzenden oder geschwollenen Stellen aufgelegt oder als Tee getrunken. Als Badezusatz wird es auch schwächelnden, rachitischen Kindern empfohlen.
In der Tierheilkunde wird Storchschnabel – ähnlich wie in der Volksheilkunde bei Menschen – Kühen verabreicht, um die Fruchtbarkeit zu erhöhen. Zusätzlich wird er vom Vorarlberger Montafon über Oberösterreich bis in die Steiermark bei blutigem Harn der Kühe eingesetzt, der besonders häufig bei der ersten Grünfütterung im Frühjahr auftritt. In Niederösterreich heilte man mit Storchschnabel die Bisswunden, die Bremsen oder Bremen den Kühen zufügen („Bisswurmkraut").

Aus der Forschung

Storchschnabelkraut enthält bis zu 15 % Gerbstoffe sowie Flavonoide und Bitterstoffe. Die Gerbstoffe reagieren mit den Proteinen von Haut und Schleimhäuten und machen diese unempfindlicher gegen äußere Reize. Daraus resultieren entzündungshemmende und schleimhautschützende Effekte. Das Extrakt wirkt antibakteriell gegen eine Vielzahl von Erregern, darunter *Escherichia coli*, *Staphylococcus aureus* und *Pseudomonas aeriginosa*. Dem Blutroten Storchschnabel (*Geranium sanguineum*) wurden blutstillende und ausgeprägte pilzhemmende Wirkungen gegen *Candida albicans* nachgewiesen. Zusätzlich wirkt er antiviral auf mehrere Virenstämme, wie gegen das für Fieberblasen verantwortliche *Herpes simplex* sowie das Grippevirus *Influenza A*. Dem Stinkenden Storchschnabel (*Geranium robertianum*) konnten auch Effekte gegen den Pflanzenschädling *Heliothis virescens* (Amerikanische Tabakeule) nachgewiesen werden, sodass er sich als Pflanzenschutzmittel eignet.
Tagesdosierung→ 2- bis 3-x täglich je 2 Teelöffel (1,5 g) des getrockneten Krautes auf eine Tasse Wasser als Tee. **Vorsicht**→ Keine Einschränkungen bekannt. **Sammelzeitpunkt**→ Das blühende Kraut wird von Mai bis Oktober gesammelt.

Zum Selbermachen: Kinderbringertee nach Hans Neuner, dem Enkel vom Kiendler Alois Neuner

Zutaten→ 20 g Storchschnabelkraut; 20 g Frauenmantelkraut; 20 g Schafgarbe; 20 g Gänsefingerkraut; 10 g Kamille; 10 g Johanniskraut **Zubereitung**→ 3-mal täglich eine Tasse warmen Tees trinken. Pro ¼ l kochendes Wasser 1 Esslöffel der Teemischung verwenden. Dieser Tee hilft auch bei Regelkrämpfen. Für Schwangere ist er nicht geeignet!

Zum Selbermachen: Umschlag bei nässendem Ekzem

Zutaten→ 40 g Storchschnabelkraut; 20 g Kamillenblüten; 20 g Ackerschachtelhalmkraut; 20 g Eichenrinde **Zubereitung**→ 2 Esslöffel der Teemischung 15 Minuten in 200 ml kochendem Wasser ziehen lassen und den Auszug anschließend warm auf die zu behandelnde Stelle auflegen. Den Umschlag mehrmals täglich wechseln.

Heilpflanzen der Volksmagie

In der Volksmagie spielen Pflanzen in mehrerer Hinsicht eine Rolle. So sind sie häufig das Ziel sogenannter Verpfropfungsrituale, bei denen man versucht, das körperliche Leiden an eine Pflanze abzugeben. Hintergrund dieses bereits in der Antike beschriebenen Rituals ist der Glaube an eine beseelte Heilpflanze, welche die als Dämon angesehene Krankheit an sich nimmt. Besonders Holunder, Brennnessel, Linde und Wacholder werden in diesem Zusammenhang oft als magische Pflanzen erwähnt.

Auf dem gleichen Hintergrund basiert das Tragen von Amuletten und Talismanen pflanzlicher Herkunft. Hierbei erhoffte man sich eine Schutzfunktion und eine Art Glücksbringer durch den bei sich getragenen mächtigen Geist. Im Haus aufbewahrt, sollte dieser das Haus vor Gewittern und Dämonen schützen. Im Alpenraum spielen hierbei vor allem Mistel, Pfingstrose, Beifuß, Allermannsharnisch, Alraune, Fünffingerkraut, Baldrian, Edelraute und Edelweiß eine Rolle.

Eine weitere magische Anwendung ist das Räuchern von Pflanzen, um böse Einflüsse zu vertreiben. Das christlich geprägte Räuchern in der Weihnachtszeit ist in vielen Gebieten des Alpenraumes das letzte Überbleibsel dieser früher weitverbreiteten Rituale. Denn durch aromatische Räucherstoffe sollten Unglück und vor allem ansteckende Krankheiten von Haus und Stall ferngehalten werden. Therapeutisch wurden Räucherungen bei Fieberkrämpfen und Fraisen bei Kindern durchgeführt. Typische Räucherstoffe sind im Alpenraum bis heute Meisterwurz, Wacholder, Edelraute, Baldrian und Beifuß.

—

Allermannsharnisch → Bringt Glück

Allium victoralis

Auch bekannt unter: Siegwurz

SÜDTIROL: Bergknoblauch, Glücksalraun
NORDTIROL: Neunhäuterwurz
OSTTIROL: Wilder Knoblauch
VORARLBERG: Nünhemmlere

Die Wurzel des Allermannsharnischs ist ein Schutz- und Glückssymbol im Alpenraum. Jahrhundertelang trugen sie die Bergarbeiter bei sich, um sicher vor den Berggeistern zu sein. Und da die Wurzel besonders vor Stich- und Hiebwunden schützen soll, war sie lange Zeit ein beliebter Talisman von Soldaten. Noch im Zweiten Weltkrieg sollen Vorarlberger Soldaten die Wurzel als Schutzsymbol bei sich getragen haben.

Im Sinne eines Schutzsymbols vor bösen Geistern und als Symbol des Glücks hängte man früher Allermannsharnisch auch in Haus und Stall auf. Und so ist es nicht verwunderlich, dass 1968 beim Umbau der Küche am Rauterhof in Vahrn bei Brixen, der urkundlich bis ins Jahr 1280 zurückreicht, im Mauerwerk über der Tür eine in einer Holzkiste eingemauerte Wurzel des Allermannsharnisch gefunden wurde.

Der „Aller-Manns-Harnisch" wurde auch wegen seiner wundheilungsfördernden und blutstillenden Wirkung sehr geschätzt. Und entsprechend der Signaturenlehre deutet die Wurzel mit ihren vielen einhüllenden Schichten an Wurzelhäuten eine gewisse schützende Wirkung an. Dabei soll nach Volksmeinung die in höheren Bergregionen vorkommende rosafarbene Pflanze besonders wirksam sein.

Alpine Volksmedizin

Die Wurzel des Allermannsharnischs wird auf blutende Wunden aufgelegt, um sie zu stillen. In Südtirol wird dies auch bei Nasenbluten angeraten, indem die Wurzel in die Nase gesteckt werden sollte.

Die blutstillende Wirkung des Allermannsharnisch wurde als derart wirksam angesehen, dass in vielen Gegenden, wie in Osttirol und in Vorarlberg, der werdenden Mutter während der Geburt eine Wurzel in die Hand gegeben wurde, um eventuelle Blutungen zu stoppen.

Zumindest im Kärntner Mölltal wird der angesetzte Schnaps aus Allermannsharnisch bei Bluthochdruck, Arteriosklerose und zur Konzentrationssteigerung angeraten.

Aus der Forschung

Im Allermannsharnisch sind – wie auch in anderen Allium-Arten wie Bärlauch (*Allium ursinum*) und Zwiebel (*Allium cepa*) – Schwefelverbindungen zu finden, die antimikrobielle Effekte ausüben. Dadurch können Wunden möglicherweise besser abheilen. Die Schwefelverbindungen könnten auch die Ursache für günstige Wirkungen auf das Herz-Kreislauf-System sein. Allermannsharnisch wurde allerdings bisher sehr wenig erforscht, sodass die Anwendungen in der Volksheilkunde nicht kommentiert werden können.

Tagesdosierung→ Aufgrund fehlender Untersuchungen kann keine Empfehlung abgegeben werden. **Vorsicht**→ Keine Einschränkungen bekannt. **Sammelzeitpunkt**→ Allermannsharnisch steht unter Naturschutz! Man kann die Pflanze über Gärtner besorgen und beispielsweise im eigenen Garten anpflanzen. Diese Pflanzen stammen aus angebauten Kulturen und belasten dadurch nicht die heimischen Bestände. Die Blätter werden von August bis Oktober, die Wurzel wird im Herbst gesammelt.

Fünffingerkraut → Die schützende Hand

Potentilla reptans

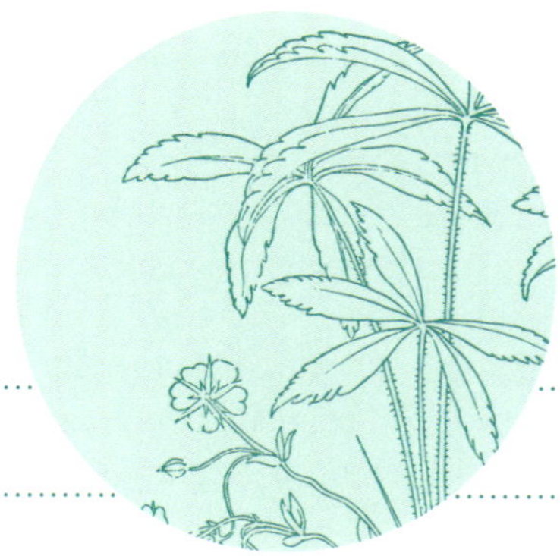

Auch bekannt unter: Gänsekraut

SÜDTIROL: Martinshandl

Schon vor 2.000 Jahren sah man im antiken Griechenland in den handförmigen Blättern dieser Pflanze ein göttliches Schutzsymbol. Über die Jahrhunderte hielt sich diese Vorstellung und man gebrauchte es gegen böse Geister und Zauberei. Das Fünffingerkraut ging auch in die christliche Symbolik ein. So sollte das Fünffingerkraut durch die handförmigen Blätter an die gütige Hand des hl. Martin erinnern („Martinshandl"). Bis heute hielt sich die Vorstellung, dass die Pflanze als Glücksymbol dient. So wurde sie beispielsweise getragen, um profitable Geschäfte abzuschließen, wie dies folgender Spruch aus Südtirol vermittelt:

> Fünffingerkraut,
> i tue di ausraufen,
> zum Markten und zum Kaufen
> das zähl'i mir gut.
>
> Matscher, 1982

Anschließend wurde die Pflanze zur angebotenen Ware gelegt. Früher trug man in der Schweiz und in Tirol Fünffingerkraut, um sich die Zuneigung anderer Menschen zu sichern. In anderen Teilen des Alpenraumes galt es sogar als Liebesamulett und als Gegenmittel bei Verhexung des Viehs.
Man schrieb dem Fünffingerkraut aber auch medizinische Wirkungen zu. So beschrieb Dioskurides Fünffingerkraut als hilfreich bei Epilepsie und Durchfall. Beide Anwendungen finden sich bis heute in der Volksmedizin des Alpenraumes wieder. Hildegard von Bingen empfahl das „funfblat“ in Küchlein gebacken als Heilmittel bei Fieber und Gicht sowie als äußerlich angewendeten Weinauszug bei Verschlechterung des Sehvermögens.

Alpine Volksmedizin

Volksmedizinisch werden uns vom Südtiroler Volkskundler Hans Matscher einige Anwendungen überliefert, die sich mit jenen des Kärntner Bauerndoktors Michael Pertl ziemlich decken.
Denjenigen, der das Kraut bei sich trägt, ist das Wohlwollen anderer Menschen zugesichert.
Der Essigauszug des Krautes soll Rotlauf und Geschwüre heilen. Gegen Geschwüre wurde die Wurzel hierzu von Michael Pertl zerstoßen und als Pflaster aufgelegt.
Die Wurzel soll Magenblutungen, blutigen Durchfall und Gelbsucht vertreiben. Diese Anwendungen decken sich fast vollständig mit antiken Überlieferungen.
Der Saft aus der Wurzel soll Brust- und Zahnschmerzen, Entzündungen im Mundraum sowie Zahnfleischbluten kurieren.
Gegen Epilepsie hilft nach volksheilkundlichen Quellen ein Weinauszug der Blätter.
In Nordtirol wird das Fünffingerkraut bis heute bei zu starken Menstruationsblutungen verwendet.

Aus der Forschung

Im Fünffingerkraut finden sich Gerbstoffe. Sie reagieren mit Proteinen von Haut und Schleimhäuten und machen diese so unempfindlicher gegen äußere Reize. Dadurch werden Entzündungsreaktionen und Irritationen gebessert. Auf diese Weise lassen sich die volksmedizinischen Anwendungen bei Geschwüren, Durchfall, Magenblutungen und Erkrankungen im Mund- und Rachenraum erklären.
Tagesdosierung→ 3-mal täglich 2 Teelöffel (2 g) des getrockneten Krautes als Tee. **Vorsicht**→ Keine Einschränkungen bekannt. **Sammelzeitpunkt**→ Das blühende Kraut wird von Juni bis August, die Wurzel im Herbst gesammelt.

Gift- und Rauschpflanzen

Im Alpenraum gibt es neben vielen ungefährlichen Heilpflanzen auch solche, die bei falscher Handhabe rasch zum Tod führen können. Unsere Vorfahren waren aber, zum Teil wegen fehlender Alternativen, auf diese Heilpflanzen angewiesen. So zählten mitunter giftige Heilpflanzen wie Fingerhut, Nieswurz, Bilsenkraut und in der Tierheilkunde sogar Eisenhut zum Repertoire vieler Heiler. Hier musste penibel auf die richtige Dosierung geachtet werden, denn wie dies bereits Paracelsus in seinem berühmten Spruch ausdrückte, macht nur die Dosis ein Gift zu einem Gift.

Auch Rauschpflanzen sind in den Alpen häufig vorzufinden. Diese wurden aus moralischen und gesellschaftlichen Gründen oft geheim gehalten und falls dies nichts half, schließlich mit Verboten belegt.

—

> Alle Dinge sind Gift, und nichts ist ohne Gift.
> Allein die Dosis macht, dass ein Ding kein Gift ist.
>
> Paracelsus, 16. Jahrhundert

Alpenrose → Gegen den Rauschbrand

Rhododendron ferrugineum

Auch bekannt unter: Almrausch, Bergrose, Donnerrose

SÜDTIROL: St.-Oswald-Staude, Zetten
LADINIEN: Siënes dl tëune, Tëunins
NORDTIROL: Schinderlatsch'n, Zundastaud'n
OSTTIROL: Almrose
SALZBURG: Schinderblüh
KÄRNTEN: Almbalsam, Almhanel
DRAUTAL: Almbuxbaum, Waldrösl
SALZKAMMERGUT: Leckernröserl
NIEDERÖSTERREICH: Rauschkraut

Die Alpenrose übt bis heute eine gewisse Anziehung auf die Alpenbewohner und Bergwanderer aus. Dabei reicht diese Verehrung und Wertschätzung weit zurück. Im Südtiroler Namen „St.-Oswald-Staude" verbirgt sich ein Hinweis auf eine frühere germanische Glaubensvorstellung. Die Alpenrose wurde in der germanischen Mythologie mit dem Wettergott Donar verknüpft. So soll sie vor allem dort blühen, wo er mit der „Wilden Jagd" vorbeizieht. Nach einer Legende stand am Ifinger, dem Meraner Hausberg, in vorchristlicher Zeit ein Tempel des Donar. Dieser Tempel soll in späteren Jahrhunderten der Christianisierung in eine Kapelle des hl. Oswald übergegangen sein. Da Donar in der Sagenwelt die Insignien Blitz und Donner zugeschrieben wurden, wurden diese fortan auch auf Oswald projiziert. Die St.-Oswald-Staude soll – so der Volksglauben Südtirols bis heute – besonders bei Donner blühen.

Alpine Volksmedizin

Die Blüten der Alpenrose werden in der Volksheilkunde als Tee bei Husten, Keuchhusten, in Osttirol auch bei Halsschmerzen und Bronchitis getrunken. In Südtirol wird aus den Blüten ein Sirup hergestellt, der bei Husten angeraten wird. In Innervillgraten werden Alpenrosenblüten zum Marlinghonig gegeben. Der Marlinghonig besteht aus Fichtenwipfeln, Spitzwegerich und Rotklee und wird als Schichtsirup hergestellt.

Der Tee aus den Blüten wird allgemein als sehr geschmackvoll beschrieben und soll auch Magenschmerzen bessern.

In der rätoromanischen Schweiz heißt es, dass man zahnenden Kindern frisch geschnittene Blüten in den Mund stecken soll. Alpenrosenblüten wirken als Tee und Sirup zusätzlich blutreinigend, abwehrkräftestärkend und etwas anregend auf die Nerven. In Vorarlberg und Osttirol gilt der Tee als hilfreich bei Prostataerkrankungen.

In der Tierheilkunde werden die getrockneten Blüten bei Durchfall und Verdauungsstörungen ins Futter gemischt. Der in Tirol gebräuchliche Name Almrausch und der im niederösterreichischen Ötschergebiet bekannte Name „Rauschkraut" entstammen der früheren Verwendung von Alpenrosenblüten als Futterzusatz gegen den sogenannten Rauschbrand (*Gangraena emphysematosa*) bei Rindern. Im Mariazeller Land wurden früher Alpenrosenblüten in den Brunnentrog oder unter das Futter gegeben, um diese Erkrankung beim Vieh zu bekämpfen. Es handelt sich dabei um eine Tierseuche, die durch mit *Clostridium chauvoei* kontaminiertes Futtermittel oder Wasser bei Wiederkäuern auftritt und meist tödlich verläuft. Der Name „Rausch" kommt dabei von den in der Muskulatur auftretenden Gasödemen, die beim Abklopfen der Haut mit einem Knistern zu hören sind.

Aus der Forschung

In den Alpenrosenblättern findet sich das giftige Grayanotoxin, das über einen Angriff am Sinusknoten im Herz den Blutdruck absenkt. Bei häufiger Anwendung sind Vergiftungen möglich. Das Grayanotoxin verursacht an Magen- und Mundschleimhaut zusätzlich schmerzhafte Reizungen und kann zu Kopfschmerzen, Fieber und Erbrechen führen. Da das Inhaltstoffmuster der Blüten nicht bekannt ist und daher Vergiftungen und Reizungen nicht ausgeschlossen werden können, sollte eine Anwendung unterbleiben. Inwieweit Almrosenblüten tatsächlich gegen Rauschbrand helfen, scheint bisher nicht untersucht worden zu sein. **Vorsicht→** Die Alpenrose ist leicht giftig und sollte deshalb nicht verwendet werden!

Hanf → Die verbotene Heilpflanze

Cannabis sativa

Auch bekannt unter: Fimmel, Harf, Hunf

LADINIEN: Chanopia
KÄRNTEN: Hanef
SALZKAMMERGUT: Hanif
NIEDERÖSTERREICH: Maskel
SCHWEIZ: Hampf, Hauf, Maschele Mausch

Die Hanfpflanze stammt zwar ursprünglich aus dem westlichen Asien, kam aber bereits sehr früh als Kulturpflanze nach Mitteleuropa. Anders als heute galt Hanf bis in die 50er-Jahre des 20. Jahrhunderts nicht vordergründig als Rauschmittel, sondern wurde wegen des Ölgehaltes der Samen und der aus den Fasern produzierbaren Stoffe angebaut. Die Kräuterbuchautoren des Mittelalters erwähnen vor allem die Hanfsamen als Heilmittel gegen Husten und das frische Kraut gegen Ohrenschmerzen. Die heilige Hildegard von Bingen empfahl Hanfsamen in Wein bei schlechter Verdauung.

Der Hanfsamen war, wie auch andere nahrhafte Pflanzen, eng mit einem Fruchtbarkeitskult verbunden, wobei dies wohl eher indirekt zu verstehen ist: Die Menschen beobachteten sehr früh, dass kräftigere Menschen fruchtbarer waren als ausgezehrte. Bis heute gelten beispielsweise in Trins in Tirol in Milch gekochte Hanfsamen als Heilmittel gegen Unfruchtbarkeit bei Frauen. Aufgrund der Nahrhaftigkeit empfiehlt der Bauerndoktor Alois Mantinger wohl auch, Kühen, die keine Milch geben, Hanfsamen zusammen mit Roggen zu verabreichen.

Über eine Verwendung des Hanfs als Narkotikum gibt es nur sehr spärliche Hinweise. Der Hanfanbau war über Jahrhunderte im Alpenraum weitverbreitet und den Menschen die rauschartige Wirkung sicher bekannt. Aus dem Defreggental in Osttirol wird beispielsweise überliefert, dass man nach dem Verzehr von Hanf „hunfdamisch" wurde, wobei hier „damisch" als „rauschig" zu verstehen ist. Aus Trins in Nordtirol ist des Weiteren bekannt, dass man Hanf in Milch kochte und bei Schlaflosigkeit einnahm. So kann man wohl davon ausgehen, dass den Menschen entgegen der weitläufigen Meinung sehr wohl die leicht narkotisierende Wirkung bekannt war und der Hanf als leichtes Sedativum Anwendung fand.

Hanfsamen eignen sich zur Räucherung und wurden für diese Zwecke laut Herodot bereits im 5. Jahrhundert v. Chr. von den Skythen in ihren Schwitzzelten gebraucht. Hanfsamen waren auch im „Zeller-Rauch", den man noch im 20. Jahrhundert in Mariazell erwerben konnte, enthalten. Man benutzte dieses Räucherwerk, das auch Weihrauch und Kornblumenblüten enthielt, gegen das nächtliche Aufschreien der Kinder. Das Räuchern mit Hanfsamen sollte auch Milchzauber im Stall lösen. In Kärnten heißt es hierzu, unter einer Hanfstaude sei man sicher vor dem Teufel.

Alpine Volksmedizin

Da der Hanfanbau zur Fasergewinnung bereits seit Jahrzehnten im Alpenraum verschwunden ist, sind auch nur mehr wenige Anwendungen in der Volksheilkunde bekannt. So trank man früher in Milch gekochte Hanfsamen bei Leberleiden. Das Hanföl soll Abszesse schneller zum Reifen bringen.

Bei Hauterkrankungen, rheumatischen Schmerzen und Kopfschmerzen wurden Hanfblätter als Umschlag auf die erkrankten Stellen und um den Kopf gelegt.

Aus der Forschung

Nur im Harz der weiblichen Blütenstände sind Cannabinoide, wie das Tetrahydrocannabinoid, enthalten. Diese können im gasförmigen Zustand über die Atemwege oder als Festsubstanz oral über den Magen-Darm-Trakt aufgenommen werden. Dosisabhängig kommt es im Folgenden zu beruhigenden, entspannenden und

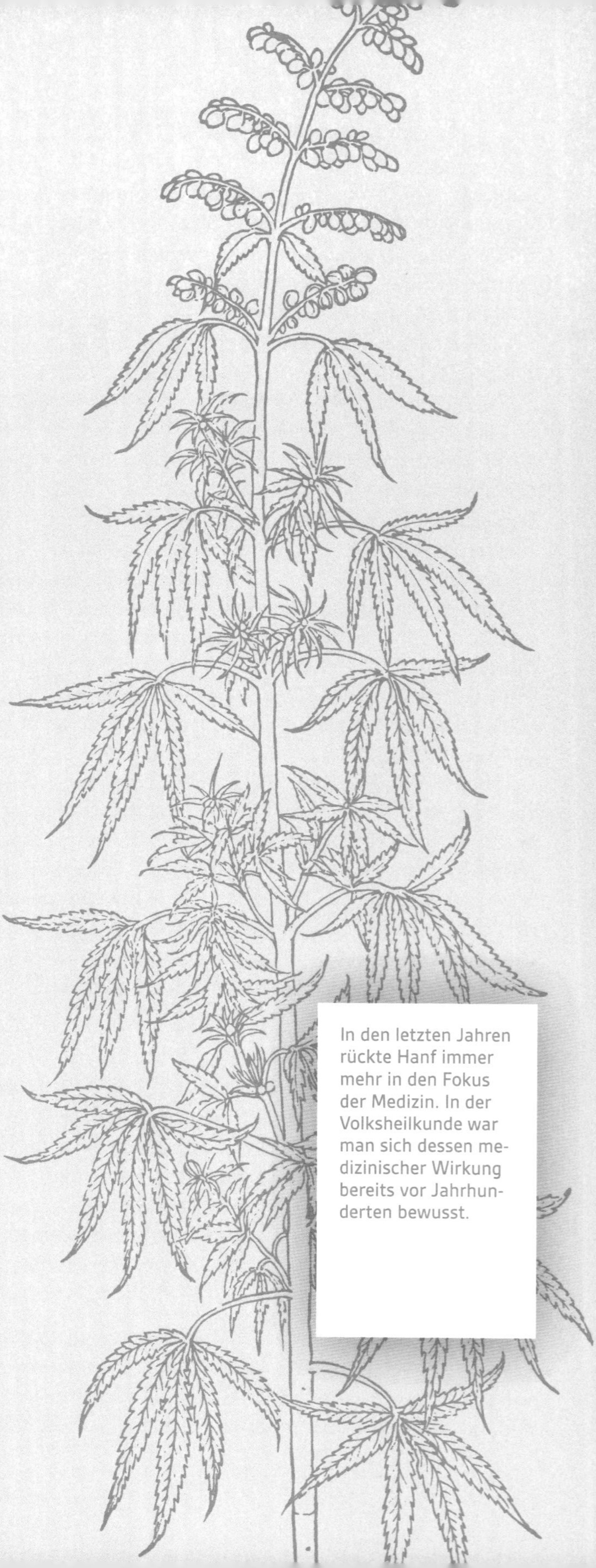

In den letzten Jahren rückte Hanf immer mehr in den Fokus der Medizin. In der Volksheilkunde war man sich dessen medizinischer Wirkung bereits vor Jahrhunderten bewusst.

stimmungsaufhellenden, in hohen Dosen auch zu ängstlichen, depressiven Wahrnehmungsstörungen mit Orientierungslosigkeit.
Da der Gehalt an Cannabinoiden stark klimaabhängig ist, enthalten Hanfpflanzen – außer eigens dafür gezüchtete Arten – in den kälteren Gebieten der Erde geringere Konzentrationen als Pflanzen aus südlichen Gebieten. Daher ist es verständlich, dass die Hanfpflanze in Mittel- und Nordeuropa wahrscheinlich nicht jene kulturhistorische Bedeutung als Narkotikum hatte, wie wir dies beispielsweise von Indien kennen. **Vorsicht→** Der Erwerb und die Verwendung von Hanfblüten sind strafrechtlich verboten!

Nieswurz → Die Gillwurz

Helleborus sp.

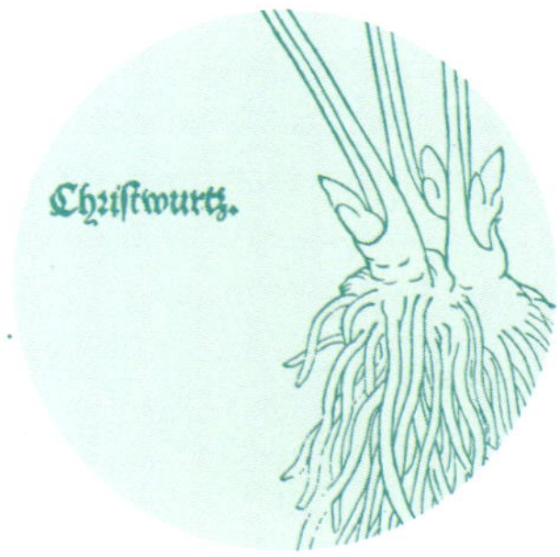

Auch bekannt unter: Schneerose, Christrose

SÜDTIROL: Christwurz
NORDTIROL: Hainwurz
VORARLBERG: Gallworza
KÄRNTEN: Gailkraut, Gillwurz, Grüne Schneewurz, Hendl, Schelmrosen
STEIERMARK: Güllkräutl, Güllwurzel, Schneekannerl
SALZKAMMERGUT: Schölnwurz, Schneekatherl
OBERÖSTERREICH: Schelmwurz

Die Schwarze Nieswurz wurde, aufgrund ihrer reinigenden und abführenden Wirkung, bereits in der griechischen Antike sowohl für kultische Reinigungszeremonien als auch im medizinischen Sinn verwendet.
Die Nieswurz wird gleich in mehrfacher Hinsicht ihrem Ruf als Reinigungs- beziehungsweise Austreibungsmittel gerecht. So erzeugt bereits das Aufziehen des Pulvers über die Nase einen heftigen Niesreiz. Hiervon stammt auch der deutsche Name der Pflanze. Diese schon in der Antike bekannte Wirkung führte dazu, dass es in Tirol noch im 20. Jahrhundert bei Atemwegserkrankungen üblich war, die Nieswurz einzusetzen, um die Nase zu reinigen. Die Nieswurz diente nach Dioskurides schon vor 2.000 Jahren als Mittel zur Auslösung der Menstruationsblutung und als Abtreibungsmittel. Durch die Nürnberger Medizinalverordnung von 1592 ist nach Höfler (1908) diese Anwendung auch für das Mittelalter übertragbar. Denn in dieser Verordnung wurde der Verkauf der Schwarzen Nieswurz aufgrund der verbreiteten Anwendung als Abtreibungsmittel verboten.
Vom römischen Gelehrten Plinius erfahren wir zudem, dass die Gallier die Nieswurz im 1. Jahrhundert n. Chr. medizinisch in der Tierheilkunde bei Tierseuchen in den

Schlund der Tiere schoben, sodass diese, durch das Schwitzen, von der Krankheit befreit wurden. Im Kärntner Nockgebiet war diese Art der Anwendung erstaunlicherweise bei Rotlauf bei Kühen bis ins 20. Jahrhundert bekannt.

Alpine Volksmedizin

In etwas abgeänderter Weise zum von Plinius beschriebenen Ritual wurde Nieswurz im gesamten deutschsprachigen Alpenraum bis ins vorige Jahrhundert in der Tierheilkunde benutzt. Hierzu wurde meist die Grüne Nieswurz (*Helleborus viridis*) als ganzes Stück oder ein mit dem Saft der Nieswurz getränktes Seil durch ein künstlich erzeugtes Loch im Ohr gezogen. Diese Therapie wurde auch „Schelmstechen" oder „Güllwurzstechen" genannt. Im Ohr stirbt in der Folge um die Stellen, die Kontakt mit der Nieswurz hatten, die Haut ab, wodurch sich das Loch im Ohr vergrößert. Der Zweck dieser für das Tier sehr schmerzhaften Behandlung liegt in der Säftelehre, denn auf diese Weise sollten schlechte Säfte aus dem Körper gezogen werden und das Tier gesunden. Meist wurde dies als Heilmittel bei Seuchen im Stall, insbesondere beim gefürchteten Rotlauf bei Kühen angewendet. In Tirol gebrauchte man diese Methode auch beim Milzbrandrotlauf der Schweine. Ähnlich ging Alois Mantinger aus Südtirol vor, wenn er Gifte aus den Tieren entfernen wollte. Zu diesem Zweck wurde den Tieren eine Nieswurz ebenfalls in ein Loch im Ohr gesteckt. Johann Ragginer verwendete die Nieswurz im 19. Jahrhundert zur Behandlung einer fiebrigen Erkrankung bei Kühen. Er machte hierzu ein Loch in die Brusthaut der Kuh und zog die Nieswurz hindurch. Die weitverbreitete Anwendung lässt jedenfalls die Vermutung zu, dass es sich hier tatsächlich um ein Heilmittel handeln könnte, denn ansonsten würde man es wohl nicht nach 2.000 Jahren noch immer von der Schweiz bis nach Niederösterreich wiederfinden.

Aus der Forschung

In der Wurzel der Schwarzen Nieswurz konnten als relevante Wirkstoffe Helleborin, herzwirksame Glykoside vom Bufadienolid-Typ mit Helleberin, Alkaloide wie Celliamin und in den oberirdischen Teilen auch Protoanemonin identifiziert werden. Nach der innerlichen Aufnahme der Schwarzen Nieswurz kommt es zu einem Kratzen im Rachenraum, anschließend zu Erbrechen, Schweißausbrüchen, Speichelfluss, Durchfall und Schmerzen im Magen-Darm-Bereich. Bei Überdosierung kommt es daraufhin, hervorgerufen durch die cardiotoxischen Bufadienolide, zu Herz-Kreislauf-Störungen, die im weiteren Verlauf zum Tod führen können. **Vorsicht**→ Die Nieswurz ist giftig und darf daher nicht verwendet werden!

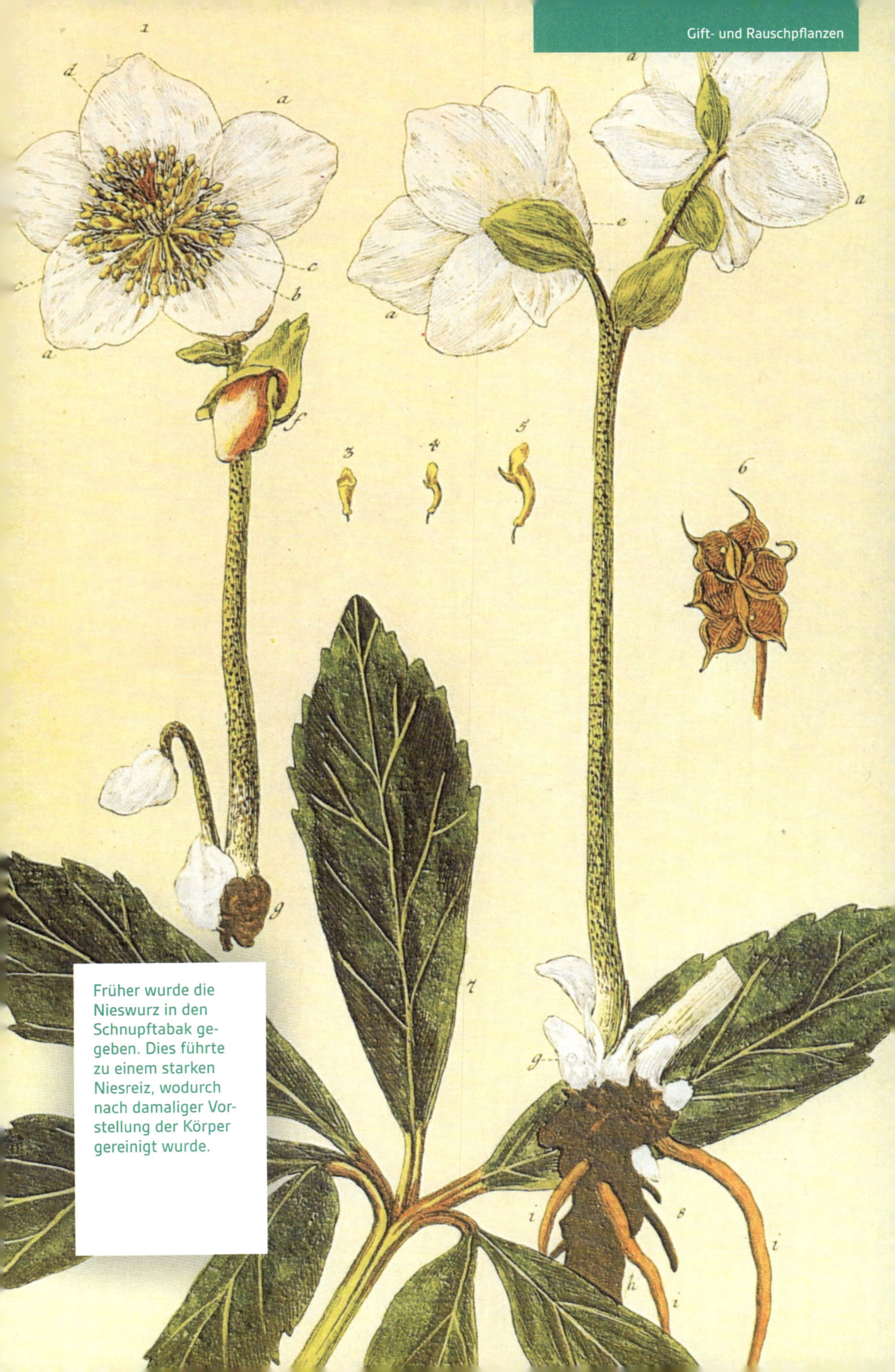

Früher wurde die Nieswurz in den Schnupftabak gegeben. Dies führte zu einem starken Niesreiz, wodurch nach damaliger Vorstellung der Körper gereinigt wurde.

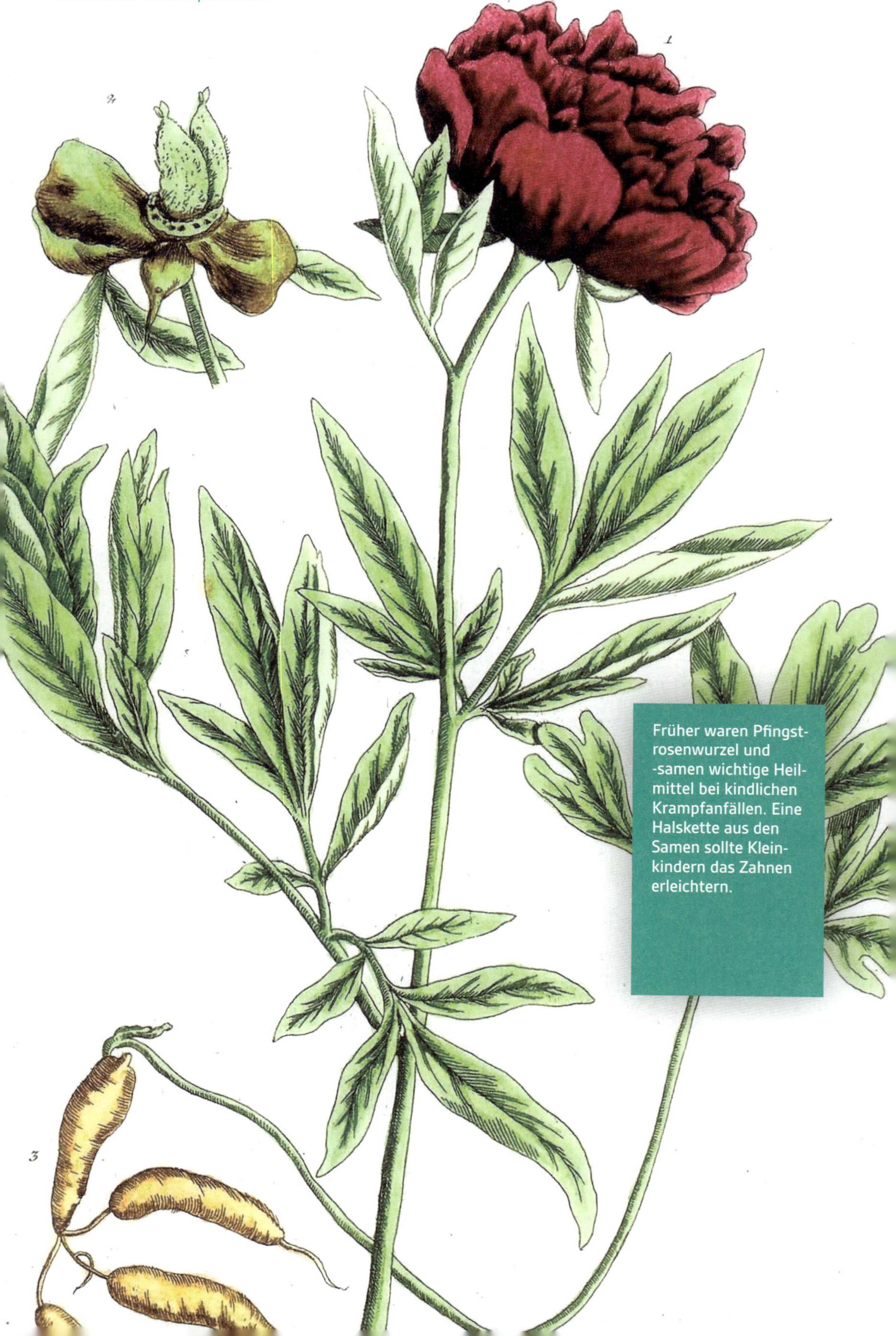

Früher waren Pfingstrosenwurzel und -samen wichtige Heilmittel bei kindlichen Krampfanfällen. Eine Halskette aus den Samen sollte Kleinkindern das Zahnen erleichtern.

Pfingstrose → Gegen die Fraisen

Paeonia officinalis

Auch bekannt unter:

SÜDTIROL: Freisamrose, Gichtrose, Gichtwurz, Petonigrallen
NORDTIROL: Pfingstpappel, Zahngrallen
VORARLBERG: Unserherrgottsrose
KÄRNTEN: Knopfrosen
STEIERMARK: Patoni-Rosen
OBERÖSTERREICH: Blutrose
NIEDERÖSTERREICH: Pumpelruse
SCHWEIZ: Brandrosa, Buebarose, Chindliwehrose, Cholrose, Fürrose

Die Pfingstrose hat in der Kräuterkunde Europas eine sehr lange Tradition. Schon von den Korybanten und Kureten, die als Begründer der Heilkunde im antiken Griechenland galten, soll sie zu Wunderkuren benutzt worden sein. Und Dioskurides gebrauchte die Samen im 1. Jahrhundert n. Chr. gegen Gebärmutterschmerzen und beklemmende Brustgefühle, wie es jahrhundertelang bis ins 20. Jahrhundert im Alpenraum üblich war. Auch Hildegard von Bingen erwähnte die Pfingstrose im Mittelalter: ins Bett gelegt, sollte sie Alpträume abwehren und die Blüten in einem Weinauszug sollten bei unregelmäßigen Menstruationsblutungen helfen.
Schon Paracelsus rühmte die Pfingstrosenwurzel, ähnlich wie die Traditionelle Chinesische Medizin, als Heilmittel bei Epilepsie und so ist es verständlich, dass diese, zusammen mit den Samen, als eines der gebräuchlichsten Heilmittel bei krampfartigen Zuständen in der Volksheilkunde gilt. Die Pfingstrose war eines der wichtigsten Heilmittel gegen kindliche Fraisen. Dabei wurde eine Pfingstrose ins Bett gelegt, die Wurzel zermahlen auf das Essen gestreut oder wie in der Steiermark die Samen als Amulett („Petonigrallen", „Fraisperlen") den Kindern um den Hals gehängt. Aus den Blüten wurde zudem der Pfingstrosenzucker hergestellt, der ebenfalls vor nächtlichen Alpträumen schützen soll.
Aus Südtirol sind gleich mehrere Hinweise auf eine frühe Anwendung aus dem 16. Jahrhundert bekannt. Laut den Akten aus dem Stadtgericht Brixen werden im Jahr 1542 sogenannte Vergichtkörner, Samen der Pfingstrose, in der Hinterlassenschaft der Katherine Larentz gefunden. Marx Sittich von Wolkenstein erwähnte um 1600 ebenfalls Betonienwurz und die Samen als Heilmittel. Nach ihm wuchsen besonders viele rot und weiß blühende Sträucher am Monte Bondone bei Trient.

Alpine Volksmedizin

Im Alpenraum gilt die Pfingstrose nach wie vor als krampflösendes Mittel, das bei Krämpfen und Epilepsie als Pulver in die Suppe gestreut wird.
In Osttirol gilt der Tee aus der Wurzel als Heilmittel bei rheumatischen Schmerzen und Gicht (Gichtrose, Gichtwurz). In Südtirol wird ein Schnaps aus den Knospen der Pfingstrose bei Bandscheibenleiden als Einreibung angeraten.
In Südtirol machte man aus den Samen eine Halskette und hängte diese den Kindern bei Zahnproblemen um den Hals. Hierzu wurden die Samen vorher in Milch eingelegt.
In der Tierheilkunde wurden rot blühende Blüten den Kühen bei Nachgeburtsschwierigkeiten verabreicht.

Aus der Forschung

In der Wurzel finden sich Gerbstoffe und Glykoside wie Paeoniflorin und Peregrinin. Bezüglich einer möglichen krampflösenden Wirkung sind keine Untersuchungsergebnisse verfügbar. Sowohl Wurzel als auch Blätter und Samen bewirken in höheren Dosen jedoch starke Reizungen im Magen-Darm-Trakt mit Übelkeit und Durchfall. **Vorsicht**→ Die Pfingstrose ist leicht giftig und sollte deshalb nicht verwendet werden!

Wolfsmilch → Das Warzenkraut

Euphorbium sp.

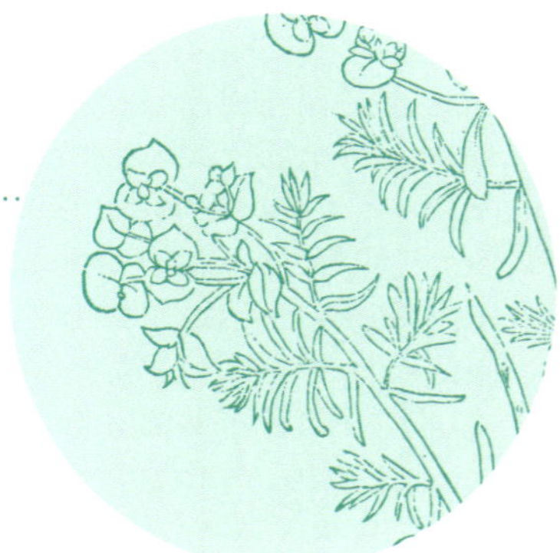

Auch bekannt unter:

SÜDTIROL: Houzen, Warzengras
NORDTIROL: Hotzkraut
KÄRNTEN: Krötengras, Krötenkraut, Warzenkraut
SALZKAMMERGUT: Wachzenkraut
OBERÖSTERREICH: Maulwurfskraut
NIEDERÖSTERREICH: Milchkraidl
WIEN: Krodnbleameln
SCHWEIZ: Rossmilch, Tüfelschrut
BAYERN: Krätzengras, Teufelsmilch

Wolfsmilch wurde bereits von Dioskurides als Abführmittel und als Heilmittel bei Flechten und Warzen empfohlen. Diese Anwendungen blieben über die Jahrhunderte dieselben und so erklären sich auch die volkstümlichen Namen „Warzenkraut“

und „Krätzengras“, wie sie im Alpenraum bis heute gebräuchlich sind. Vor allem die Samen der Wolfsmilch wurden früher, wie auch bei Hildegard von Bingen, als Abführmittel verwendet. Dies war aber sehr gefährlich, so liest man in einem Gartenbuch aus dem Jahre 1473: „Die alten Weiber und Roßärzte purgieren die armen kranken Leut bis auf den Tod damit, denn es treibt gewaltig.“

Interessant ist auch die Erwähnung des „Hotzkraut“ durch Heyl (1897) im Kräuterstrauß von Unterinn am Ritten. Dies lässt vermuten, dass diese Pflanze früher eine sehr viel wichtigere Rolle in der Volksheilkunde gespielt haben muss, waren doch im traditionellen Kräuterstrauß, der am 15. August geweiht wird, ursprünglich nur hoch verehrte Heilpflanzen enthalten. Wolfsmilch wird jedenfalls in mehreren Rezepten, wie jenem des Arztes und Naturforschers Hieronymus Cardanus (1501–1570), als Teil der Hexensalben bezeichnet.

Der Name „Maulwurfskraut“, wie man Wolfsmilch in Oberösterreich auch nennt, kommt aus der Verwendung als Gift gegen Maulwürfe. Der weit springende Samen wird nämlich von den Maulwürfen gefressen, die daraufhin an inneren Blutungen sterben.

Alpine Volksmedizin

Der Milchsaft von Wolfsmilch wird auf die Warzen aufgetragen. Dabei sollte, ganz der traditionellen Volksheilkunde folgend, darauf geachtet werden, dass man den Milchsaft täglich bei abnehmendem Mond aufträgt. Die Ragginer benutzten Wolfsmilch in einer Salbe gegen Hauterkrankungen.

Aus der Forschung

Die Verwendung als Warzenmittel liegt vor allem an der ätzenden Wirkung des Milchsaftes, die vor allem auf Terpenester zurückzuführen ist. Der Milchsaft reizt allerdings die Haut und steht im Verdacht Tumore auszulösen, deshalb muss von einer Anwendung abgeraten werden.

Vorsicht→ Wolfsmilch ist giftig und darf deshalb nicht verwendet werden, auch die äußere Anwendung ist nach derzeitigem Wissensstand abzulehnen!

Konservierung

Bei der **Trocknung** ist es wichtig darauf zu achten, dass die Pflanzen schonend, aber zügig trocknen. Zudem sollten sie während des Trocknens nicht dem direkten Sonnenlicht ausgesetzt sein. Am besten hängt man die Pflanzen in kleinen Bündeln auf eine Schnur auf, die am Dachboden oder an einem schattigen Platz am Balkon angebracht wird. Wurzelmaterial kann man vor dem Trocknen mit Wasser abwaschen, Kräuter allerdings nicht. Sobald die Pflanzen trocken sind (nach circa 1 bis 2 Wochen), sollte man sie in geschlossene und lichtgeschützte Behälter füllen. Um mögliche Schädlinge abzutöten und die getrockneten Pflanzen länger haltbar zu machen, kommen sie für einen Tag in das Tiefkühlfach. Getrocknete Kräuter sollte man innerhalb eines Jahres aufbrauchen.
Tipp→ Spitzwegerichblätter sollten rasch getrocknet werden, da sich sonst der wirksame Inhaltsstoff abbaut. Am besten bei 50 °C ins offene Backrohr legen. Bei einigen Pflanzen geht bei der Trocknung ein großer Teil der wirksamen Inhaltsstoffe verloren (z. B. bei Kapuzinerkresse, Meerrettich, Brunnenkresse, Schnittlauch, Zwiebel, Knoblauch, Bärlauch, Basilikum, Petersilie). Hier ist eine Trocknung ungeeignet, stattdessen sollte man sie so rasch wie möglich zu Sirupen, Kräuterweinen, -schnäpsen, -ölen, -essigen, -likören oder zu Tinkturen weiterverarbeiten. Eine weitere Möglichkeit, um die wirksamen Inhaltsstoffe dieser Pflanzen zu bewahren, ist das Einfrieren. Beim **Einfrieren** sollte man die Pflanzen mit so wenig Lufteinschluss wie möglich in kleine Papiersäckchen oder Plastiktaschen füllen und in das Tiefkühlfach legen.

Grundrezepte

Teemischung

Arbeitsschritte→ Die getrockneten Heilpflanzen grob zerkleinern, nach und nach in einer Schüssel behutsam vermischen und anschließend in Teesäckchen abfüllen.
Tipp→ Die Zusammensetzung sollte nie mehr als 7 verschiedene Heilpflanzen enthalten, weil dann die Konzentration der einzelnen Pflanzen viel zu gering wäre. Um eine homogene Durchmischung zu gewährleisten, sollten Himbeer-, Erdbeer- oder Brombeerblätter enthalten sein, da die feinen Härchen der Blätter für eine feste Mischung sorgen. Neben der gewünschten therapeutischen Mischung sollten ein bis zwei Pflanzen den geschmacklichen Vorlieben entsprechen (z. B. Pfefferminze, Melisse, Lavendel, Süßholz, Hagebutten, Orangenblüten).

Tinktur/Kräuterschnaps

Arbeitsschritte→ Die zerkleinerten Zutaten in eine Flasche füllen und anschließend mit dem Alkohol übergießen. Kräuterschnäpse werden mit 40%igem Alkohol zubereitet. Tinkturen, die vor der Anwendung verdünnt oder nur äußerlich aufgetragen werden, können auch mit 70%igem Alkohol zubereitet werden. Das Ganze sollte an einen dunklen Ort gestellt und immer wieder geschüttelt werden. Blätter und Blüten können bereits nach 2 Wochen, Wurzeln, Rinden, Zapfen und Früchte sollten dagegen erst nach 4 bis 8 Wochen abfiltriert werden. Man kann sie aber auch in der Flasche belassen. **Typische Heilpflanzen→** Arnikablüten, Baldrianwurzel, Blutwurz, Eberesche, Eichenrinde, Enzianwurzel, Gänseblümchenblüten, Heidelbeeren, Kalmuswurzel, Kampfer, Latschenzapfen, Ringelblumenblüten, Salbeiblätter, Zirbenzapfen.

Kräuterlikör

Arbeitsschritte→ Das Pflanzenmaterial in eine Flasche geben und mit dem 30- bis 40%igem Alkohol übergießen. Den Ansatz belässt man je nach Pflanzenmaterial (siehe Kräuterschnaps) 2 bis 8 Wochen an einem dunklen Ort, wobei immer wieder geschüttelt wird. Anschließend abfiltrieren und je nach Belieben mit Zucker, Honig oder auch Mogenzucker (mit Zimt und Nelkengeschmack verfeinerter Würfelzucker mit rosa bis roter Farbe) süßen. **Typische Heilpflanzen→** Zirbenzapfen, Heidelbeeren, Walnüsse, Schafgarbe, Brennnesselblätter.

Kräuterwein

Arbeitsschritte→ Die grob zerkleinerten Zutaten in eine leere Flasche geben. Dabei sollte die Flasche zu einem Drittel mit den pflanzlichen Zutaten gefüllt werden. Anschließend wird die Flasche mit Rot- oder Weißwein aufgefüllt und verschlossen. Den Ansatz 2 bis 3 Wochen an einem dunklen Ort lagern und danach abfiltrieren. Der Wein kann je nach Belieben mit Honig oder Zucker gesüßt werden. **Typische Heilpflanzen→** Engelwurz, Galgant, Ingwer, Liebstöckel, Meisterwurz, Kalmus, Salbeiblätter, Tausendgüldenkraut, Wermutkraut, Zimtrinde.

Gewürzsalz

Arbeitsschritte→ Das Salz und die Kräuter in einen Mörser geben. Auf ½ Gewürzglas grobes Salz wird ½ Gewürzglas getrocknete Kräuter verwendet. Anschließend alles im Mörser so lange zerreiben, bis das grobe Salz fein zermahlen ist. Dann in Gläser abfüllen. **Tipp→** Man kann auch mit frischen Kräutern (z. B. Bärlauch) ein Salz herstellen. Hierzu werden die frisch gepflückten Kräuter zusammen mit dem groben Salz in der Küchenmaschine zermahlen und anschließend 2 bis 4 Tage zum Trocknen auf Backpapier ausgelegt. Sobald das Salz richtig trocken ist und nicht mehr verklebt, kann es in kleine Gläser abgefüllt werden. **Typische Heilpflanzen→** Oregano, Majoran, Chilischoten, Bärlauch, Rosmarin, Lavendel.

Gekochter Kräutersirup

Arbeitschritte→ Das Pflanzenmaterial in einem ersten Schritt in einem verschlossenen Behälter mit abgekochtem Wasser und optional mit einer halbierten Zitrone (gibt einen erfrischenden Geschmack) etwa 1 Tag lang stehen lassen. Anschließend abfiltrieren. In einem weiteren Schritt mit Zucker aufkochen. Auf 1 l Wasser werden 1 bis 1,5 kg Zucker verwendet. Sobald der Zucker vollständig gelöst ist, den Sirup noch heiß in Flaschen abfüllen. Verwendet man 1,5 kg Zucker auf 1 l Wasser, kann die Haltbarkeit des Sirups bei Lagerung im Kühlschrank von circa 6 Monaten auf 1 Jahr verlängert werden. **Typische Heilpflanzen→** Melisse, Pfefferminze, Thymian, Goldmelisse, Holunderblüten.

Nicht gekochter Kräutersirup

Arbeitschritte→ Das Pflanzenmaterial abwechselnd mit Zucker schichtweise in ein Marmeladeglas füllen. Jede Schicht sollte circa 1 cm betragen und die oberste Schicht sollte aus Zucker bestehen. Alles fest andrücken, das Glas verschließen und je nach Ausgangsmaterial einige Tage bis 4 Wochen in den Kühlschrank stellen (Meerrettich und Zwiebel je 1 Tag, Spitzwegerich und Fichtenwipfel 4 Wochen). Sobald sich der Sirup gebildet hat, wird er in ausgekochte Gläser abfiltriert. Im Kühlschrank ist dieser Sirup circa 3 Monate haltbar. **Typische Heilpflanzen→** Fichtenwipfel, Latschenwipfel, Spitzwegerichblätter, Rettich, Meerrettichwurzel, Zwiebel.

Kräuteröl

Arbeitsschritte→ Für Kräuteröl werden meist getrocknete Heilpflanzen verwendet. Knoblauch, Bärlauchblätter und Johanniskrautblüten sollten aber frisch verwendet werden. Die Kräuter in eine Flasche füllen und anschließend mit Öl übergießen. 2 bis 4 Wochen an einem warmen, aber dunklen Ort lagern. Nach dieser Zeit kann das Öl abfiltriert werden. **Tipp→** Für die Herstellung von Johanniskrautöl sollten die Blüten etwas zerdrückt werden, bevor man sie in die Flasche gibt. **Typische Heilpflanzen→** Johanniskraut, Ringelblumenblüten, Thymian, Chili, Oregano, Rosmarin, Knoblauch, Bärlauch.

Salbe

Arbeitsschritte→ Das Olivenöl (auch Jojoba- oder Mandelöl) langsam im Topf erwärmen, aber nicht zu heiß werden lassen (circa 80 °C). Dann die Pflanzen und das Bienenwachs unter behutsamem Umrühren dazugeben. Pro 100 g Olivenöl mindestens 10 g Bienenwachs hinzugeben, je mehr Bienenwachs, desto fester wird die Salbe. Nach 10 Minuten wird der Topf von der Herdplatte genommen. Die Salbe vor dem Abseihen eine Nacht an einem kühlen Ort stehen lassen, am nächsten Tag kurz erwärmen und im flüssigen Zustand in die Tiegel abfüllen. **Tipp→** Rührt man die Salbe während des Abkühlens immer wieder um, wird sie in der Konsistenz weicher. Bienenwachs kann bei Imkern oder in Apotheken bezogen werden.

Typische Heilpflanzen→ Meisterwurz, Ringelblume, Johanniskraut, Beinwell, Nussbaumblätter, Majoran, Kamille, Sanikel.

Wickel

Arbeitsschritte→ Ein Wickel besteht normalerweise aus 3 Lagen: Innentuch, Zwischentuch und Außentuch. Als Innentuch können Baumwollwindeln, Stofftaschentücher, Geschirrtücher oder Stoffreste dienen. Das Innentuch mit dem Pflanzenmaterial kann warm oder kalt sein. Warm wird es bei chronischen, kalt bei akuten Beschwerden eingesetzt. Das Zwischentuch verhindert die Verfärbung des Außentuches und sollte am besten aus Naturmaterialien bestehen. Beispielsweise eignet sich ein Stück Leinen- oder Baumwollstoff. Das Außentuch dient zum Fixieren und gegebenenfalls auch zum Wärmen, daher sollte es am besten aus Molton oder Wolle bestehen. Je nach Körperteil kann ein Schal, ein Dreieckstuch, eine Mütze o. Ä. verwendet werden.
Kühlende Wickel, beispielsweise zur Fiebersenkung, sollten nach circa 20 Minuten erneuert werden. Wickel bei Prellungen oder Verstauchungen können mehrere Stunden auf der betroffenen Stelle belassen werden.
Feuchtheiße Wickel werden 5 bis 15 Minuten an der betroffenen Stelle belassen. Dann wird das Innentuch entfernt und durch ein trockenes ersetzt beziehungsweise nur das Außentuch wieder fixiert. Der Patient sollte nach der Anwendung ruhen. Wickel sollten im Regelfall 1-mal täglich durchgeführt werden, bei akuten Beschwerden kann der feuchtheiße Wickel auch öfter angewandt werden.
Wickel werden meist in Form von Tinkturen, Abkochungen oder Essigauszügen aufgelegt. Zwiebel, Zitrone, und Ingwer werden bei Erkältungskrankheiten auch frisch verwendet: Sie werden dabei in Scheiben geschnitten oder grob zerkleinert aufgetragen (Ingwer wird hierzu mit etwas Wasser vermengt). Empfindliche Personen sollten auf Zitrone und Ingwer wegen möglicher Hautreizungen verzichten.
Typische Heilpflanzen→ Zwiebel, Arnikatinktur, Beinwelltinktur, Johanniskrautöl, Heublumen, Melisse, Zitrone, Ingwer.

Kräuteressig

Arbeitsschritte→ Die Herstellung erfolgt analog zum Kräuteröl, anstelle des Öls wird jedoch ein guter Essig verwendet. Ein guter Kräuteressig kann sowohl innerlich als auch äußerlich für Heilzwecke und zum Kochen verwendet werden. Die Haltbarkeit liegt bei mindestens 6 Monaten. **Typische Heilpflanzen**→ Lavendel, Majoran, Dill, Kerbel, Quendel, Thymian.

Kräuterkissen

Arbeitsschritte→ Das grob zerkleinerte und vollständig getrocknete Pflanzenmaterial wird in Leinensäckchen eingenäht. Hierzu eignen sich besonders ätherisch ölhaltige und gleichzeitig beruhigende Heilpflanzen. Kirschkerne sind dagegen

Wärmespeicher und eignen sich als wärmende Auflage bei Schmerzen und Verspannungen. **Typische Heilpflanzen**→ Lavendel, Melisse, Baldrian, Hopfen, Heublumen, Kirschkerne.

Bonbons

Arbeitsschritte→ Als Ausgangsmaterial eignen sich aus den Pflanzen hergestellte Sirupe (Thymian, Quendel, Schlüsselblume, Spitzwegerich) beziehungsweise ätherische Öle (Pfefferminze, Lavendel).
In einem Topf werden der Zucker, der Honig und, falls vorhanden, der Sirup so lange erwärmt, bis die Zutaten schmelzen, das enthaltene Wasser verdampft und die Mischung karamellisiert. Um 250 ml Gesamtmenge zu erhalten, werden dabei 100 g Zucker, 100 g Sirup und 50 g Honig verwendet. Verwendet man ätherische Öle, werden hiervon 4 bis 5 Tropfen erst nach dem Karamellisieren von Zucker und Honig hinzugegeben. Die flüssige Masse auf ein eingefettetes Backblech gießen. Sobald sie abgekühlt ist, kann man sie in bonbongroße Stücke brechen. **Tipp**→ Beginnt die Masse auf dem Backblech fest zu werden (nach circa 10 Minuten), kann man mit einem Messer bonbongroße Stücke einschneiden, um das anschließende Brechen zu erleichtern. **Typische Heilpflanzen**→ Thymian, Quendel, Schlüsselblume, Spitzwegerich, Salbei, Pfefferminze, Lavendel.

Alkohol

Wie stelle ich aus einem 96%igen Alkohol (Weingeist) einen 40%igen Alkohol her? Da sich die Prozent beim Alkohol auf das Volumen und nicht auf das Gewicht beziehen und Alkohol und Wasser unterschiedliche Dichtegrade haben, benötigt man für die Alkohol-Wasser-Mischung die genauen Angaben in Gramm, um die nötige Mischung zu gewinnen. So braucht man für 100 ml eines 40%igen Alkohols 36,1 g 96%igen Alkohol und 63,9 g Wasser.

Für 100 ml 70%igen Alkohol→ 67,6 g 96%igen Weingeist und 32,4 g Wasser
Für 100 ml 50%igen Alkohol→ 46 g 96%igen Weingeist und 54 g Wasser
Für 100 ml 30%igen Alkohol→ 26,7 g 96%igen Weingeist und 73,3 g Wasser
Für 100 ml 20%igen Alkohol→ 17 g 96%igen Weingeist und 83 g Wasser

NEUNER'S

GANZHEITLICHE *Gesundheit*

Bereits in 5. Generation befasst sich das Tiroler Familienunternehmen Neuner's mit dem Thema „Gesundheit aus der Natur". Wirksame Kräuterprodukte in höchster Qualität stehen dabei im Mittelpunkt zur Erhaltung und Wiedererlangung der Gesundheit.

HEILEN ALS FAMILIENTRADITION

Im reichhaltigen Neuner's Sortiment bewahren die Nachfahren von Alois und Hans Neuner die unbezahlbaren Erfahrungen, die in über 130 Jahren gesammelt wurden und verbinden sie mit neuesten wissenschaftlichen Erkenntnissen. Von traditionellen Einreibungen und Heilkräutertees über moderne BIO Kräutertees bis hin zu sinnvoll zusammengestellten Elixieren, Kapseln und Kur Paketen, das Neuner's Sortiment hält für unzählige Bedürfnisse eine natürliche und wirkungsvolle Lösung bereit.

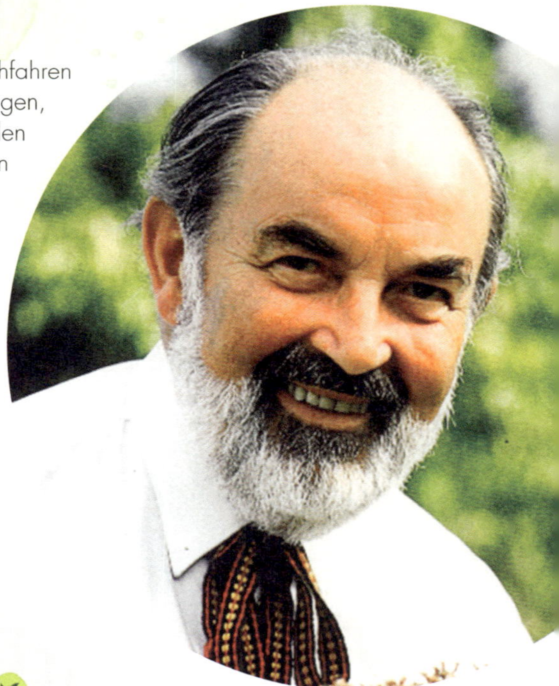

Neuner's Gesundheit & Wellness GmbH
Hans-Neuner-Straße 1 · 6322 Kirchbichl/Tirol
M: info@neuners.com· T: +43 5332/ 72544
#drinkneuners

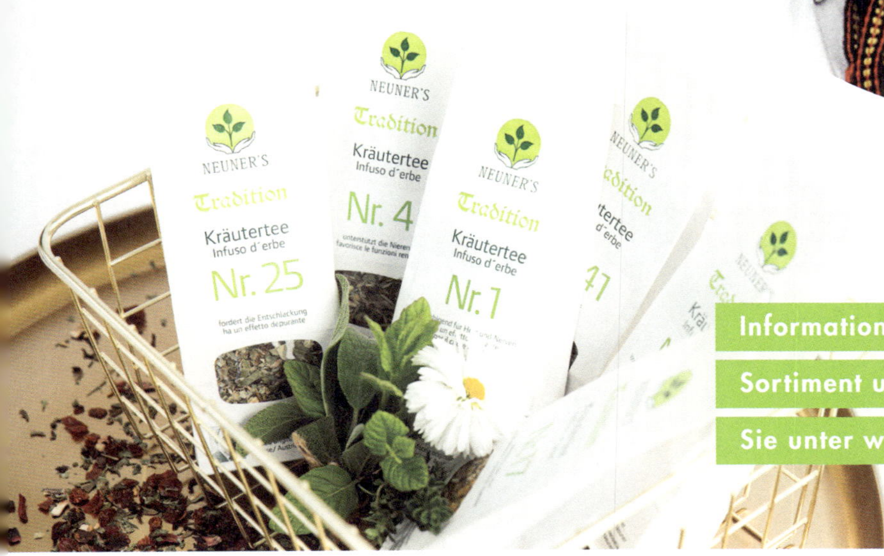

Informationen zum Neuner's Sortiment und Partnern finden Sie unter www.neuners.com

Verzeichnis der volksmedizinischen Anwendungen

Augen und Ohren

Beruhigung und Nerven

Frauenheilkunde

Haut und Haare

Leber und Galle

Magen und Darm

Männergesundheit

Muskeln und Gelenke

Niere und Blase

Tierheilkunde

Verzeichnis der Rezepte

A

B

D

E

F

G

H

I

J

K

L

M

N

P

R

S

Verzeichnis der Heilpflanzen

A

B

E

F

G

H

I

J

K

Literatur

Achmüller, Arnold (2012): Teufelskraut, Bauchwehblüml, Wurmtod. Das Kräuterwissen Südtirols. Mythologie, Volksmedizin und wissenschaftliche Erkenntnisse. Edition Raetia. Bozen. **Arbeitsgemeinschaft Ländliche Hauswirtschaftsschule Ehrental (1997)**: Großmutters Kräuterwissen – Ein Wegweiser zur Ehrentaler Heilkräuterschau. Selbstverlag des Landwirtschaftsmuseums. Ehrental. **Asche, Roswitha; Schulze, Ernst-Detlef (1996)**: Die Ragginer. 200 Jahre Volksmedizin in Südtirol. Verlag Dr. Friedrich Pfeil. München. **Bae et al. (2014)**: Arctiin blocks hydrogen peroxide-induced senescence and cell death though microRNA expression changes in human dermal papilla cells. In: Journal of Biological Research, Vol.47, S. 1-11. BioMed Central. London. **Beckmann, Dieter (2006)**: Lexikon der Pflanzen- und Tiermythen. Etymologie der Wild- und Kulturarten. Cornelia Goethe Literaturverlag. Frankfurt am Main. **Berger, Franz (1981)**: Synonyma-Lexikon der Heil- und Nutzpflanzen. Österreichischer Apotheker-Verlag. Wien. **Biermann, Günther; Schinnerl, Heimo (2002)**: Volksmedizin. Vom Bauerndoktor, Bader und Quacksalber. Volksmedizinische Vorstellungen und Praktiken aus Kärnten. Ehrentaler Museumsschriften Band 7. Selbstverlag des Landwirtschaftsmuseums. Ehrental. **Bildungsausschuss Verdings (2011)**: Für Viech und Leit. Bäuerliche Volksmedizin aus dem Eisacktal beim Lackmüllerhof in Verdings. A. Weger. Brixen. **Bitschnau, Tanja (1991)**: Arzneidrogen der Volksmedizin im Montafon. Univ. Dipl. Wien. **Caminada, Christian (1961)**: Die verzauberten Täler. Die urgeschichtlichen Kulte und Bräuche im alten Rätien. Walter-Verlag. Olten und Freiburg im Breisgau. **Danninger, Gabriele (1998)**: „... daß sie auch vor den Krancken-Betten müsten das Maul halten ...". Frauen zwischen „traditioneller Heiltätigkeit" und „gelehrter Medizin" um 1800 anhand Salzburger Quellen. Kulturgeschichte der namenlosen Mehrheit Band 2. Österreichischer Kunst- und Kulturverlag. Wien. **Dörler, Gerhard (1986)**: Alt-Tiroler Naturapotheke. Wirksame Rezepte aus acht Jahrhunderten. Pinguin Verlag. Innsbruck. **Egger, Andrea (1989)**: Die Verwendung von Heilpflanzen in der Volksmedizin im oberösterreichischen Ennstal. Univ. Dipl. Wien. **Egger, Ursula (1992)**: Volksmedizinisch verwendete Heilpflanzen und Hausmittel im oberen Kärntner Mölltal. Univ. Dipl. Wien. **Fink, Hans (1957)**: Eisacktaler Sagen, Bräuche und Ausdrücke. Schlern-Schriften, 164. Universitätsverlag Wagner. Innsbruck. **Fink, Hans (1973)**: Verzaubertes Land. Volkskult und Ahnenbrauch in Südtirol. Tyrolia-Verlag. Innsbruck. **Fossel, Victor (1885²)**: Volksmedicin und medicinischer Aberglaube in der Steiermark. Styria. Graz. **Frick, Karl (1987)**: Geschichte der Medizin in Kärnten im Überblick. Von den Anfängen bis zum Jahre 1804. Verlag des Kärntner Landesarchivs. Klagenfurt. **Friedl, Inge (2009)**: Heilwissen in alter Zeit. Bäuerliche Heiltraditionen. Böhlau Verlag. Wien. **Graber, Georg, (1949)**: Volksleben in Kärnten. Leykam Verlag. Graz. **Grabner, Elfriede (1961)**: Naturärzte und Kurpfuscher in der Steiermark. In: Zeitschrift des Historischen Vereines für Steiermark, S. 84–99. Graz. **Grabner, Elfriede (1965)**: Das „Umgürten" als Heilbrauch. Kulturhistorisches und Volksmedizinisches um die Gürtung menschlicher Körperteile. In: Carinthia I, 155, S.548–568. Klagenfurt. **Grabner, Elfriede (1985)**: Grundzüge einer ostalpinen Volksmedizin. Verlag der österreichischen Akademie der Wissenschaften. Wien. **Grabner, Elfriede (2001)**: Von der Volksmedizin zu den Wunderheilern. Kulturhistorische Aspekte um Krankheit und Heilen in der medikalen Laienkultur. In: Zeitschrift des Historischen Vereins für Steiermark, S. 512–540. Graz. **Grießmair, Hans (1973)**: Aus dem Rezeptbuch eines Bauerndoktors. In: Der Schlern, 47, S. 646–653. Verlagsanstalt Athesia. Bozen. **Hammer-Luza, Elke (2005)**: Kurpfuscher und Bauernärzte vor den Schranken des Gerichts. Aspekte der steirischen Volksmedizin im 18. und 19. Jahrhundert, S. 51–57. Steiermärkisches Landesarchiv. Graz. **Höfler, M. (1908) (Reprinted 1990)**: Volksmedizinische Botanik der Germanen. Verlag für Wissenschaft und Bildung. Wien. **Hörmann von, Ludwig (1877)**: Tiroler Volkstypen. Beiträge zur Geschichten der Sitten und Kleinindustrie in den Alpen. Verlag von Carl Gerold's Sohn. Wien. **Horn, Sonia (2001)**: Examiniert und approbiert. Die Wiener medizinische Fakultät und nicht-akademische Heilkundige in Spätmittelalter und früher Neuzeit. Univ. Dipl. Wien. **Hovorta, Oskar; Kronfeld, Adolf (1908)**: Vergleichende Volksmedizin. Eine Darstellung volksmedizinischer Sitten und Gebräuche, Anschauungen und Heilfaktoren, des Aberglaubens und der Zaubermedizin. Verlag von Strecker und Schröder. Stuttgart. **Hupfauf, Erich (1957)**: Zillertaler Volksmedizin. Schlern Schriften, 176. Universitätsverlag Wagner. Innsbruck. **Keplinger, Maria (1988)**: Vorstellungswelten und Lebenswelten – Hexenverfolgungen in Oberösterreich. Aberglaube, Magie, Volksmedizin und Alltagssituation anhand von Hexenprozeßakten (und anderen Primärquellen) aus Oberösterreich. Univ. Dipl. Wien. **Kerschbaumer-Sigmund, Beatrix (1985)**: Heilkräuter im Pustertal und im Comelico. Univ. Dipl. Innsbruck. **Kiene, Kornelia (1992)**: Volksmedizin in verschiedenen Gebieten Vorarlbergs. Univ. Dipl. Wien. **Kittinger, Ingrid (1994)**: Arzneipflanzen in der Volksmedizin. In verschiedenen Gebieten Tirols. Univ. Dipl. Wien. **Kundegraber, Maria (1977)**: Bauerndoktor und Volksmedizin. Sonderausstellung Juni bis Oktober

1977. Steiermärkisches Landesmuseum. Schloß Stainz. **Künzle, Johann (1945)**: Das große Kräuterheilbuch. Ratgeber für gesunde und kranke Tage nach der giftfreien Heilmethode und den Originalrezepten. Verlag Otto Walter AG. Olten. **Lammert, Gottfried (1869)**: Volksmedizin und medizinischer Aberglauben in Bayern und den angrenzenden Bezirken begründet auf die Geschichte der Medizin und Cultur. Verlag Julien. Würzburg. **Madaus, Gerhard (1938) (Reprinted 1987)**: Lehrbuch der biologischen Heilmittel. Mediamed Verlag. Ravensburg. **Mader, Bernd (1999)**: Naturheiler, Zahnreißer und Viehdoktoren. Bäuerliche Heiltraditionen. Verlag Styria. Graz. **Mader, Bernd (2005)**: Eine Untersuchung gegen Johann Schulter vulgo Müllerhansl aus Kleinpreding wegen Kurpfuscherei. Zeitschrift des Historischen Vereines für Steiermark. Historischer Verein für Steiermark. Graz. **Mader, Bernd (2011)**: Der Höllerhansl. Steirische Verlagsgesellschaft. Graz. **Mahlknecht, Bruno (1991)**: Hat geholfen. Aus dem Wirken eines Pustertaler Bauerndoktors vor fast 400 Jahren. In: Der Schlern, 65, S. 645–651. Verlagsanstalt Athesia. Bozen. **Matscher, Hans (1982)**: Volksmedizin (An der Etsch und im Gebirge). Weger. Brixen. **Margreiter, Berta (2006)**: Unterländer Originale. Edition Tirol. Reith im Alpbachtal. **Merhart von, Nenna (1988)**: Bauerndökter und Heiler in Tirol. Tyrolia Verlag. Innsbruck. **Moroder, Magda M. (2003)**: Heilpflanzen in den Dolomiten. Verlagsanstalt Athesia. Bozen. **Möse, Richard Josef (1958)**: Volkstümliche Pflanzenheilkunde im Licht moderner Antibiotikaforschung. In: Die Heilkunst, Heft 7, S. 248. Richard Pflaum Verlag, München. **Müller, Renate (1990)**: Volksmedizinisch verwendete Heilpflanzen und Hausmittel im Kärntner Nockgebiet. Univ. Dipl. Wien. **Müller, Siegfried (1986)**: Drei „Wunderheiler" aus dem Vorarlberger Oberland. Schriftenreihe der Rheticusgesellschaft 20. Feldkirch. **Müntz, Sabine Ingrid (1986)**: Die Verwendung von Heilpflanzen in der Volksmedizin im Rosental in Kärnten. Univ. Dipl. Wien. **Niederer, Monica (2005)**: Der St. Galler Botanicus. Ein frühmittelalterliches Herbar. Kritische Edition, Übersetzung und Kommentar. Peter Lang, Europäischer Verlag der Wissenschaften. Bern. **Pickl-Herk, Waltraud (1996)**: Volksmedizinische Anwendungen von Arzneipflanzen im Norden Südtirols. Univ. Dipl. Wien. **Pohl-Sennhauser, Ida (1996)**: Volksmedizin in Österreich. Edition Selene. Klagenfurt-Wien. **Postl, August (1862)**: Das Verfahren der sogenannten Wunderdoktorin Amalia Hohenester in Deisenhofen bei München, aus dem Urin des Menschen dessen Krankheiten zu erkennen, wissenschaftlich dargestellt von August Pohl. Verlag Schurich. München. **Prevedel, Walter Erich (2011)**: Die Hausmittel- und Heilrezeptsammlung des Tiroler Bauerndoktors Anton Auer im Vergleich mit der Encyklopädie der Volksmedicin des Arztes Georg Friedrich Most. Univ. Diss. Wien. **Rehberger, Barbara (1988)**: Untersuchungen über volksmedizinisch verwendete Heilpflanzen und Hausmittel im Defreggental in Osttirol. Univ. Dipl. Wien. **Rehberger, Ulrike (1989)**: Untersuchung über Volksmedizin in Österreich. Hochschwabgebiet, Salzatal, Mariazellerland, Fadental, Teile vom Ötscherland. Univ. Dipl. Wien. **Reiterer, Karl (1896)**: Volkssprüche aus dem Ennstal. In: Zeitung für Volkskunde, S. 137, Berlin. **Riha, Ortrun (2012)**: Hildegard von Bingen. Heilsame Schöpfung. Die natürliche Wirkkraft der Dinge. Physica. Beuroner Kunstverlag. Beuron. **Ruff, Margarethe (2003)**: Zauberpraktiken als Lebenshilfe. Magie im Alltag vom Mittelalter bis heute. Campus Verlag. Frankfurt/Main. **Schadelbauer, Karl (1951)**: Das Heilwesen Südtirols im Mittelalter. In Festschrift zu Ehren Hofrat Prof. Dr. Otto Stolz, S. 591–616. Tiroler Landesmuseum Ferdinandeum. Innsbruck. **Schleich, Johann (1997)**: Kräuterweiber und Bauerndoktoren: die oststeirischen Heilkundigen mit ihren Geheimrezepten. Verlag Styria. Graz. **Schneider, Werner (1977)**: Volksmedizin in Tirol. Univ. Diss. Innsbruck. **Schörkhuber, Michaela (1993)**: Volksmedizinische Verwendung von Arzneipflanzen im oberösterreichischen Alpenvorland. Univ. Dipl. Wien. **Schwertner, Johann (1998)**: Bader – Quacksalber – Kräuterweibl. Ein Beitrag zur Volksmedizin. Sonderausstellung Mai–Oktober 1998. Selbstverlag des Kärntner Freilichtmuseums. Maria Saal. **Schwertner, Johann (2004)**: Pflanzenzauber – Zauberpflanzen. Kärntner Volksglauben über magische Kräfte von Pflanzen. Sonderausstellung Juni – Oktober 2004. Selbstverlag des Kärntner Freilichtmuseums. Maria Saal. **Schwingshackl, Anton (1950)**: Die Heilkräuter Südtirols (An der Etsch und im Gebirge). Weger Verlag. Brixen. **Sieniawska et al. (2013)**: Phenolic acids content, antioxidant and antimicrobial activity of Ligusticum mutellina. In: Natural Product Research, Vol.27. S.1108-1110. Taylor&Francis Group. **Spazier, Christine; Zwander, Helmut (2013)**: Volkskultur und Kräuterbrauchtum im Umfeld der Schütt. In: Natur und Mensch in der Schütt, S. 260–270. Klagenfurt. **Stoiber. Elisabeth (1994)**: Arzneipflanzen in der Volksmedizin in den verschiedenen Gebieten Südtirols. Univ. Dipl. Wien. **Uccusic, Paul (1978)**: Naturheiler. Problem und Erfolge am Rande der Schulmedizin. Ariston Verlag. Genf. **Wachtler, Michael (2006)**: Die Seele der Natur. Das geheime Leben der Pflanzen, Tiere und Steine – Außergewöhnliche Geschichten von Menschen. Verlagsanstalt Athesia. Bozen. **Wagner, Stephanie (2003)**: Naturheiler in der Oststeiermark. Univ. Dipl. Graz. **Weiss, Richard (1946)**: Volkskunde der Schweiz. Grundriss mit 10 Tafeln. Verlag Rentsch. Erlenbach-Zürich. **Wieser, G. (1995)**: Volksmedizinische Verwendung von Heilpflanzen und Hausmitteln im Osttiroler Pustertal mit Seitentälern und im Lesachtal. Univ. Dipl. Wien. **Wipfel, Sigrid (1991)**: Volksmedizinische Verwendung von Heilpflanzen im Salzburger Flachgau. Univ. Dipl. Wien. **Wolkenstein von, Marx Sittich (1963)**: Landesbeschreibung von Südtirol. In: Der Schlern, 34, S. 55. Verlagsanstalt Athesia. Bozen. **ZDN (Zentrum zur Dokumentation von Naturheilverfahren) (2001)**: Volksmedizin in Tirol. Ein EU-Interreg-II-Projekt. 3 Bände. Tisens. **Zwander, Helmut (2012)**: Die Nockberge. Ein Naturführer. Verlag des Naturwissenschaftlichen Vereins für Kärnten. Klagenfurt. **Zwanziger, Gustav Adolf (1887)**: Verzeichniss der in Kärnten volksthümlichen deutschen Pflanzennamen. Naturhistorisches Landesmuseum von Kärnten. Klagenfurt.

Bildquellen

Farbtafeln der Pflanzen aus: **Elisabeth Blackwell (1750)**: Herbarium Blackwellianum emendatum et auctum. Hrsg.: Nicolaus Friedrich Eisenberger. Nürnberg. Restliche Pflanzenabbildungen aus: **Leonhart Fuchs (1543)**: New Kreutterbuch. Basel (außer S. 184)

S. 14 und S. 23 (re.): Hans von Gersdorff (1540): Feldtbuch der Wundtartzney. Straßburg. S. 20: Martin Friedrich Blumler; August Nathanael Hübner (1710): Amuletorum historiam eorumque censuram. Halle. S. 22:Paracelsus (1564): Opus chirurgicum. Hrsg.: Adam von Bodenstein. Messerschmidt. Straßburg. S. 30 und 61: Hieronymus Brunschwig (1500): Liber de arte distillandi de simplicibus. Straßburg. S. 33: Ulrich Molitor (1508): Tractatus von den bösen weiben die man nennet die hexen. Augsburg. S. 40 (li.): Müller Hubert (1985): Dorfbuch Antholz. Eigenverlag. Antholz.S. 40 (re. und u.): Volkskundemuseum Dietenheim. S. 43: Sammlung Gemeinde Schwendau.S. 47: Werner Bundschuh (1996), Schlins 1850–1950. Vorarlberger Autoren Gesellschaft. Bregenz. S. 50, 51: Sammlung Prof. Dr. Bernd Mader. S. 57: Pfarrer Künzle Verein, Wangs. S. 58: Freudenreich Johann (1961): Bayrische Spitzbuben. Feder Verlag. München.

Die restlichen Zeichnungen und Holzschnitte sind rechtefrei verfügbar, teilweise sind die Urheberrechte verfallen oder sie haben nie existiert. Sollten dennoch Rechte verletzt worden sein, bitte kontaktieren Sie uns unter info@raetia.com.